第3版

図説 よくわかる 臨床不妊症学

【一般不妊治療編】

編著
柴原浩章［兵庫医科大学主任教授］
森本義晴［IVFなんばクリニック理事長］
京野廣一［京野アートクリニック理事長］

中外医学社

執筆者（執筆順）

藤間芳郎　藤間産婦人科医院院長
田原隆三　たはらレディースクリニック院長
小島聡子　帝京大学ちば総合医療センター泌尿器科准教授
市川智彦　千葉大学大学院医学研究院泌尿器科学教授
松林秀彦　リプロダクションクリニック大阪院長
髙見澤聡　国際医療福祉大学病院リプロダクションセンター教授
鈴木達也　自治医科大学医学部産科婦人科学准教授
高橋敬一　高橋ウイメンズクリニック院長
澤井英明　兵庫医科大学産科婦人科教授
平山史朗　東京 HART クリニック臨床心理士・生殖心理カウンセラー
石原　理　埼玉医科大学産科婦人科学教授
家永　登　専修大学法学部教授
遠藤俊明　札幌医科大学産科婦人科准教授
齊藤英和　国立成育医療センター周産期診療部不妊診療科医長
末岡　浩　慶應義塾大学医学部産婦人科学准教授
谷口久哲　関西医科大学腎泌尿器外科学
松田公志　関西医科大学腎泌尿器外科学教授
藤井俊策　エフ．クリニック院長
菅沼信彦　京都大学大学院医学研究科人間健康科学系専攻教授
林　文子　京都大学大学院医学研究科人間健康科学系専攻
泉谷知明　高知大学医学部附属病院周産母子センター講師
前田長正　高知大学医学部産科婦人科教授
柴原浩章　兵庫医科大学産科婦人科主任教授
伊藤啓二朗　IVF なんばクリニック副院長
森本義晴　IVF なんばクリニック理事長
戸屋真由美　京野アートクリニック産婦人科部長
中條友紀子　京野アートクリニック培養部主任
京野廣一　京野アートクリニック理事長
香山浩二　聖援会 OCAT 予防医療センター
久保春海　渋谷橋レディースクリニック院長

改訂3版の序

この度,「図説よくわかる臨床不妊症学　一般不妊治療編」の改定3版を発刊することになりました．これまで初版，第2版と続けて読者の皆様方から好評を博した賜物で，編集者一同心より感謝致しております．

今回の改定でも，不妊治療の最前線で活躍される各執筆者の先生方から，一般不妊治療に携わるスタッフのすべてが理解しておくべきポイントを，図説とともに解りやすく紹介するというコンセプトはそのままに，ここ数年の進歩を踏まえて更に充実した内容として加筆・修正していただきました．

また最近の大きなトピックスである「子宮移植」という項目を新たに追加致しました．今後わが国では子宮性不妊症への対策として，代理懐胎も含めどのような方向性が導かれるのでしょうか？この問題に対して，まずは私たち生殖医療の現場に携わる者が自らの意見を持ち，議論していくべきと考えています．

この第3版を多くの皆様方に手に取っていただけますことを祈りつつ，今回の改定版の発刊にご協力下さいました執筆陣の先生方に，厚く御礼を申し上げます．

2016年3月吉日

柴原　浩章
森本　義晴
京野　廣一

序

このたび「図説 よくわかる臨床不妊症学 生殖補助医療編」の姉妹編と致しまして,「図説 よくわかる臨床不妊症学 一般不妊治療編」を上梓する運びとなりました.

このテキストでは図説により初心者にも理解しやすい内容を目指し,かねてより本邦において生殖補助医療(ART)はもとより,不妊治療全般にわたり造詣が深いエキスパートの先生方から,臨床不妊症学の基本に忠実で,かつ質のよい原稿を頂戴致しました.

本テキストの「不妊症学総論」は,以下の内容で構成しています.すなわち初診後のクライアントに対し,まずは迅速かつ正確に不妊原因を明らかにするために行う,内分泌・画像・内視鏡などによる検査・診断法を解説します.クラミジアやHIVなどによる感染症の知識や,遺伝カウンセリングの技法も習得しておきたいところです.

不妊検査後の種々の治療により妊娠に至らず,結果的にARTが適応されることになるクライアントの多くは,初めて不妊相談のため病院を訪れた際に,まさか自分達がARTを受けることに選ばれてしまうとは思いもよりません.そこでこのような時にこそ,心理カウンセリングのテクニックが最も必要とされます.同時に不妊治療をめぐる倫理と法律の話題についても学びたいと思います.

続いて「不妊治療の実践」は,各種不妊検査法の実際のほか,不妊症の三大原因である排卵障害,卵管因子および男性因子について,最新の知見も含めてまとめていただきました.また子宮・頸管因子,子宮内膜症の話題や,頻度は高くないものの抗精子抗体による免疫性不妊症についての知識を習得します.

これら器質的な不妊原因が特定できない場合に，原因不明不妊症という診断に至ります．その頻度は，診断法の進歩や，ART を行ってみて初めて受精，発生あるいは着床などに不妊原因を見出すことができる時代に入り，減少する傾向にあります．

一般不妊治療の中で，人工授精は切り札的な存在です．この段階で不妊治療を卒業できなければ，いずれ ART が適応されることになります．ただし一般不妊検査の見直しや，二次検査と位置づけられる腹腔鏡，あるいは精子の受精機能検査などにより，ART への厳密な移行のタイミングを計る方法を学びます．

ところで本邦におきましては少子化問題がクローズアップされ久しいですが，特に女性の社会進出が盛んになり，おのずと晩婚化が進みました．その結果，リプロダクションにとっては大きなハンディキャップとなる卵巣のエイジングという問題に直面するまでに，女性は妊孕性を意識した生活設計を行うべきとの観点から，不妊予防という概念が最近生まれています．

日常の不妊治療の現場で活躍される皆様が様々な疑問点に遭遇されました際に，このテキストが少しでもブラッシュアップに貢献できましたら幸いでございます．是非とも多くの皆様にご覧いただきたく存じます．

末筆になりましたが，たいへんご多忙のところご執筆を賜りました先生方に，編集者一同，心より感謝申し上げます．

2007 年 9 月吉日

柴原 浩章
森本 義晴
京野 廣一

目次

【1】不妊症学総論

【2】不妊治療の実践

1
不妊症学総論

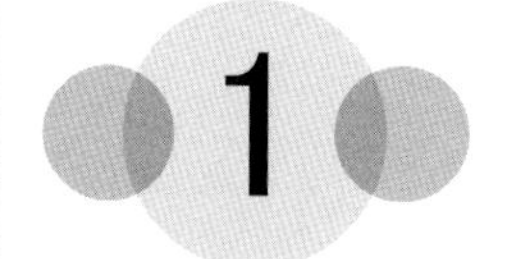

1 女性内分泌

女性の内分泌環境は幼児期から，思春期，性成熟期，更年期，老年期と大きく変化していく．したがって女性の内分泌環境を理解するためには正常月経周期における視床下部-下垂体-卵巣-子宮におけるメカニズムを理解しな

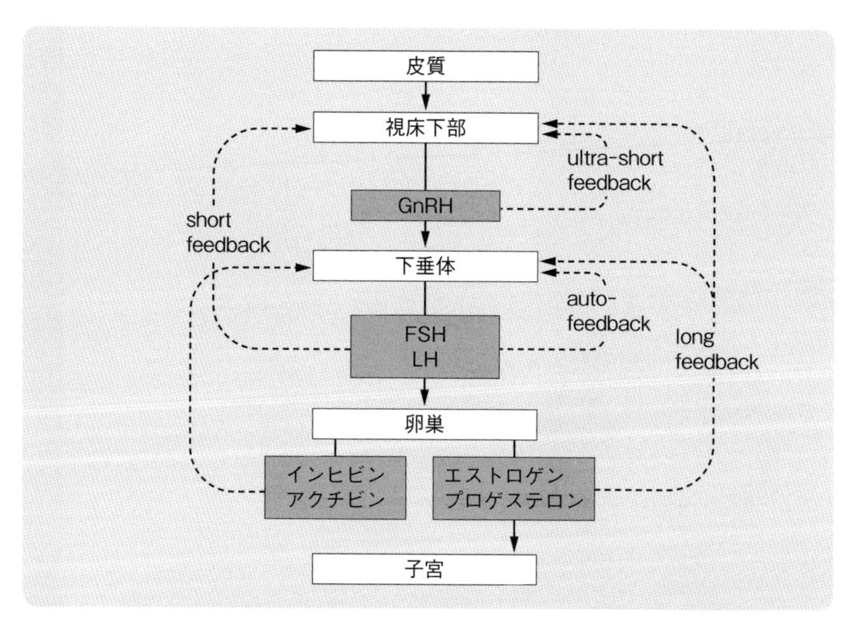

図 1-1 視床下部-下垂体-卵巣系のフィードバック機構

いといけない．排卵に関与する下垂体ホルモンはFSH，LHであり，FSH，LHは視床下部からのgonadotropin releasing hormone（GnRH）の調節下で下垂体前葉で産生分泌される．このFSH・LHの作用で卵巣においてエストロゲン，プロゲステロンなどのステロイドホルモンが産生され，標的組織（子宮内膜など）に作用する（図1-1）[1]．

また卵巣においては，胎生期から閉経期までの間に生殖細胞（卵祖細胞）数は大きく変化する．卵祖細胞数は胎生8週で60万個となり，20週では最も多くなり600万～700万個となる．その後は自然減少し出生時には200万個，7歳で30万個，思春期には20万～30万個と減少し，更年期は約1000個と減少して閉経期となる（図1-2）[2]．このため幼年期から老年期までの女性の内分泌環境は大きく変化していく．

血中各種ホルモン値の年齢的推移を図1-3に示す．すなわち

幼年期: hypogonadotropic hypogonadism

性成熟期: normogonadotropic normogonadism

老年期: hypergonadotropic hypogonadism

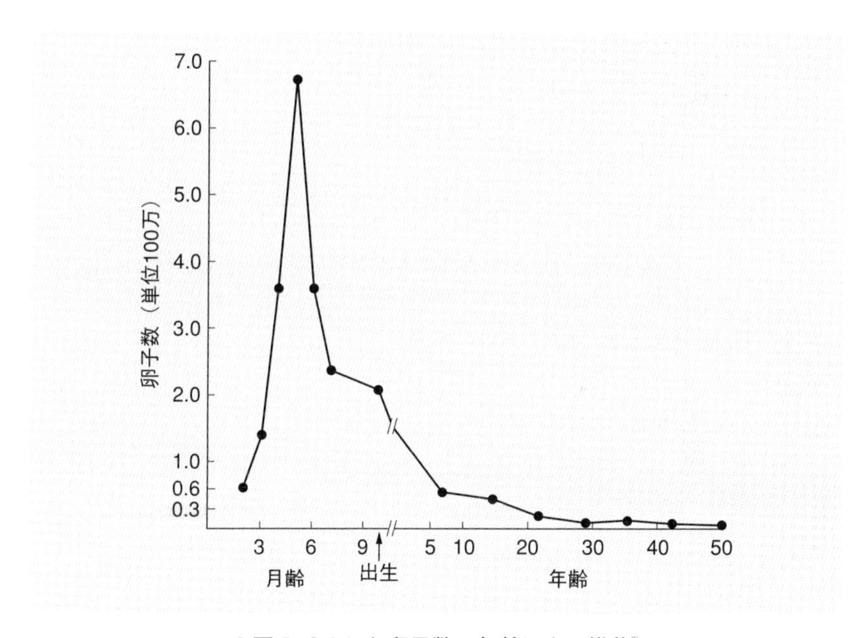

図1-2 ヒト卵子数の年齢による推移[2]

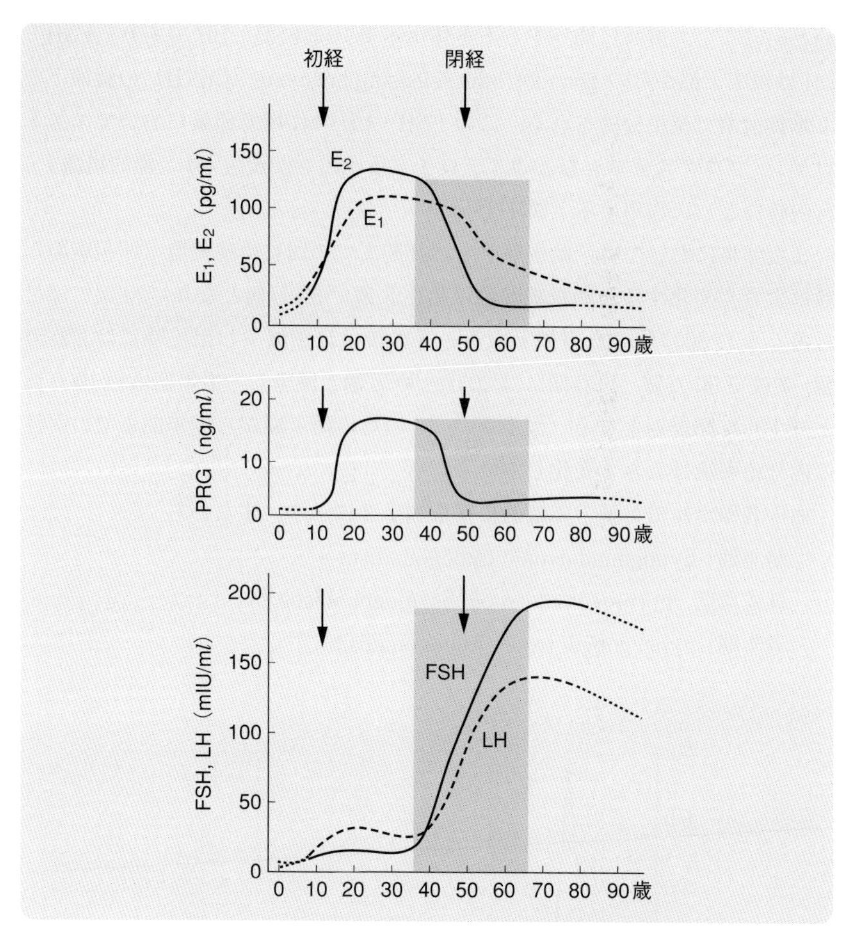

●図 1-3●女性血中各種ホルモン値の年齢的推移
（赤祖父，他．日母研修ノート：中高年婦人の臨床より）

を示す．

本稿では性成熟期の内分泌環境について示す．

A 性機能系ホルモン

1 ゴナドトロピン（性腺刺激ホルモン）放出ホルモン gonadotropin-releasing hormone（GnRH）

GnRH は 10 個のアミノ酸で構成されるペプチドホルモンである．性中枢

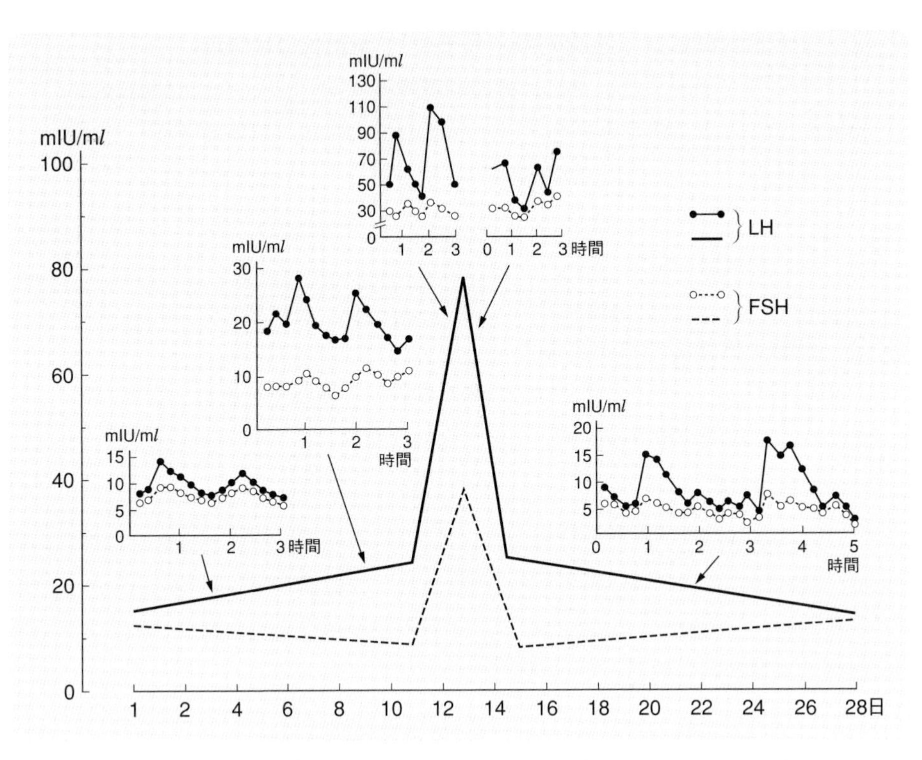

図 1-4 正常排卵性周期における血中 LH・FSH の基礎値および脈波様 pulsatile 分泌パターン[3)]

である視床下部にある GnRH 産生細胞で産生され，下垂体門脈に律動的に分泌される．この作用で下垂体より FSH，LH が律動的に分泌される（図 1-4)[3)]．血中半減期は 2〜3 分と極めて短い．この律動的に分泌された GnRH に同期して下垂体からゴナドトロピンがパルス状に分泌される．このパルス状分泌の間隔や振幅は年齢や月経周期の時期により異なり，卵胞期では約 1〜2 時間に 1 回で比較的小さな振幅であるが，排卵期には頻回で振幅が大きくなる．黄体期では 3〜4 時間に 1 回と周期は長くなり振幅も大きい．

律動的に分泌されるゴナドトロピンは卵巣に作用し，卵胞の成熟・排卵を引き起こす．

2　ゴナドトロピン（性腺刺激ホルモン） gonadotropin

下垂体性ゴナドトロピンには卵胞刺激ホルモン follicle stimulating hormone（FSH）と黄体化ホルモン luteinizing hormone（LH）がある．いずれも下垂体のゴナドトロピン産生細胞（ゴナドトロフ）から分泌される．また，標的臓器である卵巣においてはFSHレセプターは顆粒膜細胞に，LHレセプターは莢膜細胞に存在する．

3　卵巣から分泌されるホルモン

下垂体からのゴナドトロピンの作用を受けて，卵胞や黄体から性ステロイドホルモンが産生される（図1-5）[4]．これらのステロイドホルモンは血中に

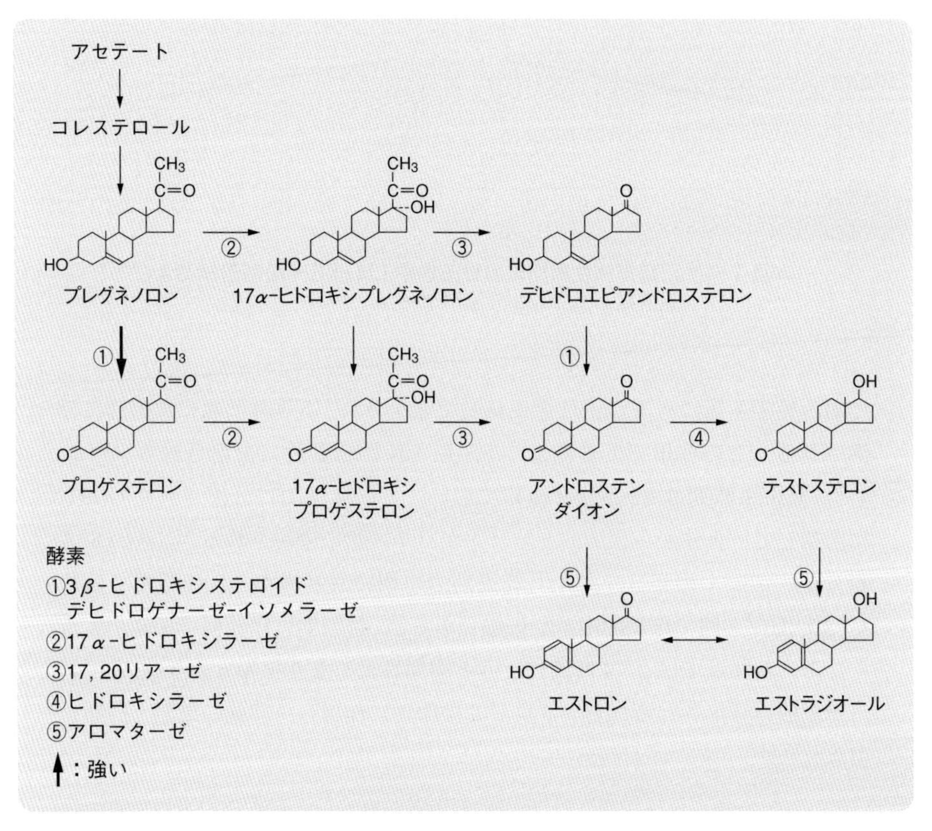

●図1-5●性ステロイドホルモンの産生

分泌されると，結合蛋白と結合した結合型と，結合していない遊離型の2種類となる．遊離型は細胞内に入り，核内にある受容体と結合し，機能を発現する．

a）エストロゲン

エストロゲンにはエストロン estrone（E_1），エストラジオール estradiol（E_2），エストリオール estriol（E_3）の3種類があり，エストラジオールが最も活性が高く，エストリオールは最終代謝産物である．卵巣でのエストロゲン産生は，莢膜細胞でコレステロールを前駆物質として開始し，LHの作用でアンドロゲンが合成され，それが顆粒膜細胞に移動し，FSHの作用下にアロマターゼにより芳香化を受け，エストロゲンが産生される．これをエストロゲンの2細胞説（two cell, two gonadotropin theory）という（図1-6）[5]．

膣に対する作用: 膣上皮の増殖，多層化．表皮の角化作用．

子宮に対する作用: 子宮頸管粘液の増加，粘度の低下．子宮内膜の増殖．

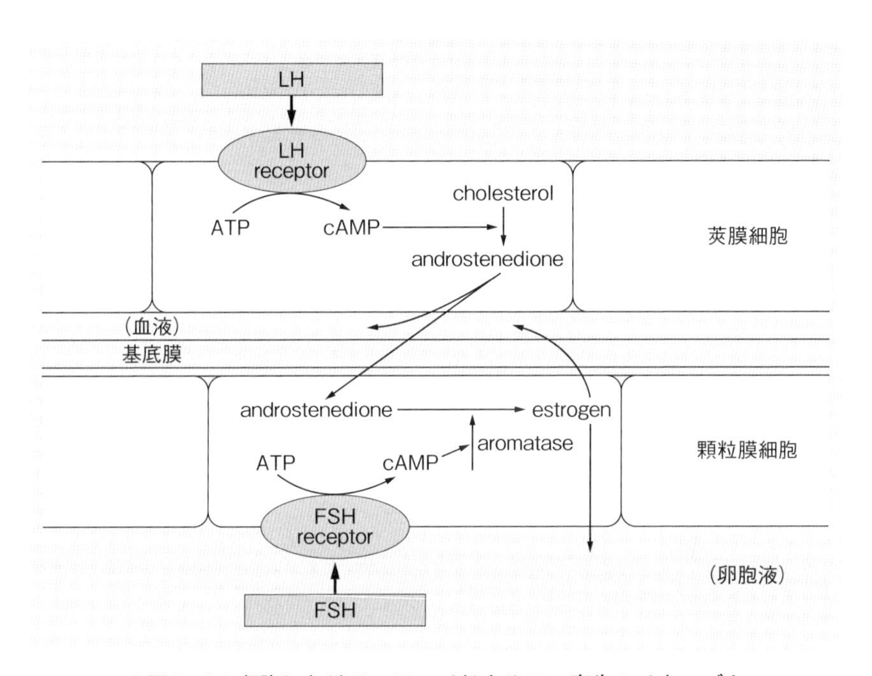

図1-6 卵胞におけるステロイドホルモン産生のメカニズム
卵胞におけるエストロゲン産生は，LH，FSHと莢膜細胞，顆粒膜細胞がともに関与している．

子宮筋の肥大・増殖．オキシトシンに対する感受性の亢進．

視床下部-下垂体に対する作用：ポジティブフィードバック作用およびネガティブフィードバック作用．

b）プロゲステロン

排卵後に卵胞が黄体化すると，黄体からプロゲステロンが分泌される．黄体では3β-ヒドロキシステロイド-デヒドロゲナーゼ活性が高く，大量のプロゲステロンを分泌する．

作用：視床下部にある温熱中枢を刺激して体温を上昇させる．

子宮内膜に対しては，分泌期像に変化させる．

c）インヒビン，アクチビン

卵巣から分泌されるインヒビンとアクチビンは，性腺由来の生理活性物質として，下垂体からのFSH分泌を調節する．インヒビンは下垂体からのFSH分泌を抑制し，アクチビンはFSH分泌を促進する．

B 視床下部-下垂体-卵巣系

ヒトの排卵機構は，視床下部-下垂体-卵巣系という機能環で制御され，中枢である視床下部-下垂体と，末梢標的臓器である卵巣・子宮・腟はホルモン分泌を介して連鎖して働き，卵胞成熟，排卵が起こる．この一連の変化は，ほぼ28日を単位にして周期的に繰り返して営まれている．

1　中枢からのホルモン分泌

視床下部から分泌されるGnRHは下垂体前葉にあるゴナドトロピン産生細胞に働き，FSHとLHを分泌させる．FSHは卵巣に働き，卵胞を発育させる作用があり，LHは成熟した卵胞の一部を破裂させて卵細胞を排卵させ，残った卵胞を黄体化させる作用がある．

FSHとLHの分泌量は月経周期の各時期により調節されている．LHは卵胞期は低値を示し排卵期に高値（LHサージ）となり，黄体期に再び低下する．FSHは卵胞期に比較して排卵期前期に一過性に低下し，LHのピークに一致してピークに達し，黄体期は低下する．LHサージの開始32～40時間後，ピークの12～16時間後に排卵が起こる（図1-7）[6,7]．

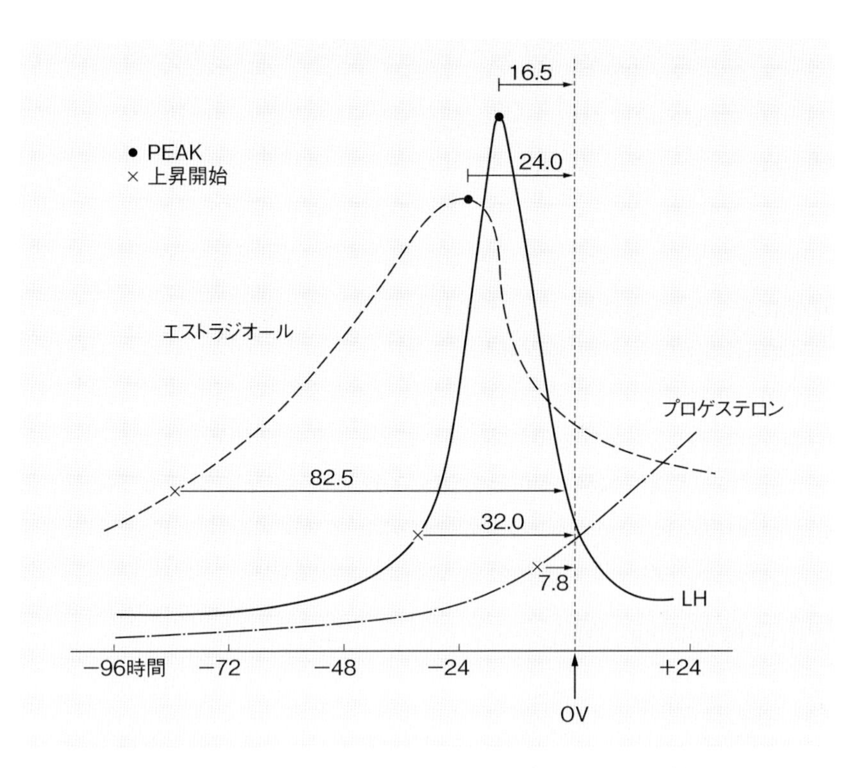

図 1-7 血中 LH・エストラジオール・プロゲステロンの動態と排卵時期の関係

血中 LH・エストラジオール・プロゲステロンの上昇開始より各々およそ 32. 0 時間, 82. 5 時間, 7. 8 時間後に, また血中 LH・エストラジオールのピークより各々およそ 16. 5 時間, 24. 0 時間後に排卵がみられる.

2 フィードバック機構

中枢での GnRH や FSH と LH の産生・分泌は, 卵巣で産生される性ステロイドホルモンの影響により修飾を受ける. 月経周期を通してみられる比較的低濃度のゴナドトロピン分泌はエストロゲンとプロゲステロンのネガティブフィードバック作用が働くためである. したがって卵巣機能が低下したり, 摘出することによりゴナドトロピン分泌は高値を示す.

卵胞期後半のエストラジオールの上昇で, 視床下部-下垂体系が刺激され, GnRH 分泌を促進されることにより, ゴナドトロピンが排卵期で急激に分泌される. これをポジティブフィードバック作用という. このように下位から上位への機能調節に際してフィードバック機構が重要な役割をはたす（図 1-1 参照）.

3　卵巣からのホルモン分泌

発育中の卵胞からエストラジオールが分泌され，排卵後に卵胞が黄体化して黄体ができると，この黄体からはプロゲステロンとエストラジオールが分泌される.

卵胞期初期では卵胞発育が緩徐なため，エストラジオールの分泌も低値を示すが，卵胞期後半になると卵胞の発育が加速されるため急上昇する.

黄体は排卵後 2〜3 日で成熟し，プロゲステロン分泌は黄体期中期にはピークに達する．妊娠が成立すると黄体からのプロゲステロン分泌は持続するが，妊娠が成立しなければ黄体の退縮が起こりプロゲステロン分泌は低下する．一般に黄体の寿命は排卵後約 14 日間とされている.

C　卵巣の周期的変化

1　原始卵胞から 1 次卵胞

1 層の卵胞細胞により取り囲まれた原始卵胞は，新生児期に形成され，卵巣内に多数存在している．この原始卵胞が排卵に向けて卵胞発育が開始する．1 層であった卵胞細胞は数層になり顆粒膜細胞が出現する．この時期の卵胞を 1 次卵胞とよび，卵胞の大きさは 0.1〜0.3 mm である．卵胞は下垂体から分泌される FSH に刺激され，成熟卵胞になって排卵するが，初期の原始卵胞から 1 次卵胞までの発育には FSH は関係せず，自律的に発育する．この原始卵胞から 1 次卵胞への自律的な発育には 150 日程度の時間を要する.

1 次卵胞になると FSH の作用を受けて卵胞発育が促進，顆粒膜細胞は数層に達するようになる．1 次卵胞は 120 日程度かけて 2 次卵胞となる（図 1-8，1-9）[8,9].

2　2 次卵胞から排卵直前の卵胞

1 次卵胞の顆粒膜細胞層はさらに厚くなり 2 次卵胞へと成長していく．2 次卵胞は卵胞腔の有無により前胞状卵胞と胞状卵胞に分類される．2 次卵胞

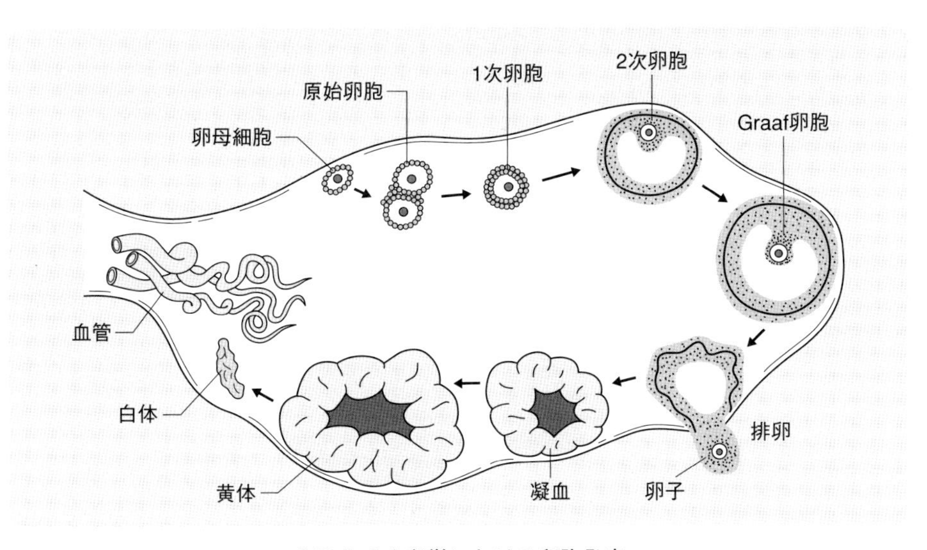

●図 1-8●卵巣における卵胞発育

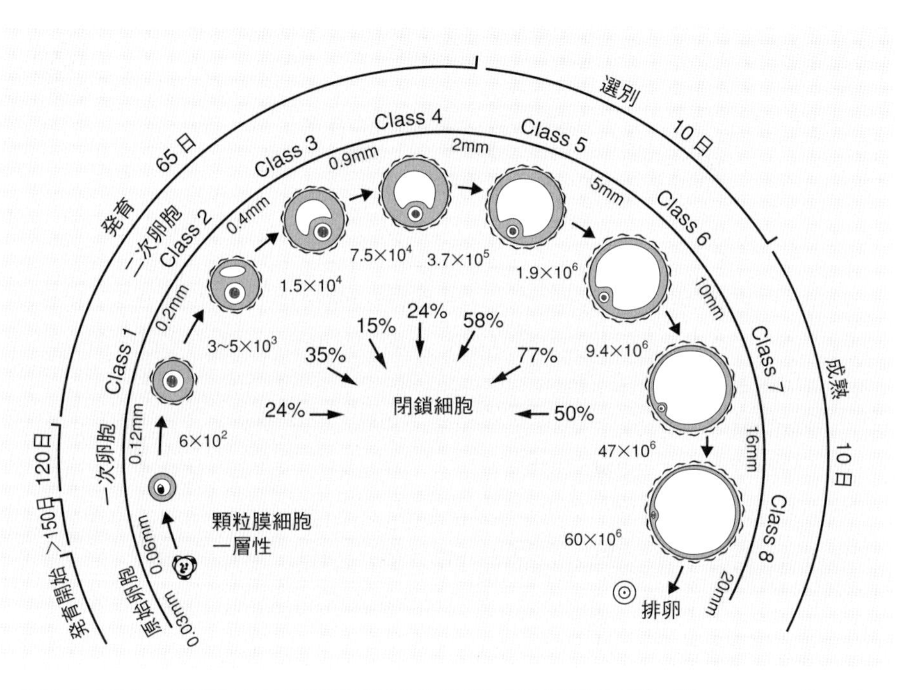

●図 1-9●ヒト卵巣における卵胞発育の各段階と閉鎖卵胞の発生（Gougeon criteria）
卵胞径と顆粒膜細胞数に基づく卵胞発育の各段階と，閉鎖卵胞発生の割合を示す．

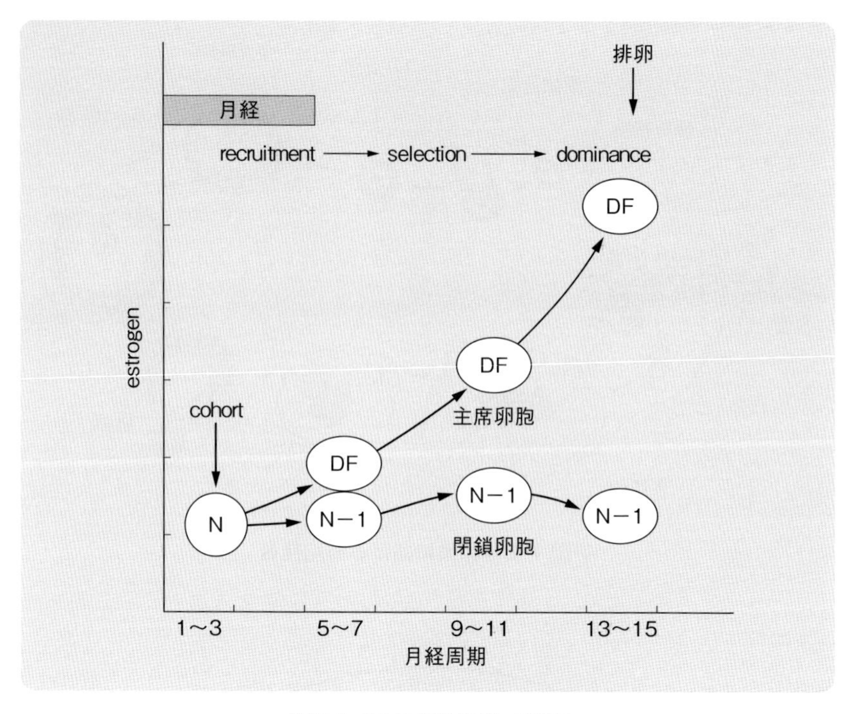

図 1-10 優位卵胞の発育
recruitment された卵胞の中の 1 個が主席卵胞となり，
それ以外（N－1 個）は閉鎖卵胞となる．

は約 85 日程度かけて排卵に至る．2 次卵胞の初期の直径は 0.2〜0.4 mm 程度であるが，成熟して排卵直前になると直径は 20 mm になり Graaf 卵胞ともよばれる．

月経周期の初期には，直径 2〜5 mm の複数の卵胞が認められる．この時期の卵胞発育には FSH に依存性が強く，卵胞期に FSH の分泌が低下するのに耐えられてエストラジオールを産生している卵胞のみが発育していき（主席卵胞の選別），単一排卵へと導かれる（図 1-10）[10]．

また，原始卵胞から 1 次卵胞への発育は継続的に起こり，卵巣には各段階の卵胞がみられる[9]．

卵巣から卵が消失していく過程には正常な排卵による場合と，閉鎖卵胞となって変性，淘汰される場合の 2 つがある．閉鎖卵胞の発生は卵胞発育のすべての時期に起こるが，発育段階によって変性のメカニズムは異なっている．

3　排卵

下垂体からLHサージが起こると，卵胞壁を構成する内莢膜細胞層では血管網の増大とその透過性亢進が起こり，卵胞は急激に増大する．また顆粒膜細胞内でのcyclic AMPの合成が高まってくる．これが引き金となりプロスタグランジン，性ステロイドホルモン，サイトカインなどの作用により，プラスミノーゲンアクチベーターが活性化されてプラスミンが産生され，コラゲナーゼなどの蛋白分解酵素が活性化される．このため，卵胞壁頂部では，コラーゲンの融解・菲薄化が起こるとともに血栓が形成される．また，卵胞の底部では平滑筋が収縮し，内圧が上がって卵胞壁が破裂し卵細胞が出る．

4　黄体形成

排卵後に空になった卵胞腔は血液で満たされ，内莢膜細胞からフィブリン線維に沿って毛細血管が伸び，顆粒膜細胞と莢膜細胞の細胞質が肥大化して，黄体を形成する．黄体はLHにより刺激されるが，妊娠が成立しなければ14日程度の寿命しかない．

5　抗ミュラー管ホルモン（AMH）

AMHは前胞状卵胞および小胞状卵胞の顆粒膜細胞より分泌されるホルモンであり，血中AMH濃度を測定することで卵巣予備能の評価が可能となる．加齢に伴い下降傾向を示すホルモンであり，性周期の影響を受けにくく，発育卵胞数と相関する．血中のAMH濃度を測定することにより，その人の卵巣の予備能を評価できる．卵巣の予備能がわかれば，排卵誘発剤に対する反応性や，卵巣過剰刺激症候群の発症の予測が可能となるため，不妊治療において非常に有用な検査となる．

AMHは前胞状卵胞および小胞状卵胞の顆粒膜細胞より分泌されるホルモンのため，加齢による前および小胞状卵胞の減少に伴い，その血中濃度が低下することが知られている．一方で多嚢胞性卵巣症候群において高値となることが知られている．

従来，卵巣の予備能の指標とされてきた血中FSH基礎値や血中インヒビ

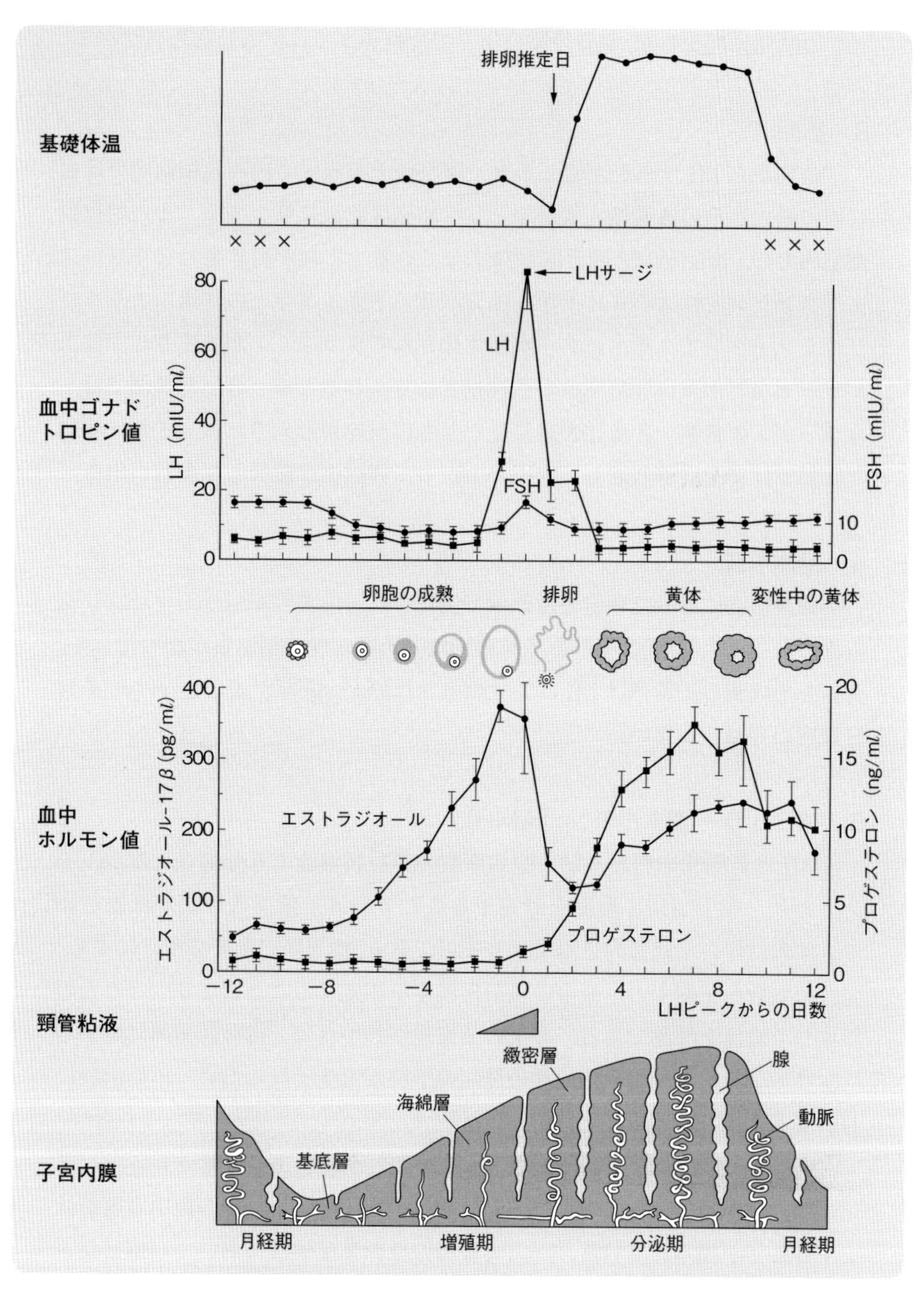

●図 1-11●正常月経周期の血中ゴナドトロピン・エストラジオール・プロゲステロン動態と子宮内膜の変化

ンβ基礎値と比較して，より早期にかつ鋭敏に卵巣予備能の変化を評価できる[11,12]．

むすび

正常月経周期における基礎体温表，血中ゴナドトロピン・エストラジオール・プロゲステロン動態と子宮内膜の変化を示す（図 1-11）[13]．

図からわかるように FSH の作用で卵胞が発育し血中エストラジオールのピークがみられる．これにより LH サージが起こり排卵が起こる．また卵巣からのステロイドホルモン（エストロゲン）は頸管粘液量を増加させまた子宮内膜を厚くさせ着床に有利に働く．さらに卵巣より分泌されるプロゲステロンの作用により基礎体温が上昇する．女性の内分泌学を知るためにはこれらを総合的に理解することが大切であると思われる．

■文献

1）田原隆三, 他. 排卵障害の治療　視床下部−下垂体障害. 産科と婦人科. 1997; 64: 171-84.
2）鈴木秋悦. ヒトの受精のタイミング. 東京: 講談社サイエンティフィック; 1982.
3）Yen SCC. Neuroendocrine regulation of the menstrual cycle. In: Krienger DT, Hughes JC, editors. Neuroendocrinology. Sunderland: Sinauer Associates; 1980. p. 259-72.
4）川越慎之助, 高橋秀幸, 広井正彦. 卵巣におけるステロイド代謝. 産婦人科の世界. 1991; 43: 709-16.
5）Armstrong DT, Goff AK, Dorrington JH. Regulation of follicular estrogen biosynthesis. In: Midgley AR, Sadler WA, editors. Ovarian Follicular Development and Function. New York: Raven Press; 1979. p. 169-82.
6）宮川勇生, 森　憲正. 排卵予知の進歩. 臨婦産. 1986; 40: 132.
7）World Health Organization. Task Force on Methods for the Determination of the Fertile Period, Special Programme of Research Training in Human Reproduction: Temporal relationships between ovulation and defined changes in the concentration of plasma estradiol-17β, luteinizing hormone, follicle-stimulating hormone, and progesterone. Am J Obstet Gynecol. 1980; 138: 338.
8）Ham AW, Leeson TS. Hystrogy. 4th ed. Phiadelphia: Lippincott; 1968.

9) Gougeon A. Dyamics of follicular growth in the human: A model from preliminary results. Hum Reprod. 1986; 1: 81.
10) Hodgen GD. The dominant ovarian follicle. Fertil Steril. 1982; 38: 281.
11) van Rooij IA, Broekmans FJ, Scheffer GJ, et al. Serum antimullerian hormone levels best reflect the reproductive decline with age in normal women with proven fertility: a longitudinal study. Fertil Steril. 2005; 83 (4): 979-87.
12) Broekmans FJ, Visser JA, Laven JS, et al. Anti-Müllerian hormone and ovarian dysfunction. Trends Endocrinol Metab. 2008; 19(9): 340-7. Epub 2008 Sep 18.
13) 日本生殖医学会, 編. 生殖医療ガイドブック. 東京: 金原出版; 2010.

【藤間芳郎・田原隆三】

JCOPY 498-07682

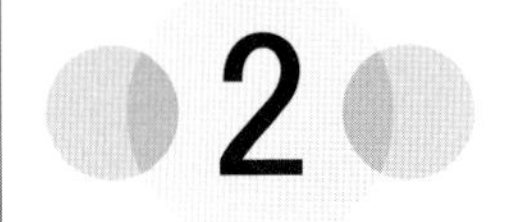

男性内分泌

成人男性において循環血液中の主な男性ホルモン（アンドロゲン）はテストステロン testosterone と dehydroepiandrosterone（DHEA）である．男性ホルモン全体の約 95%は精巣の間質細胞であるライディッヒ Leydig 細胞から分泌されるテストステロンで，残りの約 5%は副腎から分泌される DHEA である．男性ホルモンの調節下に精巣において精子が形成され，成熟する．以下に精巣および副腎における男性ホルモン産生調節機構，精子形成および精子成熟について述べる．

A 視床下部-下垂体-精巣系の調節

1 男性ホルモンの生成の機序

精巣におけるテストステロンの合成は視床下部-下垂体系の調節を受ける（図 1-12）．視床下部より性腺刺激ホルモン放出ホルモン gonadotropin releasing hormone（GnRH）が分泌され下垂体前葉に作用し，性腺刺激ホルモンである黄体化ホルモン luteinizing hormone（LH）と卵胞刺激ホルモン follicle stimulating hormone（FSH）が分泌される．LH は精巣内の間質細胞である Leydig 細胞に作用しテストステロンを分泌する．精子形成はテストステロンと FSH の刺激により促進される．Leydig 細胞で産生されたテストステロンは精子形成を促し，また男性器の形成を促進する．テストステロンは，視床下部における GnRH と下垂体からの LH の分泌を抑制するネガティ

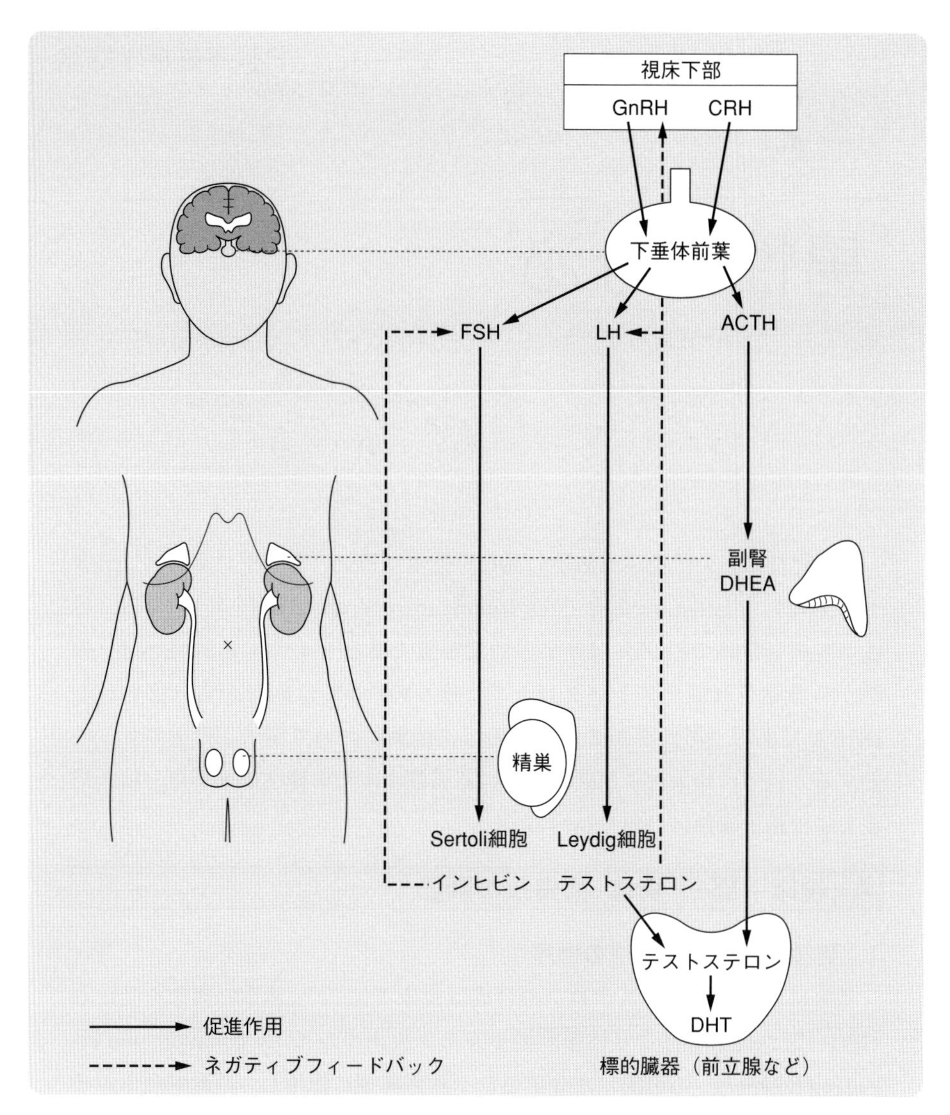

図 1-12 視床下部-下垂体-精巣系の調節（文献 4 より改変）
視床下部より GnRH が分泌され下垂体前葉に作用し，LH と FSH が分泌される．LH は Leydig 細胞に作用しテストステロンを分泌する．FSH は Sertoli 細胞に働き，インヒビンの分泌を促進する．インヒビンは下垂体に作用し FSH の分泌を抑制し，テストステロンは視床下部，下垂体にネガティブフィードバックをかける．視床下部から分泌されたコルチコトロピン放出ホルモン（CRH）が下垂体前葉を刺激して副腎皮質刺激ホルモン（ACTH）が分泌される．その刺激によって副腎皮質からデヒドロエピアンドロステロン（DHEA）が分泌され，標的臓器においてテストステロンさらに DHT へと変換される．
GnRH: 性腺刺激ホルモン放出ホルモン，LH: 黄体化ホルモン，FSH: 卵胞刺激ホルモン，DHT: dihydrotestosterone

ブフィードバック機構を形成する（図1-12）．FSHは精細管内のセルトリ Sertoli細胞に働き，インヒビン inhibinの分泌を促進する．インヒビンは下垂体に作用しFSHの分泌を抑制するネガティブフィードバック機構を形成する（図1-12）．

同時に，視床下部から分泌されたコルチコトロピン放出ホルモン corticotropin-releasing hormone（CRH）は下垂体前葉に送られ，下垂体から副腎皮質刺激ホルモン adrenocorticotropic hormone（ACTH）が分泌される．その刺激によって副腎皮質においてコレステロールから3種類のステロイドホルモン（鉱質コルチコイド，糖質コルチコイド，男性ホルモン）が産生される．循環血液中の男性ホルモン（アンドロゲン）の約5%を占めるDHEAは副腎においてコレステロールからプレグネノロンを経て作られる．

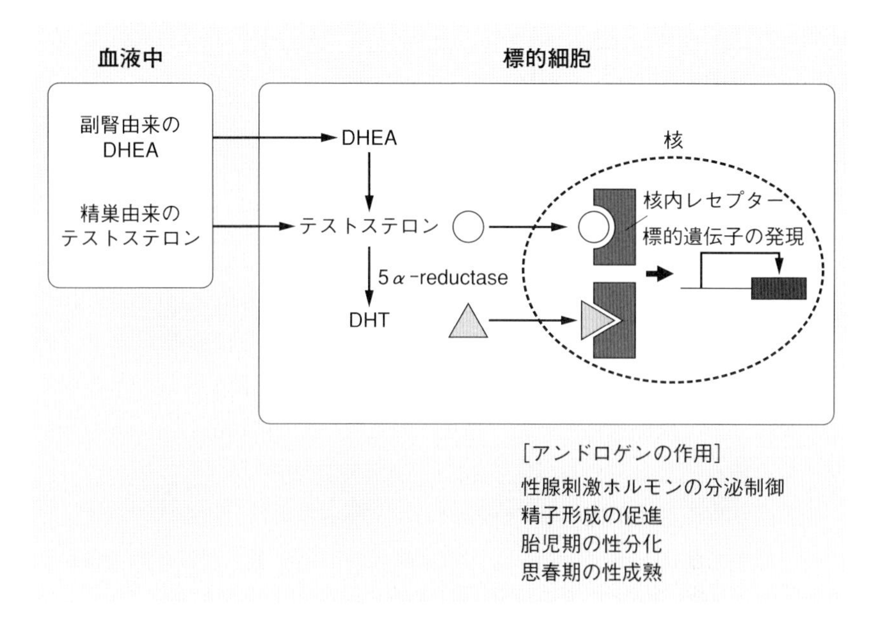

図1-13 テストステロンの代謝経路と標的臓器における作用（文献4より改変）

遊離型のテストステロンは各組織に移行し，5α-還元酵素 5α-reductaseによってDHT（dihydrotestosterone）に変換される．テストステロン，DHTともに核内レセプターの1つであるアンドロゲンレセプターに結合し，核内で標的遺伝子の転写調節を行う．

DHEAは血中より標的臓器に到達しアンドロステンジオンを経てテストステロンとなる（図1-13）．

2　男性ホルモンの生理的意義

テストステロンは血中で大部分は可逆性にステロイド結合蛋白と結合しており，ホルモン活性を有する遊離型のテストステロンは全体の約2%である．遊離型のテストステロンは各組織に移行し，5α-還元酵素 5α-reductaseによってDHT（dihydrotestosterone）に変換される（図1-13）．テストステロン，DHTともに，核内レセプターの1つであるアンドロゲンレセプターに結合し，核内で標的遺伝子の転写調節を行う（図1-13）．レセプター結合後の複合体の安定性はDHTの方がテストステロンよりも高く，また転写領域における作用もDHTの方がテストステロンより強い．テストステロンは胎生期の未分化性腺を男性型へ分化誘導し，性腺刺激ホルモンの産生調節や，筋肉の発達，性欲の亢進に関わり，DHTは第二次性徴における外性器の発達や前立腺肥大症，顔・頭髪の発育抑制，面皰の産生に関わることが知られている．

B　精子形成

1　精巣の解剖

正常日本人成人男性の精巣容積は13～16 mlで，鞘膜に包まれ鞘膜腔に浮いた形で左右の陰嚢内に存在する．精巣の直接の被膜は強靱な精巣白膜tunica albugineaであり，それから分葉した精巣中隔に隔てられた多数の精巣小葉によって構成されている．精巣は精細管　seminiferous tubuleのループの集合体からなっており（図1-14），精細管内で精子がつくられる．

精巣動脈は腹部大動脈からの分枝であり，精巣静脈は，陰嚢内の精索より蔓状静脈叢を形成しつつ上行し，右精巣静脈は下大静脈，左精巣静脈は左腎静脈に流入する．精子形成には通常の体温より低い温度が適切で，ヒトの精巣は約32℃である．精巣は陰嚢内に降下し体表に存在することで熱交換が行われる．停留精巣や精索静脈瘤における造精機能の障害は，精巣の温度が上昇することが原因の1つであると考えられている[1]．

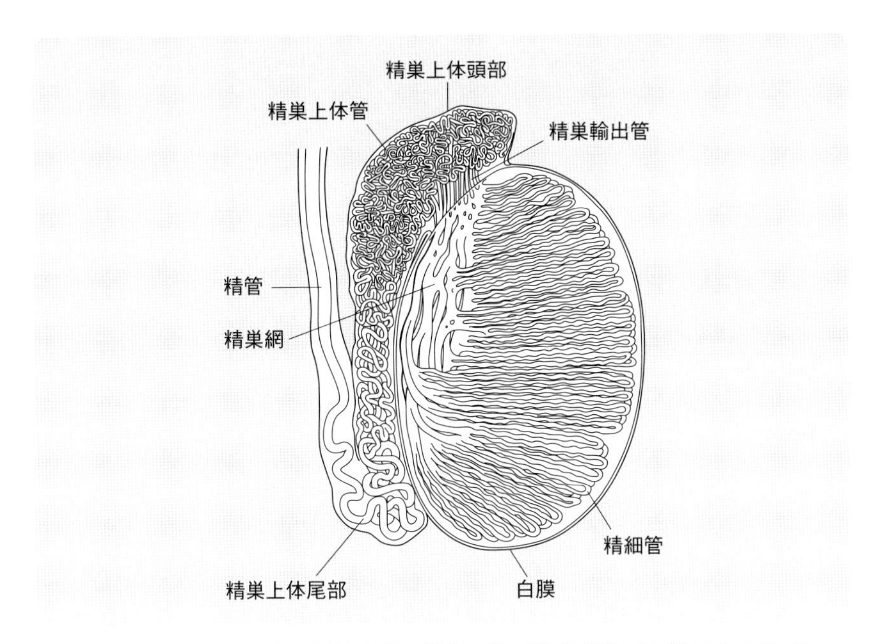

図 1-14 ヒト精巣・精巣上体・精管の解剖学的構造（文献 5 より改変）
白膜で包まれた精巣内には精細管が重なり合う形で存在し，精細管は精巣網から精巣輸出管，精巣上体管を経て精管につながる．

2 精細管の構造と精子形成

精細管には精細胞と Sertoli 細胞が存在し，精細管と精細管の間には Leydig 細胞が存在する（図 1-15A，B）．Sertoli 細胞は精細管の基底膜より内腔に突出するように存在し，分化する精細胞と細胞間橋をもって接し，かつ精細胞を支持している．Sertoli 細胞は TGFβ スーパーファミリーである Müller 管阻害物質 Müllerian inhibiting substance（MIS）やインヒビン，アクチビン，ソマトメジンなど多数の物質を分泌し，精子形成に関与している．MIS は胎児期に起きる傍中腎管の退縮に関与すると考えられている．インヒビンはネガティブフィードバックによって，下垂体における FSH の分泌を抑制する．思春期以前の精細胞の細胞分裂は Sertoli 細胞によって抑制されているが，思春期に FSH サージが起きると血中テストステロンの増加とともに精子形成が開始される．

精細管の基底膜上に Sertoli 細胞と精祖細胞 spermatogonium が存在し，

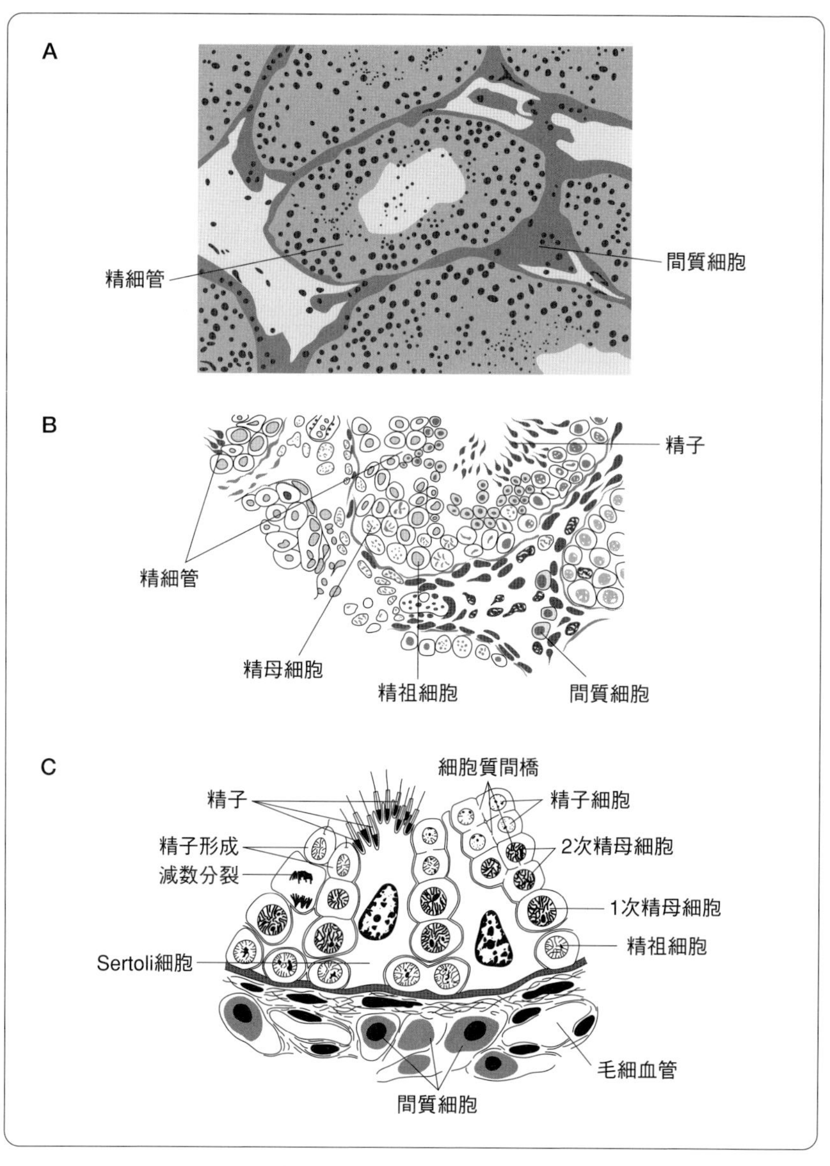

図 1-15 精細管の構造と精細胞の分化（文献 4 より改変）

A: 精巣の断面図の HE 染色を示す（×20）. 精細管内に精細胞が存在し, 精細管と精細管との間に間質細胞を含む. B: 精細管の上皮側から内腔に向かって精細胞が分化する. C: 精細管の基底膜上に Sertoli 細胞と精祖細胞が存在し, 精子形成は精細管の外側（基底膜側）から内腔に向かって精祖細胞, 精母細胞, 精子細胞, 成熟精子へと分化する.

精子形成は精細管内の外側(基底膜側)から内腔に向かって精祖細胞, 精母細胞 spermatocyte, 精子細胞 spermatid, 成熟精子 spermatozoon へと分化する(図1-15C). 精祖細胞は1次精母細胞 primary spermatocyte となりDNAの複製にて2倍体(4nDNA)となった後, 第1減数分裂を経て1個の1次精母細胞から2個の2次精母細胞 secondary spermatocyte (2nDNA)を生じる. これらの細胞は直ちに第2次減数分裂を開始し, 1個の2次精母細

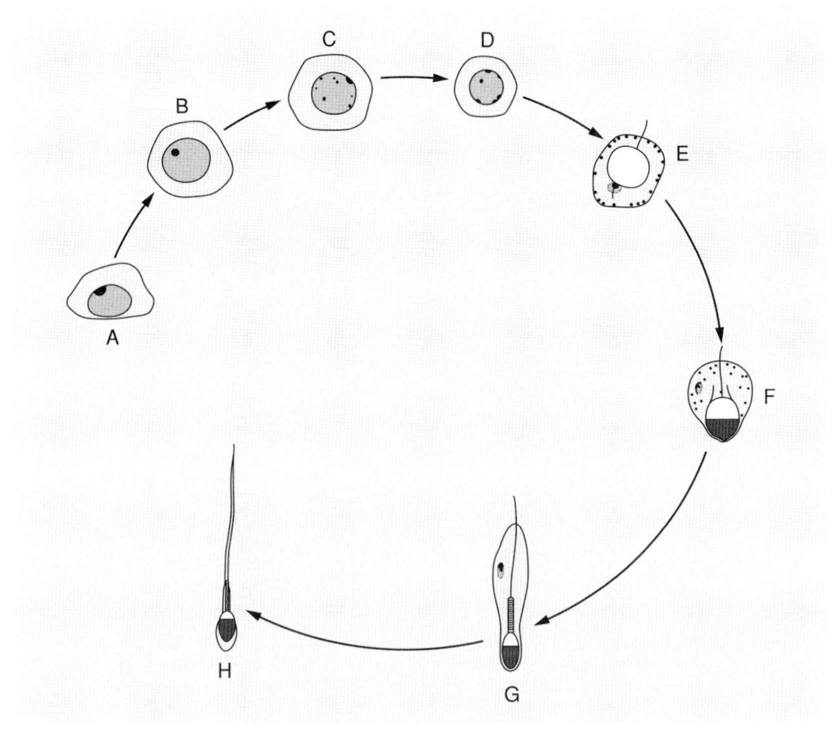

図1-16 精子形成における形態の変化(文献5より改変)

A: 精祖細胞 spermatogonium, B: 1次精母細胞 primary spermatocyte, C: 2次精母細胞 secondary spermatocyte, D: 円形精子細胞 spermatid, E〜G: 精子細胞から成熟精子への成熟過程 maturation of spermatid, H: 成熟精子 spermatozoon

精祖細胞 spermatogonium (DNA 2n) から精母細胞 spermatocyte と分化し1次精母細胞でDNA 4nとなり, 2次精母細胞で減数分裂を起こしDNA 2nさらに1nとなり精子細胞 spermatid となる. さらに精子細胞は成熟し核の濃縮, 尾部の形成が行われ, 成熟精子 spermatozoon へと分化する.

胞から2個の半数体（1nDNA）である精子細胞を生じる．さらに，精子細胞は核の濃縮，尾部の発達などを経て成熟し精子となる（図1-16）．ヒトでは精祖細胞が成熟精子に発育するのに要する期間は約64〜74日とされている．

C 精子成熟と精液

1 精子成熟

ヒトの精子の全長は60 μmで，頭部 headと中片部 middle piece，主部 principal piece，終片部 end pieceに大きく分けられる（図1-17）．頭部は4.5×3 μm大で，濃縮されたクロマチンを含み，遺伝情報が凝集されている．精子の頭部は先体 acrosomeに覆われ，受精時卵子の膜と反応する際の先体反応のために重要な部分である．中片部以下は9+9+2の微細構造として知られる鞭毛となっている．中片部はミトコンドリアを多く含むミトコンドリア鞘で包まれており，精子の運動のためのエネルギーを産生する．射精後，

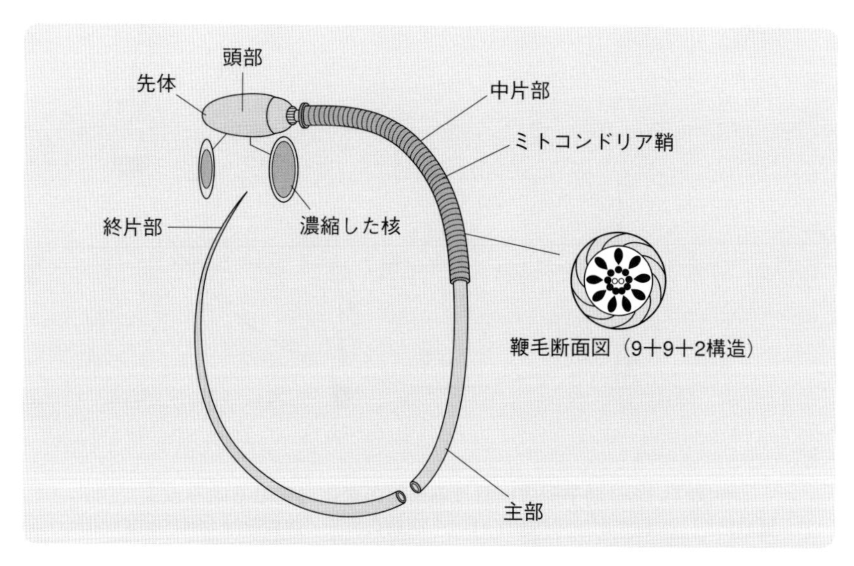

図1-17 ヒトの精子の構造（文献5より改変）
ヒトの精子の頭部は4.5×3 μm大で，尾部を含めて長さが60 μmである．精子の頭部は先体 acrosomeに覆われ濃縮されたクロマチンを含む．尾部は中片部 middle piece，主部 principal piece，終片部 end pieceに分けられる．中片部はミトコンドリアを多く含むミトコンドリア鞘で包まれている．精子尾部の微細構造は9+9+2構造として知られる鞭毛となっている．

さらに精子は受精能を獲得する（capacitation）．受精能獲得によって，精子の運動能がさらに増し，先体反応のための準備が行われる．精巣内の成熟精子は運動能をもたないが，精巣から精巣上体の中を線毛運動や平滑筋の収縮運動によって運ばれ，内腔を進むにつれて成熟し運動能を獲得する．成熟精子は精細管内腔に遊離し精巣上体頭部 caput epididymidis へと送られる（図1-18）．精巣上体を精子が通過するのに要する期間は 2～12 日で，射精の頻度によって異なる．精巣上体管内に約 200 万個の精子が存在する．なかでもその半数は精巣上体尾部 cauda epididymidis に存在する．精管 vas deferens は精巣上体尾部に続いて精索 spermatic cord の一部を形成しつつ，鼠径管内を通り骨盤腔に入る．さらに膀胱の外側から内側に転じ尿管の腹側を

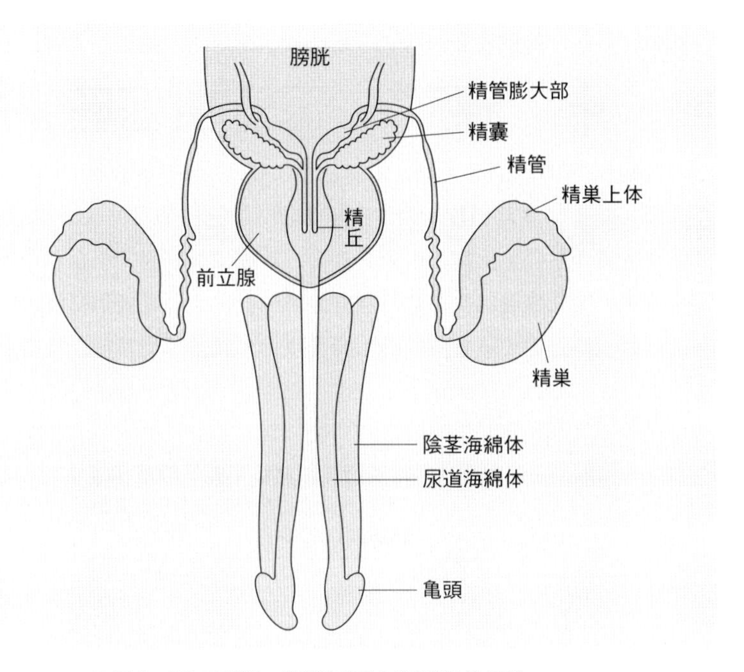

図 1-18 精巣・精管周囲の解剖学的構造

精巣内の精細管は精巣上体を経て精管につながる．精管は精索の一部を形成しつつ，鼠径管内を通り骨盤腔に入る．さらに精管膨大部 ampulla を形成し，精嚢 seminal vesicle に合流する．精管は前立腺内で射精管となり精丘に開口する．陰茎は左右の陰茎海綿体 corpus cavernosum penis，尿道を包む尿道海綿体 corpus spongiosm，および亀頭 glans からなる．

通って精管膨大部 ampulla を形成し，精嚢 seminal vesicle に合流する（図1-18）．精嚢は膀胱の後面に左右1対存在し，容量は3〜4 m*l* である．精嚢からの分泌物はややアルカリ性で精子の運動に必要な果糖やプロスタグランジンや凝固因子を含み，精子の運動性促進に関与していると考えられる．精管は全長30〜35 cm で，前立腺内で射精管となり精丘に開口し，射精によって精子が尿道内に放出される（図1-18）．

2 精液

精液は射精時放出される液体であり，精嚢，精巣上体，前立腺，Cowper 腺 Cowper's gland からの分泌液などを含む．精嚢の平均容量は2.5〜3.5 m*l* で，1 m*l* の精液中に平均1億個の精子を含む．2010年に WHO から精液検査に関するマニュアルの第5版が発行されている[2]．表紙のタイトルも変更されているが，精液検査に関する基準や学術用語の定義も大幅に変更されている．表1-1に精液所見の主なパラメーターを示す．基準値は常に総精子数を示すべきとされており，濃度よりも優先されると記載されている．乏精子症の定義も従来は2000万/m*l* 未満とされていたが，第5版では総精子数（または報告結果により濃度）の下限値未満と定義されている．精液の約50〜80％は精嚢からの分泌物で占められる．精液は凝固因子を含むため射精後凝固するが，前立腺液に含まれるプロテアーゼによって次第に液状化する．射精後，卵子に到達するまでの約1時間以内に精子は受精能を獲得（capacita-

表1-1 精液所見に対しての下限基準値（5パーセンタイルと95%の信頼範囲）

パラメーター	下限基準値
精液量（m*l*）	1.5（1.4〜1.7）
総精子数（10^6/1回射精）	39（33〜46）
精子濃度（10^6/m*l*）	15（12〜16）
総運動率（PR + NP, %）	40（38〜42）
前進運動率（PR, %）	32（31〜34）
生存率（生存精子, %）	58（55〜63）
精子形態（正常形態, %）	4（3.0〜4.0）

tion）する必要がある．受精能獲得に要する時間は精子によって異なるが，様々な構造的かつ生化学的な変化，特に先体反応と運動能の獲得が重要な変化である．射精精子はオキシダントの影響を受けて運動能の低下や精子含有DNAの損傷を受けやすいが，精液中にはアンチオキシダントの成分としてタウリン，チロシンなどが高濃度で含まれている[3]．

■文献

1）Mieusset R, Bujan L, Mondinat C, et al. Association of scrotal hyperthermia with impaired spermatogenesis in infertile men. Fertil Steril. 1987；48：1006-11.

2）World Health Organization. WHO laboratory manual for the examination and processing of human semen. 5th ed. WHO Press；2010.

3）van Overveld FW, Haenen GR, Rhemrev J, et al. Tyrosine as important contributor to the antioxidant capacity of seminal plasma. Chem Biol Interact. 2000；127：151-61.

4）Ganong WF. Review of Medical Physiology. New York：McGraw-Hill；2005. p.424-33.

5）Campbell-Walsh Urology. 9th ed. Wein AJ, editor in chief. Philadelphia：WB Saunders Co；2007. p.577-608.

【小島聡子・市川智彦】

妊娠の成立

A 妊娠診断法

1 妊娠の成立（図 1-19）

妊娠は「受精卵の着床から始まり，胎芽または胎児および付属物の排出をもって終了するまでの状態」，流産は「妊娠 22 週未満の妊娠中絶」という定義である[1)]．本来着床から妊娠と考えるべきであるが，着床時に陽性になる何らかの物質が現在の臨床では同定できていない．化学的妊娠(超早期流産，化学的流産と同義，図 1-20）のように胎嚢 gestational sac（GS）を確認できない場合，日本産科婦人科学会の体外受精臨床実施成績の統計上は，妊娠や流産には含めないことになっている．しかし，異所性妊娠は GS を確認せずとも妊娠に含めるため，正確な施設間の比較には，さらに明確なルールの統一が必要である．

2 妊娠反応（hCG: human chorionic gonadotropin）

まず，経腟超音波でみえる前に妊娠反応（hCG）が陽性となる．現在は市販の妊娠診断薬も感度が高くなり，20 IU/*l* や 50 IU/*l* で検出できるようになった．つまり病医院の尿検査による妊娠診断薬と精度は同等である．しかし，尿検査にはばらつきがあり，また定性検査のため，経過観察のためには血液検査で hCG 定量を行いたい（図 1-20，1-21）．

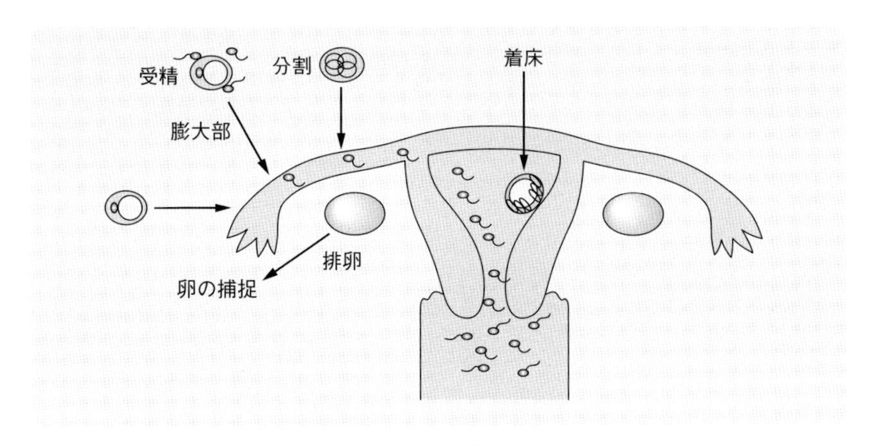

図 1-19 妊娠の成立

排卵された卵子が卵管采でキャッチされ，卵管内を移動，その間精子は腟から子宮を通り抜け卵管へ到達する．卵管膨大部で精子と卵子が出会い受精卵ができる．その後，分割，成長しながら子宮へ移動する．排卵から 7 日目の胚盤胞の状態で子宮内膜に着床する．精子は自力で移動できるが，卵子には動力がないため，卵管の蠕動運動や線毛運動の助けにより移動できる．これらのいずれかのステップで障害があれば，妊娠しにくい状態となる．体外受精では，受精卵を子宮に移植するが，着床のメカニズムが未解明であるため，妊娠率の増加には今後の検討が待たれる．

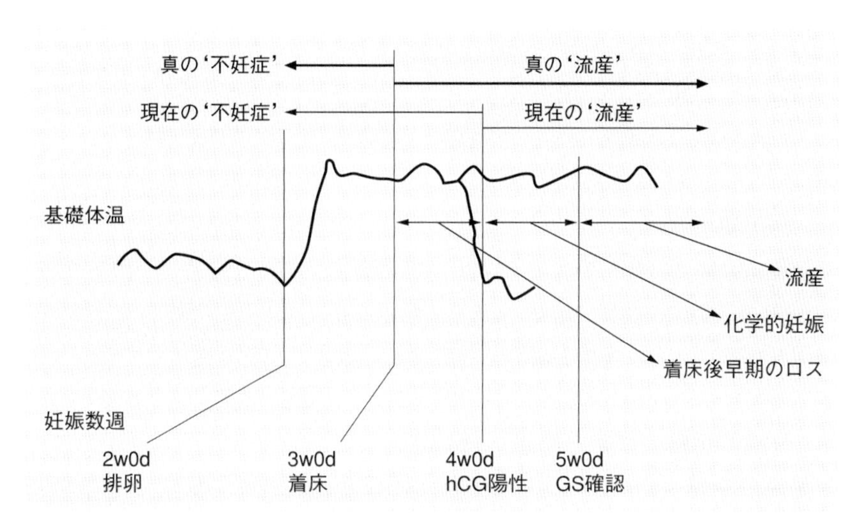

図 1-20 妊娠の確認

通常，妊娠 4w0d で hCG 陽性となり，5w0d で GS を確認できる．GS 確認後のロスを「流産」といい，GS 確認前のロスを「化学的妊娠」という．臨床的に「着床後早期のロス」(妊娠 3w0d から妊娠 4w0d) を検出することができない現状では，「不妊症」患者の一部に「不育症」患者が含まれている可能性がある．

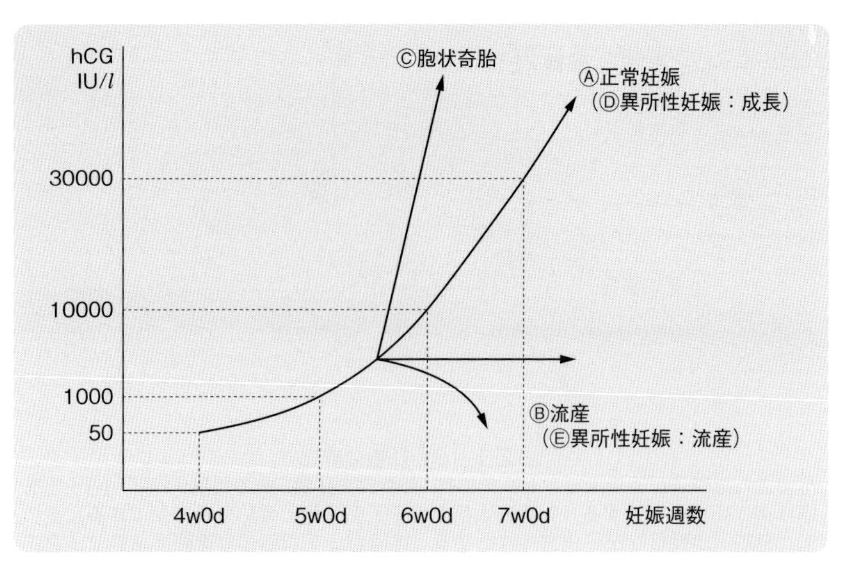

図 1-21 妊娠に伴う hCG の推移（イメージ図: hCG 値はあくまで目安）
正常妊娠（A）では，妊娠 4w0d で hCG 陽性となって以降，飛躍的に hCG は増加する．胎児・胎盤（絨毛）の成長の証と考えられる．しかし，途中から hCG の増加が停滞したり，逆に減少すれば，成長が停止したと判断される．つまり稽留流産（B）である．逆に hCG が過剰に認められる場合には，胞状奇胎（C）が疑われる．また，異所性妊娠でも順調に成長する場合（D）もあり，hCG が正常妊娠とあまり変わりないこともある．一方，異所性妊娠の流産の場合（E）には子宮内妊娠の流産と同様に hCG は低下する．どの場合にも経腟超音波の所見と併せて判断することが重要であり，hCG のみで結論づけることはできない．

3 経腟超音波

経腟超音波での最初のステップは，GS の確認である（図 1-20，図 1-22A，表 1-2）．続いて，胎芽（胎児），さらに胎児心拍（図 1-22C，表 1-2，1-3）の確認となる．さらに多胎の場合，膜性診断が重要となる（後述）．

4 分娩予定日の決定・修正（表 1-4）

分娩予定日（40w0d）の決め方は，妊娠 8〜11 週の矢状断での頭臀長 crown-rump length（CRL）（図 1-22D）が最も信頼度が高いため，わかればこれを最優先する（特に 2 回の測定値があれば非常によい）．ただし，体外受精のように排卵日が特定できる場合は，それを 2w0d とする．最終月経しかわからない場合は，それを 0w0d として計算する（昔の方法）．何も情報がな

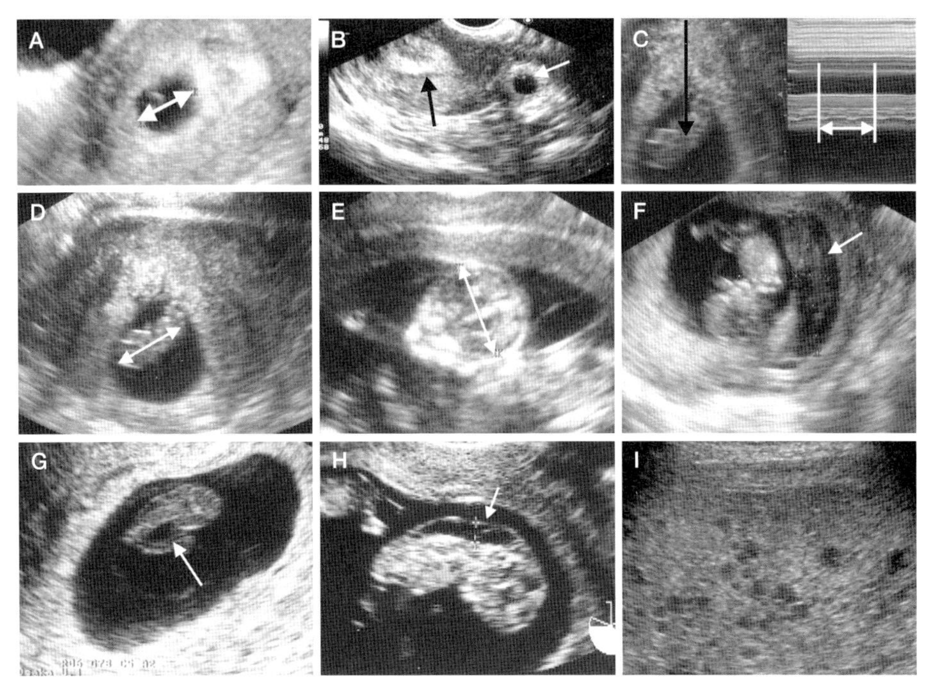

図 1-22 超音波画像

A: GS（白矢印: 内径を計測），B: 異所性妊娠（黒矢印: 子宮内妊娠なし，白矢印: 卵管に妊娠），C: 胎児心拍（黒矢印: 胎児の心臓にカーソルを合わせる，白矢印: 2 拍分を測定），D: CRL（白矢印: 頭から臀部を測定，足を含めない），E: BPD（白矢印: 頭部の外側から内側で計測），F: 絨毛膜下血腫（白矢印），G: 胎児奇形（白矢印: 腹部腫瘍），H: NT（白矢印），I: 胞状奇胎（水腫様の胎盤）

表 1-2 妊娠初期の超音波検査における流産診断の最終チェックポイント

妊娠 6 週	胎嚢確認（5 週で 96%，6 週で 100%）
妊娠 8 週	胎児心拍確認（8 週で 100%）
（ただし，妊娠週数が正しいことが前提にある）	

く，妊娠 12 週以降の場合は児頭大横径 biparietal diameter（BPD）（図 1-22E）から決めるしかないが，この場合誤差がかなり大きくなる．

●表 1-3●胎児心拍の推移

妊娠週数	胎児（芽）心拍
妊娠 5 週	90〜100bpm（beats per minutes）
	増加↓
妊娠 9 週	170〜180bpm
	減少↓
妊娠 16 週	150bpm
（通常より徐脈の場合は IUFD になる可能性がある）	

●表 1-4●妊娠週数および分娩予定日の決定・修正方法

最終月経初日	＝0w0d
排卵日（採卵日）	＝2w0d
CRL:	妊娠 8〜11 週の矢状断での計測値が最も信頼度が高い 最終月経からの計算と 4 日以上乖離あれば修正
BPD:	他に判断材料がない場合，妊娠 12 週以降に適応

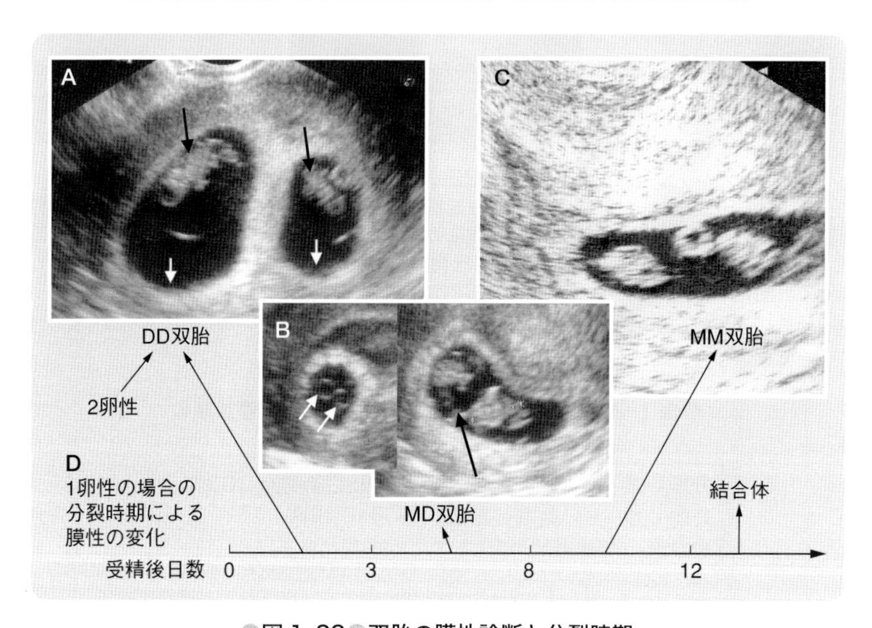

●図 1-23●双胎の膜性診断と分裂時期

A: DD 双胎（白矢印: 2 つの GS があり，黒矢印: それぞれに卵黄嚢と胎児を認める），B: MD 双胎（白矢印: 1 つの GS 内に卵黄嚢が 2 つ，あるいは黒矢印: 1 つの GS 内に隔壁がある），C: MM 双胎（1 つの GS 内に卵黄嚢が 1 つで，隔壁なく胎児 2 人），D: 1 卵性の場合の分裂時期による膜性変化の模式図，1 卵性で双胎になる場合に，受精後の分裂時期により，DD 双胎，MD 双胎，MM 双胎，結合体になる．

5 多胎妊娠の膜性診断（図 1-23）

1 絨毛膜性双胎と 2 絨毛膜性双胎の識別は重要であるが，妊娠初期が最も診断精度が高い．2 絨毛膜性 2 羊膜性双胎（DD twin，図 1-23A）のリスクが最も低く，以下 1 絨毛膜性 2 羊膜性双胎（MD twin，図 1-23B），1 絨毛膜性 1 羊膜性双胎（MM twin，図 1-23C）の順にハイリスクとなる．1 絨毛膜性双胎は双胎間輸血症候群 twin-twin transfusion syndrome（TTTS）となる率が高く，周産期死亡率も 2 絨毛膜性双胎と比べ高い．胚移植の際に，複数胚を移植すればそれだけ多胎になる可能性があり，2 個の卵が着床すれば 2 卵性つまり 2 絨毛膜性双胎となるのは理解しやすい．さて，1 個の卵でも双胎になる可能性がある（図 1-23D）．受精後 3 日目まで（桑実胚未満）に分裂すれば DD twin に，8 日目までに分裂すれば MD twin に，12 日目までに分裂すれば MM twin になる（つまり，受精後 5 日目から 6 日目の単一胚盤胞移植では，2 絨毛膜性双胎になることはない）．また，顕微授精やアシステッドハッチングを行った際には 1 絨毛膜性双胎になる確率が高くなることが知られている．

B 異常妊娠の診断と対応

1 流産および切迫流産，絨毛膜下血腫

流産の分類を表 1-5 に示す．流産は，経腟超音波の精度向上により流産が

表 1-5 流産の分類（産科婦人科用語集・用語解説集[1]の内容をわかりやすく表記）

早期流産：妊娠 12 週未満の流産
後期流産：妊娠 12 週以降 22 週未満の流産
切迫流産：子宮出血があり流産するかもしれないがしていない状態
化学的流産*（化学的妊娠，超早期流産と同義）
：hCG 陽性だが超音波で確認できない
異所性妊娠と完全流産を否定できた場合
稽留流産：胎嚢・胎芽（胎児）が成長なくあるいは死亡後子宮内に停滞するが出血，腹痛を伴わない
進行流産：出血，腹痛を伴い流産が進行中
不全流産：妊娠成分の子宮内容が一部のみ排出
完全流産：妊娠成分の子宮内容が全て排出

*用語集に記載なし

表 1-6 流産・異所性妊娠の診断

妊娠 5〜6 週	子宮内胎嚢なし	→化学的妊娠，異所性妊娠
妊娠 6〜7 週	胎芽なし	→枯死卵，稽留流産
妊娠 8 週	胎児心拍なし	→稽留流産
胎児心拍（＋）→（−）		→子宮内胎児死亡（IUFD）
胎嚢や胎芽（胎児）の成長停止		→稽留流産
子宮外に胎嚢や胎芽（胎児）		→異所性妊娠

進行する前に診断されることが普通であり，出血は必ずしも流産徴候ではない．妊娠初期にはしばしば付着程度の出血が認められることが多く，患者を不安にさせないよう対処したい．絨毛膜下血腫（図 1-22F）は子宮内で胎嚢の外側に超音波上低吸収域として認められる出血部位であるが，自然吸収されることが多い．安静第一である（他に治療法がない）．流産であるかどうかの見極めは表 1-2 のチェックポイントを基に，表 1-6，図 1-21 に示す．妊娠週数が不明な場合（ART でも遅延着床などあり得る）もあるので，くれぐれも最終決断には慎重でなければならない．

2 異所性妊娠

異所性妊娠も，経腟超音波の精度向上により破裂する前（ショックに至る前）に診断されることが多くなり（図 1-22B），腹腔鏡手術も発達してきており保存的な治療ができるようになった．つまり，早期発見が重要である．図 1-24 に異所性妊娠の発生部位別の頻度を示す[2)]．注意したいのは，ART により，異所性妊娠の頻度（2〜11%）が自然妊娠（0.25〜1%）の場合より高くなる点と，複数胚の移植により，子宮内外同時妊娠が 1〜3% もあることである．子宮内に GS があるからといって安心できない．異所性妊娠であるかどうかの見極めを表 1-6，図 1-21 に示す．妊娠週数が不明な場合（ART でも遅延着床などあり得る）もあるので，くれぐれも最終決断には慎重でなければならない．また，凍結胚移植では，異所性妊娠率は低下することが報告されている．

3 胎児奇形

妊娠初期の超音波検査で確認可能な胎児奇形は，無脳症，水頭症，頸部ヒ

JCOPY 498-07682

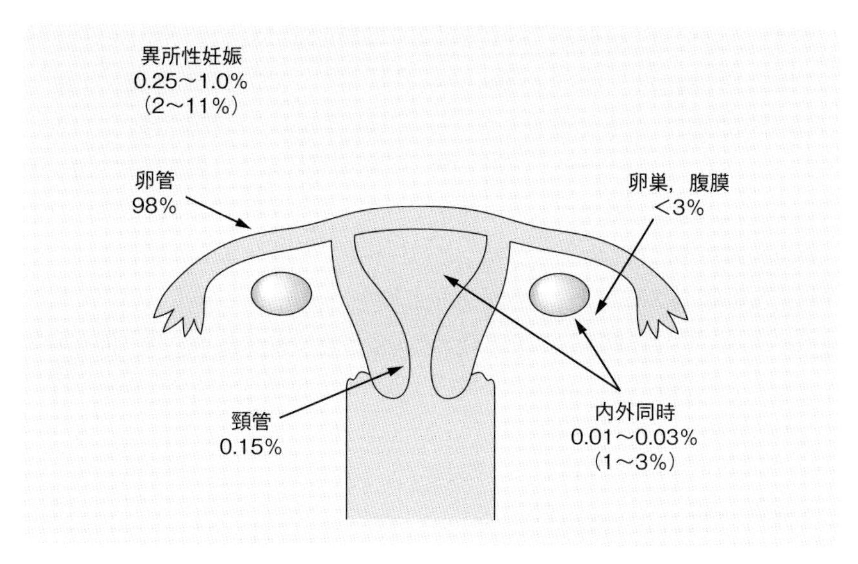

図 1-24 異所性妊娠の部位別頻度
数値は自然妊娠%（ART 妊娠%）で頻度を示す.

グローマ，NT(後述)，腹壁破裂，心奇形，髄膜瘤，四肢短縮，骨形成不全などである(例: 図 1-22G). くれぐれも最終判断には慎重でなければならない.

4 NT (nuchal translucency)

妊娠 11～13 週の胎児後頸部の皮下浮腫をいう（図 1-22H). 羊膜と見間違えないようにし，胎児の正中矢状断面で測定する. NT が 3 mm 以上の場合，Down 症候群やその他の染色体異常の確率が高い. NT 自体は胎児の循環未熟性による状態変化であり奇形ではないと考えられているが，その精度や取り扱いにはいまだ議論の余地がある（詳細は「産婦人科診療ガイドライン産科編 2014」 p89～93 を参照のこと).

5 胞状奇胎

欧米よりアジア地域に多く認められるが，最近では発生頻度が減少している. 胞状奇胎それ自体は悪性腫瘍ではないが，後に絨毛癌や侵入奇胎を発生する頻度が正常妊娠よりも高いため，注意を要する. 全胞状奇胎は妊娠初期の超音波検査で嚢胞を確認することにより診断可能であるが（図1-22I），部分胞状奇胎の場合には診断が難しいことも多い．つわり症状が強く出現し（重症妊娠悪阻），hCGが数十万から百万IU/lと高くなる特徴がある（図1-21）．子宮内容除去を行うと，子宮内容の肉眼所見は絨毛の嚢胞化であり，受精の異常に起因する絨毛間質の水腫化である．全胞状奇胎は雄核発生，つまり雌性前核の不活化した卵に受精し雄性前核が2倍体化すると考えられている（染色体は46,XX）．一方，部分胞状奇胎は3倍体（染色体は69,XXXまたは69,XXY）で，卵あるいは精子の一方が2倍体であったり2個の精子が受精したりして発生する．つまり，前核3個の卵を移植してはならないのはこのためである．

6 腫瘍合併

卵巣腫瘍や子宮筋腫などの合併が比較的多い．妊娠前から存在したものであれば，鑑別は容易である．これらの腫瘍が妊娠しても問題ないものであるかどうかは，妊娠前によく検討しておく必要がある．また，妊娠初期にはルテイン嚢胞という卵巣嚢腫が出現することが多い．これは，黄体ホルモンを産生することにより妊娠を維持しており，摘出すると流産に至ることがあるので，注意が必要である．

C 習慣流産，不育症

1 習慣流産，不育症とは

3回以上の自然流産を習慣流産という．不育症とは生殖のロスをいい，妊娠12週未満の早期流産ならば2回以上（2009年末よりICMARTとWHO

* International Committee for Monitoring Assisted Reproductive Technology（ICMART）and the World Health Organization（WHO）revised glossary of ART terminology, 2009. Zegers-Hochschild F, Adamson GD, de Mouzon J, Ishihara O, Mansour R, Nygren K, Sullivan E, Vanderpoel S; Intemational Committee for Monitoring Assisted Reproductive Technology; World Health Organization. Fertil Steril. 2009 Nov; 92(5): 1520-4. Epub 2009 Oct 14, Hum Reprod. 2009 Nov; 24(11): 2683-7. Epub 2009 Oct 4.

表 1-7 不育症患者検査[3]

1 次スクリーニング
子宮形態検査: 経腟超音波検査, 子宮卵管造影検査（嘴管法）
下垂体機能: PRL, LH, FSH
甲状腺機能: fT_4, TSH
糖尿病検査: 空腹時血糖
卵巣機能検査: 基礎体温, 黄体期中期 P_4
夫婦染色体検査（G バンド核型分析）
自己抗体検査: 抗核抗体
抗リン脂質抗体検査: ループスアンチコアグラント, 抗カルジオリピン（CL）抗体 IgG, IgM, 抗ホスファチジルエタノールアミン（PE）抗体 IgG, IgM, 抗ホスファチジルセリン（PS）抗体 IgG, IgM, 抗 CL-β2GP I 複合体抗体
凝固線溶系: aPTT, PT, XIII因子活性
2 次スクリーニング
子宮形態検査: 子宮鏡, sonohysterogram, MRI
糖尿病: 75gOGTT, HbA1c
凝固線溶系: protein C（活性, 抗原）, protein S（活性, 抗原）, ATIII
自己抗体検査: 抗 DNA 抗体, 抗 SSA/Ro 抗体
同種免疫検査: NK 活性, Th1/Th2 比, 遮断抗体活性, 抗 HLA 抗体

では従来の 3 回から 2 回に定義が変更された*), 中後期の生殖ロス（子宮内胎児死亡や流死産）ならば 1 回あれば不育症と考える. 日本産科婦人科学会の生殖内分泌委員会では, 2004 年に不育症のスクリーニング検査・治療についての指針を報告している[3]. 表 1-7, 1-8 に示すように, 様々な原因が考えられる症候群である.

2 「不育症」と「不妊症（特に体外受精反復不成功）」の類似点[4]

体外受精の患者では妊娠判定が採卵から 2 週後（妊娠 4w0d）であるため, GS がみえる妊娠 5 週より 1 週前に判定する（図 1-20）. このため, 「化学的妊娠」を実際の臨床ではしばしば経験する. 着床（妊娠 3w0d）から妊娠判定（妊娠 4w0d）までの間にも同様なロス（着床後早期のロス）が生じていることは想像に難くない（図 1-20）. 高感度 hCG（0.13 IU/*l*）が測定できる唯一の施設からの報告[5]によると, 着床（妊娠 3w0d）から妊娠 5w0d までのロスは 21.7%（43/198）であり, 通常の「化学的妊娠」（妊娠 4 週台）のロス（18/155, 11.6%）のおよそ 2 倍である. このような「着床後早期のロス」は通常

表 1-8 不育症患者治療指針の概略

検査異常所見	治療
炎症反応陽性，感染症	妊娠前投薬（抗生剤，抗菌剤）
子宮因子	手術（可能なもののみ）
高プロラクチン血症	投薬（ブロモクリプチンなど）
卵巣予備能低下（FSH＞15）	なし（妊娠前 Kaufmann 療法）
LH 分泌過剰	手術，投薬（メトホルミンは検討中）
甲状腺機能異常	投薬（抗甲状腺薬，甲状腺ホルモン剤）
糖尿病	内科専門医へ紹介（食事，運動，投薬）
黄体機能不全	なし（投薬のエビデンス乏しい）
夫婦いずれかの染色体異常	遺伝カウンセリング専門医へ紹介
抗核抗体のみ陽性	なし（治療の有無に無関係）
抗リン脂質抗体症候群*	投薬（アスピリン，ヘパリン）
易血栓性	投薬（アスピリン，ヘパリン）
自己免疫疾患	内科専門医へ紹介（副腎皮質ホルモン）
同種免疫異常	検討中（夫リンパ球免疫療法は否定的）

*ループスアンチコアグラント，抗カルジオリピン抗体，抗 β2GP I 抗体が分類基準に含まれる

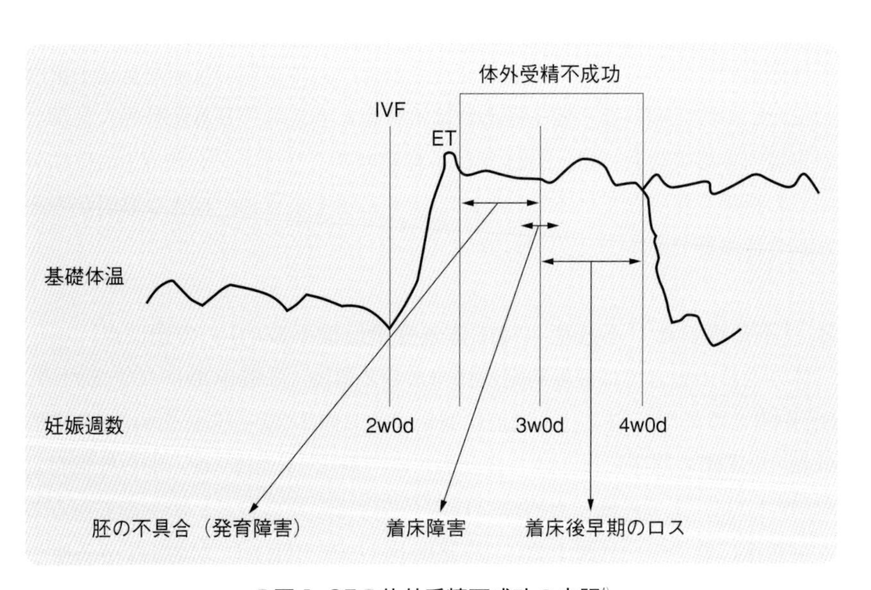

図 1-25 体外受精不成功の内訳[4)]

体外受精不成功が「胚の不具合（発育障害）」「着床障害」「着床後早期のロス」のどの段階で起きているか，現在の医学では不明である．「着床後早期のロス」は，どちらかというと「不育症」に近いと考えられる．

「不妊症」として扱われる．しかし，体外受精不成功を「胚の不具合や着床障害」と「着床後早期のロス」で区別することができれば（図 1-25），今後もう少し焦点を絞った研究や治療が可能になることが予想される．後者はまさに本来「不育症」というべき状態だからである．多くの施設でこの区別ができない現状では体外受精反復不成功患者の中には「不育症」に近い患者が含まれているはずである（図 1-20）．

■文献

1）日本産科婦人科学会，編．産科婦人科用語集・用語解説集．東京：金原出版；2003.
2）Abusheikha N, Salha O, Brinsden P. Extra-uterine pregnancy following assisted conception treatment. Hum Reprod Update. 2000; 6: 80-92.
3）生殖内分泌委員会報告．日本産科婦人科学会雑誌．2004; 56: 859-61.
4）Matsubayashi H. Similarity between recurrent IVF-ET failure and recurrent pregnancy loss. Proceedings of the 5th Conference of the Pacific Rim Society for Fertility and Sterility. 2006. p.114-6.
5）Wilcox AJ, et al. Incidence of early loss of pregnancy. N Engl J Med. 1988; 319: 189-94.

【松林秀彦】

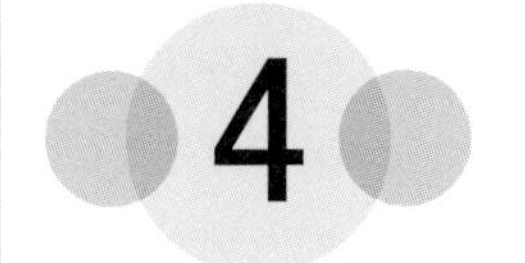

画像診断

現在の不妊症診療において，超音波検査および MRI，CT などの画像診断は必須である．子宮・付属器を視覚的に捉えることでより正確な診断と病態の理解・把握につながる．また治療成果を客観的に評価することも可能となる．本項では超音波検査による典型的な画像を中心に解説する．

A 超音波検査

不妊症診療において，外来での超音波検査は簡便かつ低侵襲であることから，一次スクリーニング検査として，また卵胞発育などの経時的変化の観察手段として有用である．

通常の子宮・卵巣の観察には，内診台で経腟プローベを用いた経腟超音波検査を行う．経腟超音波検査では観察しきれない大きな筋腫や卵巣腫瘍があるとき，卵巣過剰刺激症候群での腹水を観察するなど，上腹部や骨盤内を広く観察する際や胚移植時に子宮内の移植カテーテルの位置を観察するときには，経腹プローベを用いて経腹超音波検査を施行することもある．

1　一次スクリーニング検査

外来内診台において経腟超音波検査にて骨盤内，子宮，卵巣を観察する．

a）子宮の観察

経腟プローベを円蓋部まで圧迫挿入すると，通常正中位にて子宮体部～底

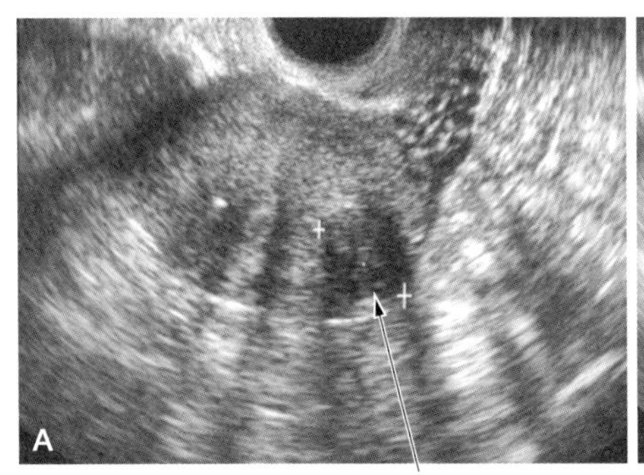

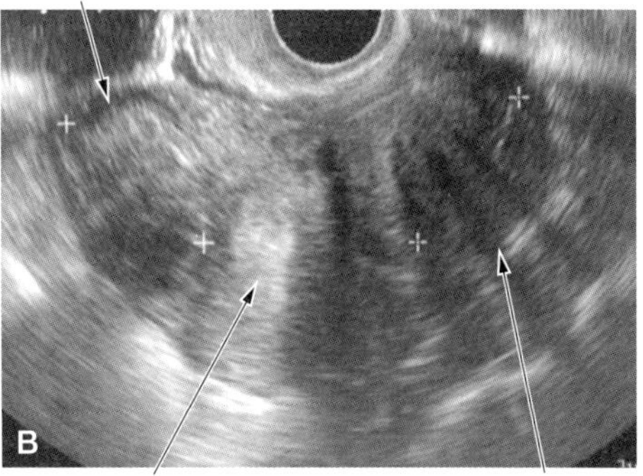

図 1-26 子宮筋腫
A：直径 1.8 cm の子宮筋腫（筋層内筋腫）
B：子宮前壁・後壁に存在する直径 3 cm の子宮筋腫

部が描出される．症例によっては左右に転位していることもある．プローベの圧迫を少し緩め若干引き気味にすると，体下部〜頸管部が描出される．ここでは，子宮の大きさ，左右への傾き，前屈・後屈，子宮内膜の位置，子宮筋腫や腺筋症の有無などを観察する．

a)-1．子宮筋腫 myoma uteri

子宮筋腫は 35 歳以上の女性の 40％に存在する[1]良性腫瘍であるが，超音波画像では正常子宮筋層と比して辺縁明瞭な低エコーの円形領域として描出される（図 1-26）．存在位置により漿膜下筋腫，筋層内筋腫，粘膜下筋腫に分類される．筋腫の大きさや位置を確認し，着床障害の原因となる子宮内腔の変型や圧排，内腔への突出の有無を観察する（図 1-26）．

a)-2．子宮腺筋症 adenomyosis

子宮腺筋症は子宮筋層内に子宮内膜類似組織が発育・増殖する疾患である．大部分はびまん性発育型であり低輝度と高輝度領域が混在し，筋層全体が腫大した像として描出される．筋層前後壁のどちらか一方に存在する場合は，前後壁の筋層厚に差がみられる（図 1-27）．まれにみられる限局発育型は，筋層内に病巣が限局し結節を形成（結節性腺筋症）し，高エコー領域として観察される．中央部に嚢胞を形成してチョコレート様血液を貯溜した嚢胞性腺筋症では，エコーフリースペースとして描出される．

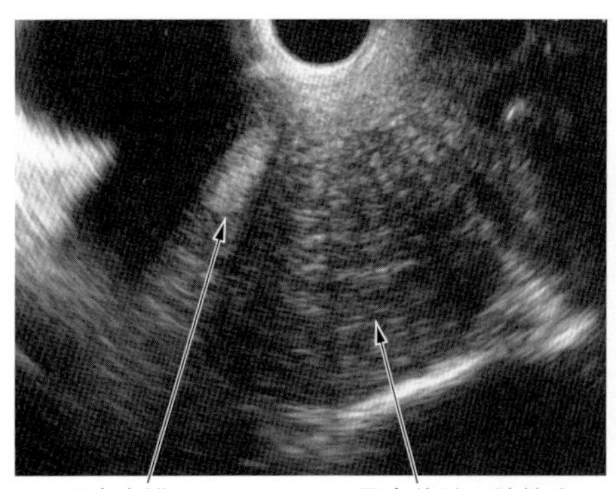

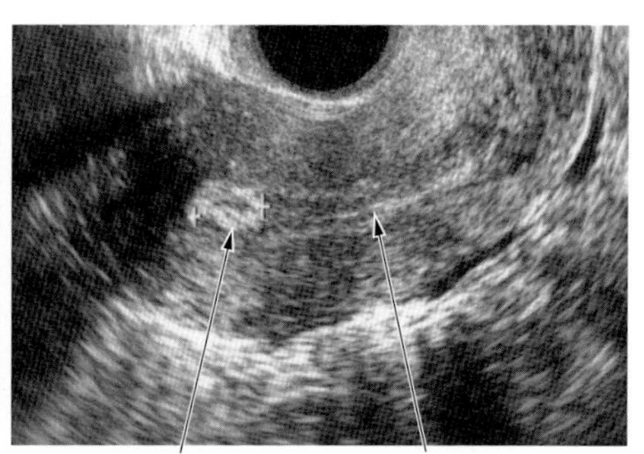

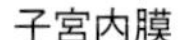図 1-27 子宮腺筋症のため腫大した子宮

図 1-28 直径 1 cm の子宮内膜ポリープ

a)-3. 子宮内膜ポリープ endometrial polyp

経腟超音波検査では子宮内膜の異常な肥厚や内膜中の高エコー像として描出される（図 1-28）．内膜エコー像が 3 層構造をとる卵胞期〜排卵前が観察しやすく，排卵後〜分泌期は内膜エコー像が高輝度となり内膜ポリープ像は埋没して観察しにくい．

a)-4. 子宮奇形

不妊患者の 3.5%に子宮奇形を認めるという報告がある[2)]．単角子宮 unicornuate uterus は子宮全体が小さく，骨盤内で左右どちらかに傾いて存在し，冠状断のエコー像では体上部から底部にかけての内腔の拡大がみられない．双角子宮 bicornuate uterus では，冠状断エコー像で体中部から体上部・底部にかけて左右独立した内腔が観察される（図 1-29）．双角子宮と中隔子宮の鑑別が問題となるが，超音波検査での正確な診断は困難であり，MRI を要することが多い．

ソノヒステログラフィー sonohysterography（SHG）

子宮内腔の隆起性病変（粘膜下筋腫，子宮内膜ポリープ，内膜隆起・内膜不整）の検出に優れ外来内診台で簡便に施行できる．検査時期は，内膜肥厚がない月経終了直後が観察に適している．ヒスキャス®（秋田住友ベーク株式会社）などの小バルーン付きの細径カテーテルを子宮内に挿入し，子宮内腔の観察視野確保のため少量（0.5〜1 m*l*）の生理食塩水または蒸留水でバ

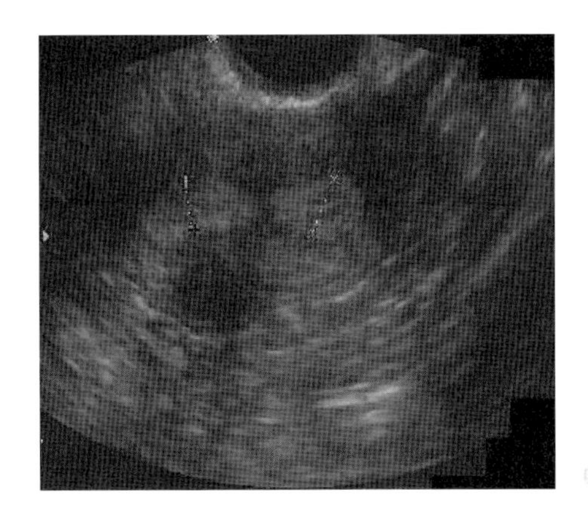

図 1-29 双角子宮

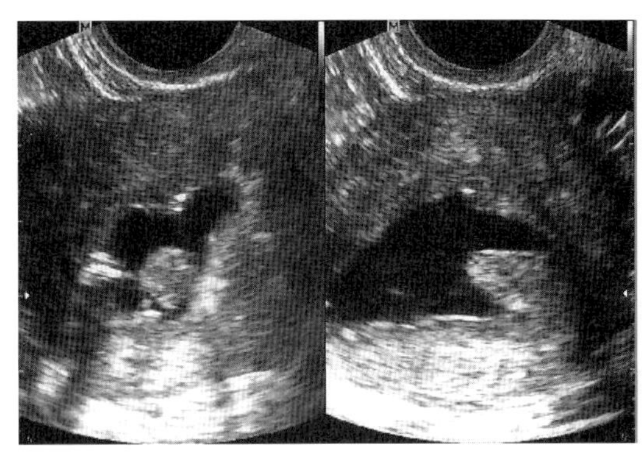

図 1-30A
内膜ポリープ SHG 像

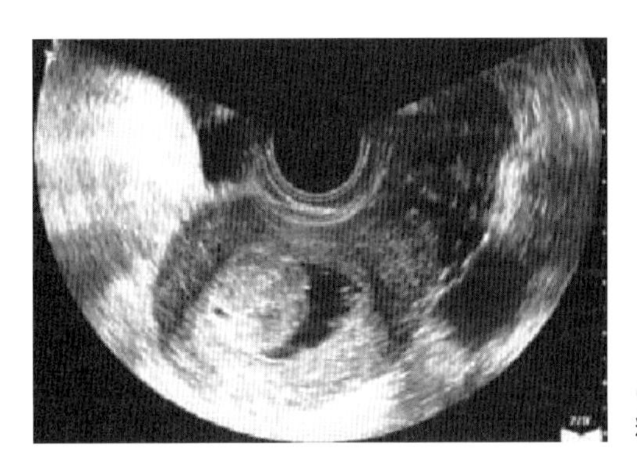

図 1-30B
粘膜下筋腫 SHG 像

ルーンを膨張させ，カテーテルを軽く牽引して内子宮口位に固定する．子宮腔内に生理食塩水を注入し内腔を拡張させて経腟超音波にて観察すると，病変の位置・大きさ，茎の有無・太さなどがわかる（図 1-30A，B）．粘膜下筋

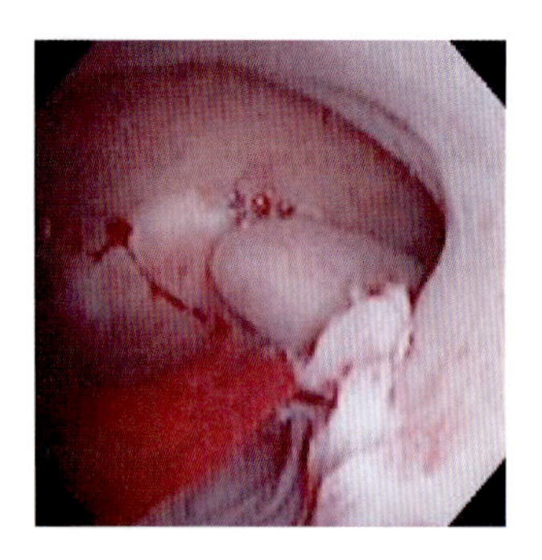

●図 1-31A●
内膜ポリープ子宮鏡像

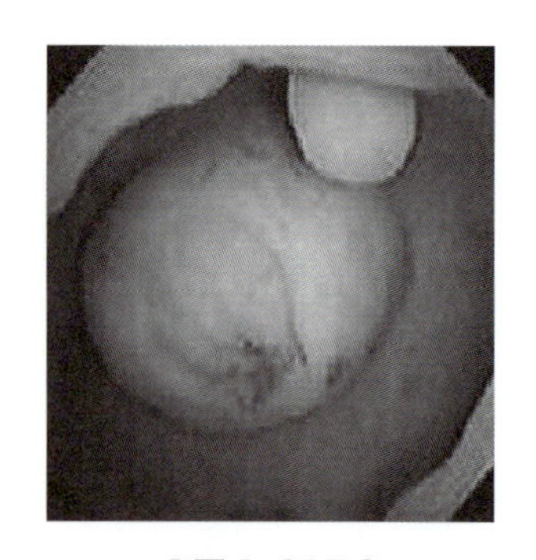

●図 1-31B●
粘膜下筋腫 H 子宮鏡像

腫では筋層への埋没（内腔への突出）度や筋層内筋腫による内腔の圧排，偏位の有無もよく把握できる．バルーンが位置する子宮下部〜内子宮口位は観察できない．本検査はスクリーニング検査であり，確認・確定診断には子宮鏡検査が必要である（図 1-31A，B）．

b）卵巣の観察

正常卵巣は 3〜4 cm の卵形の臓器で，子宮の左右側後方に存在する．経腟超音波検査では内腸骨動静脈の内側に観察され，卵巣実質はやや高エコーで内部に円形で低輝度の卵胞が描出される．排卵前には ϕ17〜18 mm（自然周期）の卵胞が，排卵後は黄体が観察される．

b)-1．卵巣腫瘍

一般に自覚症状が少ないことから，不妊治療を目的に受診した際に偶然に発見されることも少なくない．その 80%は良性であるが，悪性を疑うときには，MRI や CT による画像診断，腫瘍マーカーなどの二次検査を行い，婦人科腫瘍専門医に相談する．

b)-2．子宮内膜症　endometriosis

子宮内膜症による卵巣子宮内膜症性嚢胞（チョコレート嚢胞）は厚い隔壁に囲まれ，内部はびまん性の微細顆粒状低輝度エコー像として特徴的に描出される（図 1-32）．癒着の有無は超音波検査では判別できないが，プローベ操作による子宮，卵巣の可動性や圧痛の有無から推察される．また生殖年齢の女性では稀であるが，チョコレート嚢胞の悪性転化もあり得るため，大き

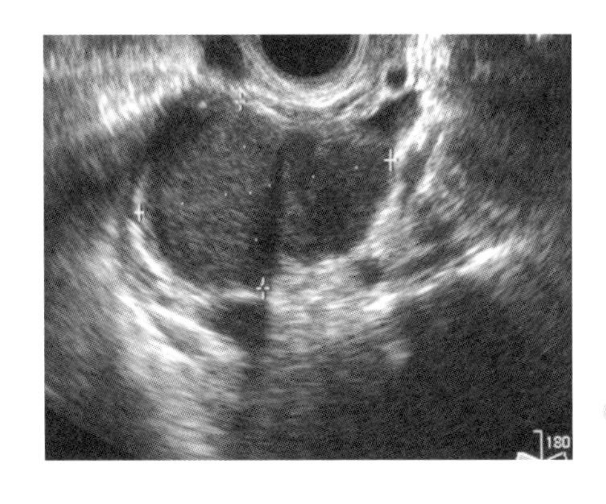

図 1-32 子宮内膜症性囊胞（チョコレート囊胞）

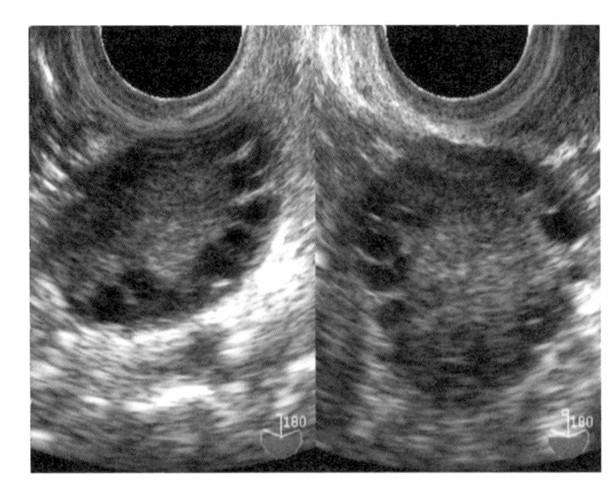

図 1-33 PCOS ネックレス サイン

な（>10 cm）もの，急激な増大，内部エコー像の変化がみられるときは注意が必要である．

b）-3．多囊胞性卵巣症候群 polycystic ovary syndrome（PCOS）

生殖年齢女性の 5～10％にみられ，排卵障害による不妊症原因となり得る．超音波検査では，両側の腫大した卵巣辺縁に多数の小卵胞が並ぶ特徴的な像（ネックレス サイン）が観察できる（図 1-33）．日本産科婦人科学会による PCOS 診断基準（2007 年）では，多囊胞性卵巣（PCO）とは少なくとも一方の卵巣に 2～9 mm の小卵胞が 10 個以上存在するものと定めている．

b)-4. 早発卵巣不全 premature ovarian failure (POF), または premature ovarian insufficiency (POI)

ともに両側の卵巣は萎縮し，卵胞を認めないことが多い．

c) 卵管の観察

正常な卵管は超音波検査では同定できないが，卵管水腫 hydrosalpinx や卵管留膿腫 pyosalpinx では，卵巣周囲に液体の貯溜した嚢状，ソーセージ状の画像として描出される．血管との鑑別にはカラードップラーが有用である．

2 経時的な変化の観察

不妊症治療においては，経腟超音波検査にて月経（排卵）周期に伴う卵巣内の卵胞や子宮内膜の変化を経時的に観察し，卵巣予備能力，排卵の有無，排卵時期，着床環境の確認を行う．また ART における調節卵巣刺激時には卵胞の発育状態を把握し，採卵時期の決定に経腟超音波検査は欠かせない．

図 1-34 に一般不妊症治療時の経腟超音波検査時期と子宮・卵巣の超音波所見を示す．

a) 前胞状卵胞の観察

月経初期 3 日目前後（D 2-4）の卵巣内に，直径 5 mm 前後の小卵胞＝前胞状卵胞が認められる（図 1-34-①，図 1-35）．両側の前胞状卵胞数が卵巣予備能の一つの視標となり，ART 時は当該周期の採卵数の目安となる．卵巣予備能が良好な場合は，通常一側に直径 5 mm 以上のものが 5 個以上存在するが，周期による変動がみられる．

b) 卵胞モニタリング

卵胞モニタリング（図 1-34-②）による排卵日の推定は，不妊症治療において必須である．月経初期に観察される小卵胞が発育し，そのうちの一つが主席卵胞となり卵胞径 10 mm を超えると +2〜3 mm/日の速さで発育する．通常，自然周期またはシクロフェニル，HMG 誘発周期では卵胞径≧17〜18 mm，クエン酸クロミフェン周期では≧20 mm で排卵すると考えられている（図 1-36）が，卵胞径のほかに子宮内膜の厚さやエコー像，頸管粘液の量や性状，基礎体温などを含め総合的な判断が必要である．

排卵が起こると卵胞は虚脱変形し（図 1-34-③），排出された卵胞液や出血

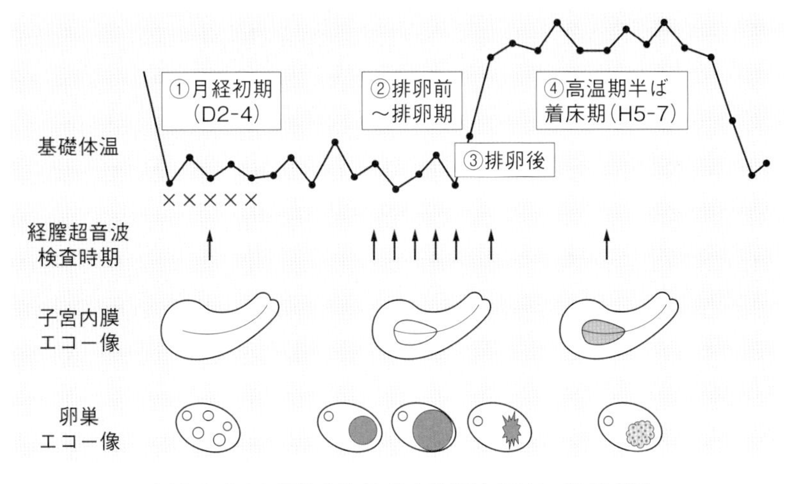

図 1-34 経腟超音波検査時期と子宮・卵巣所見

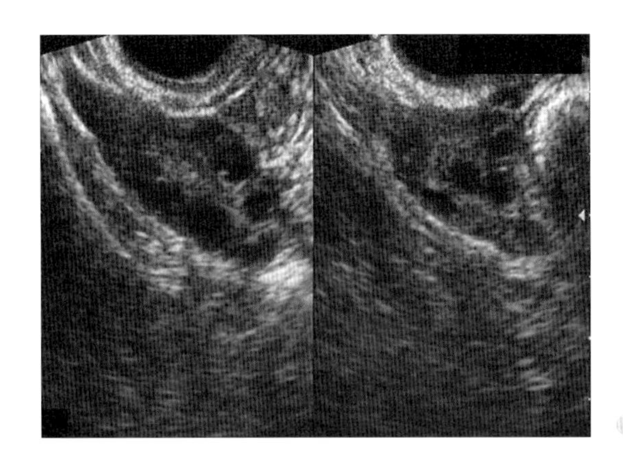

図 1-35 前胞状卵胞

が腹水として観察される．排卵期は卵巣からの分泌が亢進しており，排卵前より少量の腹水を認めるが，排卵後はさらに腹水の増加がみられる．その後，排卵した卵胞の部位に黄体が形成され，黄体内に液体が貯留し嚢胞状（黄体嚢胞）となることもあるが，排卵に伴う出血により黄体内に血腫を形成し，やや低輝度の微細顆粒陰影をもつ嚢胞像として観察される（図 1-34-④，図 1-37）ことが多い．ときには出血が多く，索状の内部エコー像を呈する出血黄体が観察される（図 1-38）．2～3 cm から大きいものでは>5～6 cm になることもあり，大きいものでは患者は痛みを訴える．

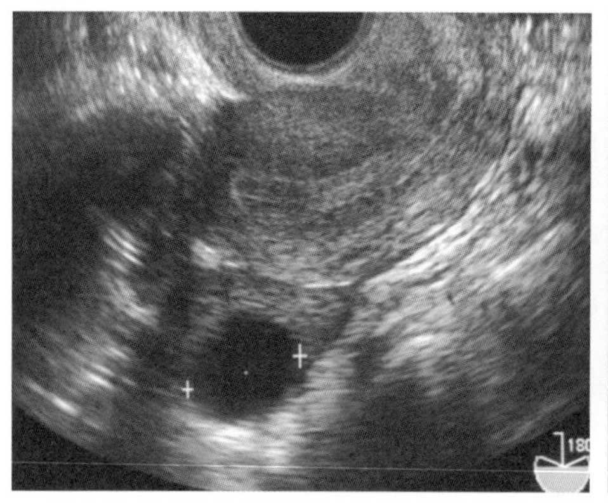

●図 1-36●排卵直前の卵胞
直径 19 mm

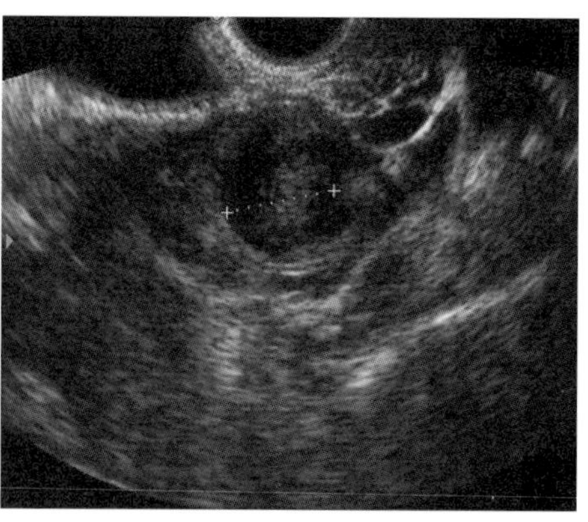

●図 1-37●黄体

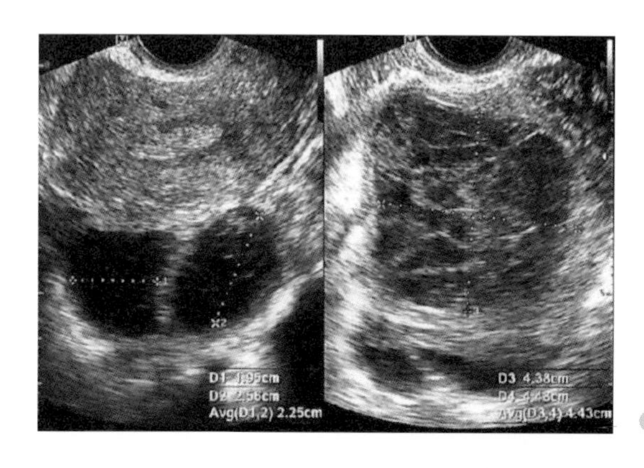

●図 1-38●出血黄体

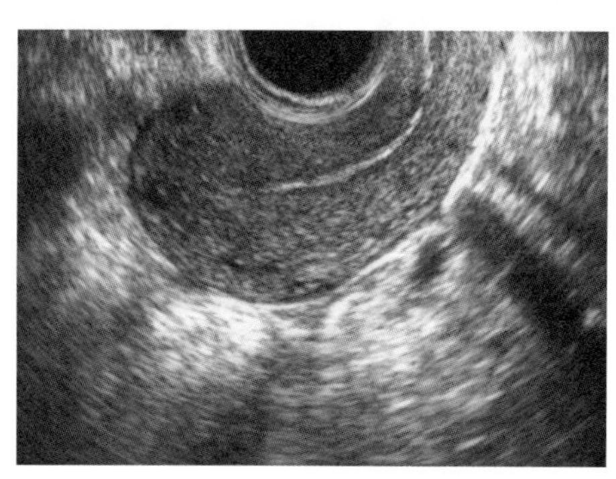

●図 1-39●月経期の子宮内膜像

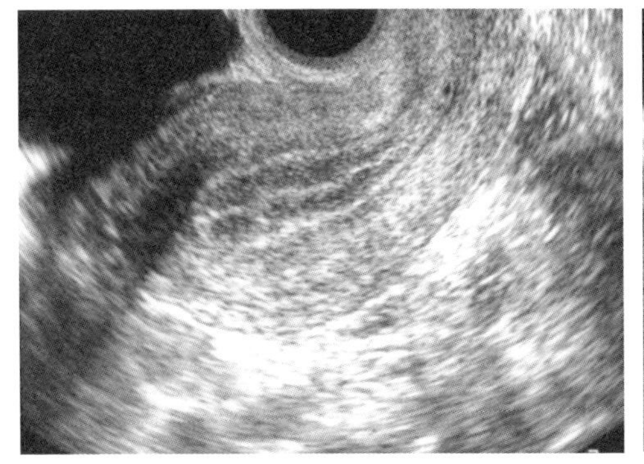

図 1-40 排卵期の子宮内膜像

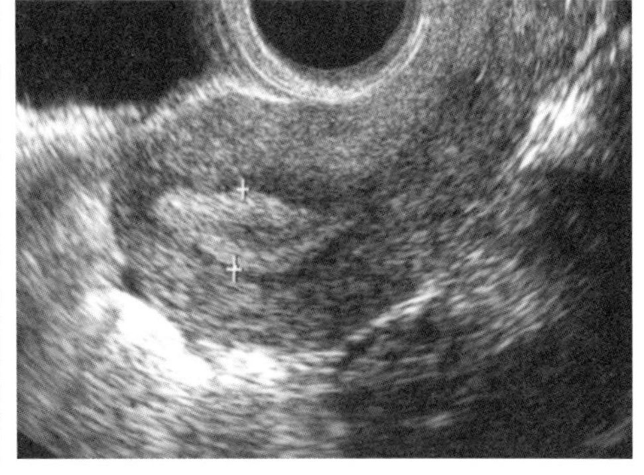

図 1-41 分泌期の子宮内膜像

c）子宮内膜モニタリング

子宮内膜は月経周期に伴い，卵巣ホルモンの作用を受けその形態を変化させる．子宮内膜モニタリングは卵胞モニタリングと同様に，排卵日の推定や排卵の有無確認などに有用であり，不妊症治療における重要な検査のひとつである．

月経初期の子宮内膜は薄く，線状の高輝度領域として観察される（図 1-34-①，図 1-39）．その後，卵胞の発育に伴い，エストロゲンの作用で子宮内膜機能層はその厚みを増していき，排卵前～排卵期は＋1 mm/日で厚みが増加し，3 層構造，triple-line，木の葉状とよばれる特徴的なエコー像を呈する（図 1-34-②，図 1-40）．排卵後はプロゲステロンの影響により分泌期内膜へと移行し，エコー像では厚みを保ったまま高輝度を呈する（図 1-34-④，図 1-41）．

通常，排卵期には子宮内膜厚は約 10 mm に達するが，子宮内膜の厚さの基準については種々の報告があり，その正常厚については議論があり定まっていない．近年では，＜7 mm で妊娠率が低下するとの報告が多いが，≧7 mm 症例とで年齢や採卵数に差があり，妊娠継続率では差がないなどから確定には至っていない[3]．

B MRI と CT

超音波検査による一次スクリーニング検査により，子宮あるいは卵巣に異常を認めた場合は，二次検査として MRI や CT を施行する．これらにより良性・悪性の鑑別補助，病巣の範囲や質的診断，手術適応の確認が可能となる．骨盤腔を超えて広く撮影が可能であり，経腔および経腹超音波検査での可視範囲を超える深部や大きな病変の観察・検査が可能である．

1　MRI（magnetic resonance imaging）

MRI は放射線被曝がなく非侵襲的であることから，現在二次検査として最も汎用される有用な検査である．T1 強調画像では脂肪・血液は高信号，水・粘液は低信号，空気・石灰化は無信号となり，T2 強調画像では水・血液・粘液は高信号，脂肪は中信号，空気・石灰化は無信号となる．それぞれの信号強度により，組成を類推することができる[4]．また多方向からの撮影が可能なため，解剖学的情報に優れる．不妊症治療で二次検査が必要となる疾患としては卵巣腫瘍，子宮筋腫，子宮内膜症（子宮腺筋症，卵巣子宮内膜症性嚢胞）などがあげられる．

a）卵巣腫瘍

良性・悪性の鑑別や組織型の推定のために MRI を施行する（図 1-42）．造影 MRI は充実成分や壁在性結節などの悪性を疑う所見の描出に有用である．

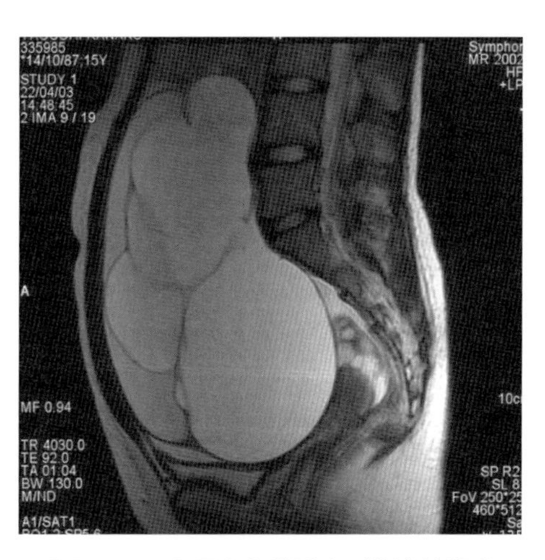

図 1-42　巨大卵巣腫瘍（粘液性嚢胞腺腫）（T2 強調画像）
長径 18 cm

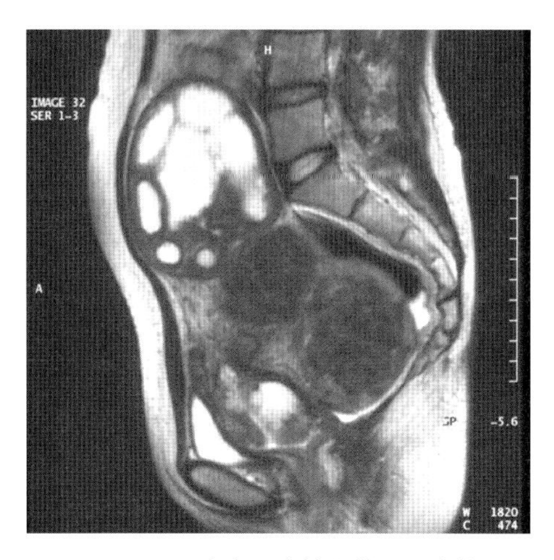

図 1-43 出血・変性を伴う子宮筋腫
（T2 強調画像）

b）子宮筋腫

子宮筋腫は超音波検査によって診断可能であるが，発生部位（漿膜下・筋層内・粘膜下）の特定や子宮内膜との位置関係の確認には MRI が必要となる．また超音波検査では判別がつかない微小な筋腫の同定にも有用である．一般に T1 強調画像では子宮筋腫は正常子宮筋層と同等の信号強度で描出され，区別がつきにくい．T2 強調画像では筋腫結節は正常子宮筋層より低信号に描出され，境界が明確に区別できる．筋腫内に変性があると T1 強調画像で低信号に，出血があると T1・T2 強調画像ともに高信号となる（図 1-43）．

子宮筋腫核出術を予定する患者に対して，術前にアプローチ法をシミュレーションする上で，MRI による評価は重要である．

c）卵巣子宮内膜症性囊胞（チョコレート囊胞）

卵巣子宮内膜症性囊胞は囊胞内に古い血液が貯留するため，MRI では T1・T2 強調画像ともに高信号を示すことが多い（図 1-44）が，囊胞内容の状態により T2 強調画像で低信号を示すこともある．囊胞壁が肥厚し，周囲との境界が不明瞭な場合は，癒着が疑われる．

2 CT（computed tomography）

前述のように，骨盤内臓器の二次的画像診断方法としては，MRI が現在一

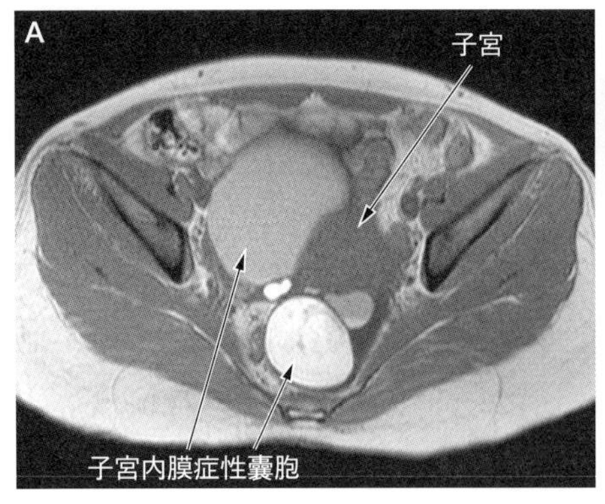

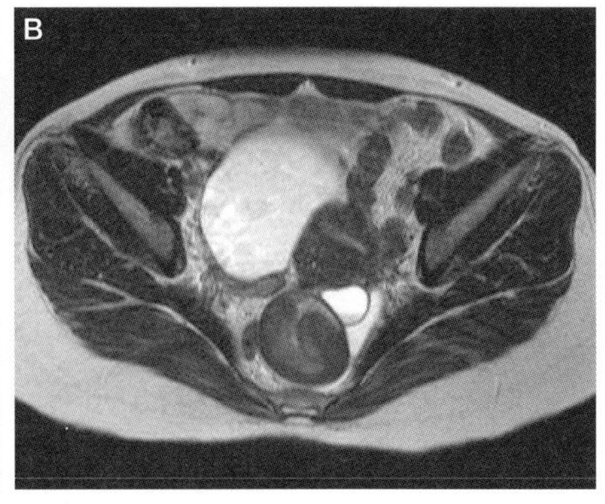

●図 1-44●両側子宮内膜症性嚢胞
A: T1 強調画像, B: T2 強調画像

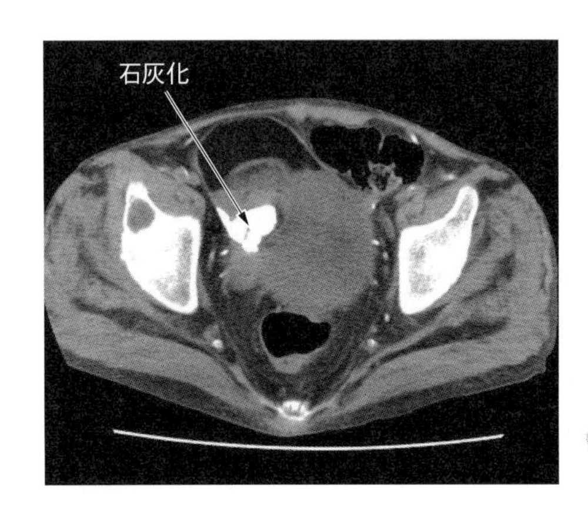

●図 1-45●成熟嚢胞性奇形腫
(一部石灰化あり)

般的であるが，CT はペースメーカー装着など MRI 禁忌患者や腹腔全体の広範囲に検索したい場合などに用いる．また CT の長所としては，撮影時間の短いこと，脂肪や石灰化の同定に優れていることなどがあげられる．

a）成熟嚢胞性奇形種　mature cystic teratoma

脂肪成分は低吸収域に，歯牙や骨などの石灰化成分は高吸収域に描出される（図 1-45）．特に石灰化の有-無（成熟-未熟：良性-悪性）および石灰化部分の大きさの把握は，手術前の情報として重要である．

■文献

1) Lorenzo ED, Giovanni S, Nicola G, et al. Ultrasound in gynecology. Eur Radiol. 2001: 11: 2137-55.
2) Grimbizis GF, Camus M, Tarlatzis BC, et al. Clincal implications of uterine malformations and hysteroscopic treatment results. Hum Reprod. 7: 161-74.
3) Annemieke K, Janine GS, Helen L, et al. Endometrial thickness and pregnancy rates after IVF: a systematic review and meta-analysis. Hum Reprod Update. 2014: 20: 530-41.
4) 大和田倫孝. 良性卵巣腫瘍　画像所見. 鈴木光明, 編. 産婦人科診療指針. 2 版. 東京: 中外医学社: 2008. p. 358-60.

【髙見澤 聡】

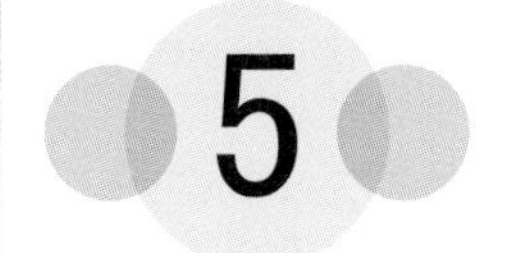

5 内視鏡診断

1978年にEdwardsとSteptoeが世界で初めて体外受精・胚移植の成功を報告した．この偉業は生物学者と内視鏡医の協力によるもので，この時代の採卵は腹腔鏡下に行われていた．以後，採卵は超音波断層装置を用いて行われるようになるが，いずれにしろ不妊治療の進歩は内視鏡器機の発達・技術の導入と歩調を合わせ，内視鏡の応用なくしては現在の生殖医療の進歩を語ることはできない．

内視鏡は不妊症の原因検索ならびに低侵襲の治療法を提供する．内視鏡の利点である病変への直達性，診断精度の高さと低侵襲性は不妊検査・治療に画期的な変化をもたらし，きわめて有用性が高い．

本稿では不妊症領域で導入されている内視鏡の中で，子宮鏡，経腟的腹腔鏡，経腹的腹腔鏡について概説する．

A 子宮鏡

子宮内病変および子宮の先天奇形は胚の着床および妊娠の継続を障害し，不妊症および不育症の原因となりうる．一般的に経腟超音波検査や子宮卵管造影検査 hysterosalpingography (HSG) を一次検査で行い，子宮陰影の異常が疑われた場合には，二次検査として子宮鏡を施行する．

子宮鏡は子宮内を直視下に拡大して観察し，病変の大きさや位置を正確に判断することが可能である．さらに病変部の狙い生検をして病理組織検査に提出することもできる．

近年，診断的子宮鏡は細径化が進み，外来レベルで容易に施行可能となっている．また，診断のみならず，子宮内病変および子宮の先天奇形などに対する治療的子宮鏡も行えるようになり，その結果妊娠率の向上，流早産率の低減をはかることができる．これらの検査・手術が低侵襲に施行できることは患者に大きな福音をもたらす．以下，子宮鏡による診断を中心に述べる．

1　子宮鏡

子宮鏡は大別して軟性鏡（ヒステロファイバースコープ）（図 1-46）と硬性鏡の 2 種類に分けることができる．軟性鏡はグラスファイバーの束により映像の伝達を行うため画素数に制限があり，映像の鮮明度では硬性鏡に劣るが，先端の屈曲性と視野角の広さから死角が少ないこと，細径であり患者への侵

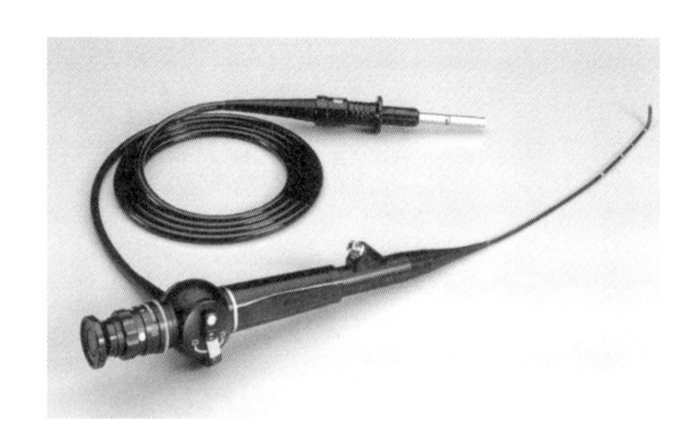

図 1-46　診断用ヒステロファイバースコープ（外径 3. 1 mm）

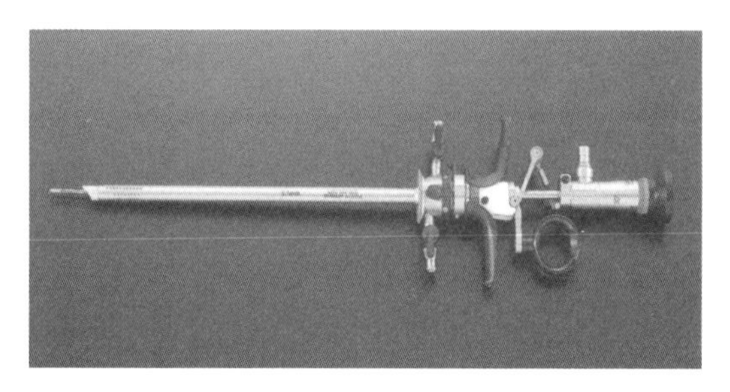

図 1-47　レゼクトスコープ（外径 8. 5 mm）

襲が少ないことなどの理由で普及している.

手術的子宮鏡は主にレゼクトスコープ（図 1-47）とよばれる硬性鏡が使用される. レゼクトスコープは, 泌尿器科領域で経尿道的前立腺切除に使用されてきた機器を子宮手術用に転用したものである. 子宮鏡先端にある切断ループを前後に動かすことにより病変を切除することができる.

観察を行うためには子宮内腔を拡張させる必要がある. この拡張媒体にはガスと液体の 2 種類あるが, 本邦では後者が主に用いられている. 通常, 子宮鏡検査には生理食塩水が, レゼクトスコープには 3% D-ソルビトール液が使用される.

2 適応

①HSG による異常所見: 子宮内腔異常

②原因不明不妊症

③不育症

3 禁忌

①子宮内・骨盤腔内の急性炎症の存在

②妊娠中

4 実施時期

子宮内膜が薄く, 子宮腔が拡張しやすい月経終了直後の増殖期が望ましい.

5 手技（図 1-48）

砕石位をとり, 外陰部と腟内を充分に消毒した後, 生理食塩水を灌流しながら子宮口からスコープ先端を挿入する. 挿入困難であれば頸管鉗子による把持・牽引を行う. 頸管内が屈曲している症例では, レバーでの上下の屈曲およびスコープの左右回転により子宮腔内へ挿入可能になる. 内子宮口から子宮底部へと観察してゆき, 左右の卵管口を確認する. 処置用ファイバースコープの場合, 病変が存在すれば生検鉗子による組織採取も可能である.

レゼクトスコープによる子宮鏡下手術の実際についてはここでは省略する.

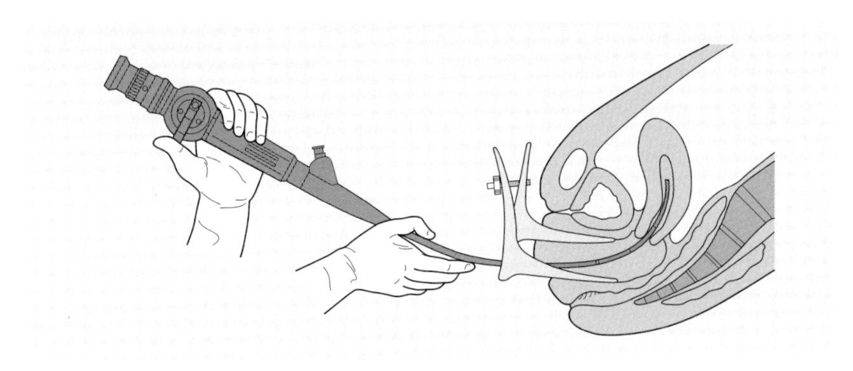

図 1-48 子宮鏡の観察手技

6 合併症[1]

細径（3～5 mm 程度）のヒステロファイバースコープでは合併症の頻度は低い．以下にあげる合併症は主にレゼクトスコープ（8.5 mm 程度）による子宮鏡下手術における合併症である．

①子宮穿孔（図 1-49）

②出血

③感染

④水中毒

⑤術後 Asherman 症候群

子宮漿膜に近接している子宮筋腫や子宮奇形に対する子宮鏡下手術では，特に子宮穿孔に注意しなければならない．穿孔が発生した際には，腹腔鏡または開腹下に腹腔内の状況を観察し，腸管などの他臓器損傷の有無を確認する．状況に応じて修復手術を行う．子宮穿孔のリスクが高い症例に対しては，経腹超音波下にモニターしながら行うか，場合によっては腹腔鏡の併用も考慮する．

子宮内腔の出血は電気メスを用いて凝固止血をする．広汎な出血があれば子宮腔内にバルーンカテーテルを挿入し，圧迫止血をはかる．

充分な腟内洗浄と術後の抗生剤投与により感染を予防する．

手術部位の切断された血管から灌流液が多量に浸透することにより電解質バランスが崩れ，いわゆる水中毒（低 Na 血症）を引き起こす．不整脈，脳浮腫，昏睡，死亡といった重大な合併症を引き起こすことがあり，術中は常にin-outバランスの注意深いモニタリングが必要である．

子宮鏡下手術後に癒着を予防する目的で，術後の子宮内避妊器具intra-uterine device（IUD）挿入が一般的に行われる．

7　子宮鏡所見

a）子宮内膜ポリープ（図1-50）

ピンク色の色調，表面平滑，円錐状から楕円形の隆起性病変である．表面に血管は確認できない．多発することもある．子宮内膜ポリープの治療法には子宮内膜掻爬術と子宮鏡下切除術がある．子宮内膜掻爬術は簡便であるが，盲目的手技であるためポリープ残存の可能性があり，レゼクトスコープによる切除がより確実な治療法といえる．

b）粘膜下筋腫（図1-51）

子宮内腔に突出する平滑な隆起性病変である．正常筋層と比較するとやや白色で，表面に拡張した血管を認める．球状あるいは半球状に突出した無茎性のものと，茎のある有茎性のものがある．粘膜下筋腫の子宮鏡下手術の適応は明確ではないが，産婦人科診療ガイドラインでは，筋腫径が30 mm以下かつ子宮内腔への突出度が50％以上としている[2)]．これは合併症を招くことなく術後，臨床症状の改善や，妊孕性の向上などの多くの効果を得るための目安であり，優れた術者では手術適応の拡大も配慮される．筋腫を縮小し手術操作を容易にする目的で術前にGnRH-agonistを投与する場合もある．

c）子宮奇形

子宮底中央部の形状で診断する．弓状子宮は子宮底中央部の弓状彎曲を認める．しかしながら正常子宮との区別は子宮鏡単独では難しい．中隔子宮（図1-52）の場合，子宮腔を円筒状に2つに分けるように存在する縦方向の中隔を認める．レゼクトスコープを用いて子宮中隔を切除する治療法も行われている．

d）Asherman症候群（子宮内腔癒着症）

主に流産に対する子宮内容除去術後に起こる．無月経，過少月経をきたし，不妊の原因となる．子宮腔内に子宮前後壁を連絡する貝柱状の組織を認める．

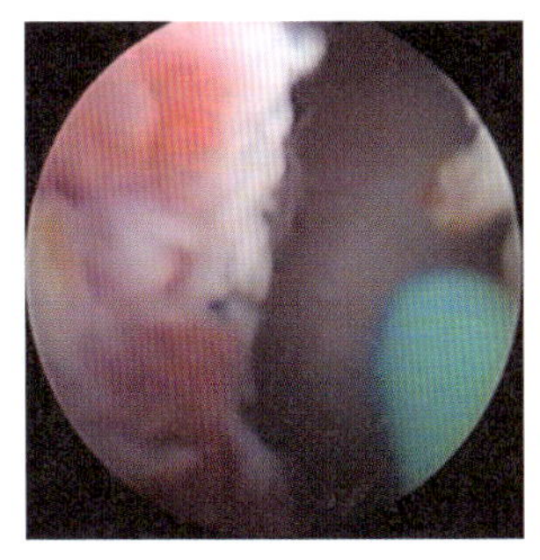

図 1-49 子宮穿孔例
子宮穿孔部より腹腔内が観察される.

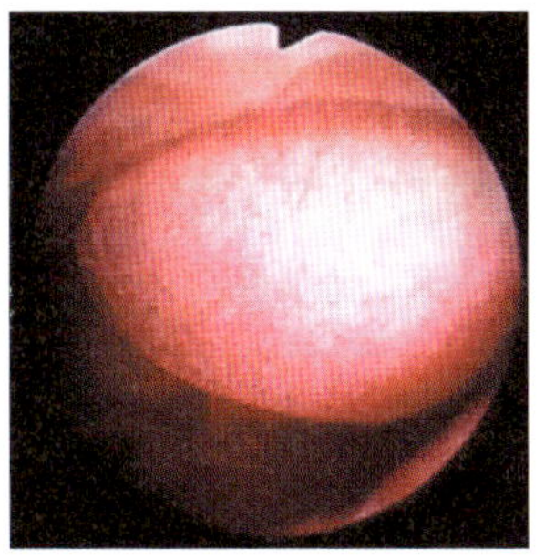

図 1-50 子宮内膜ポリープ

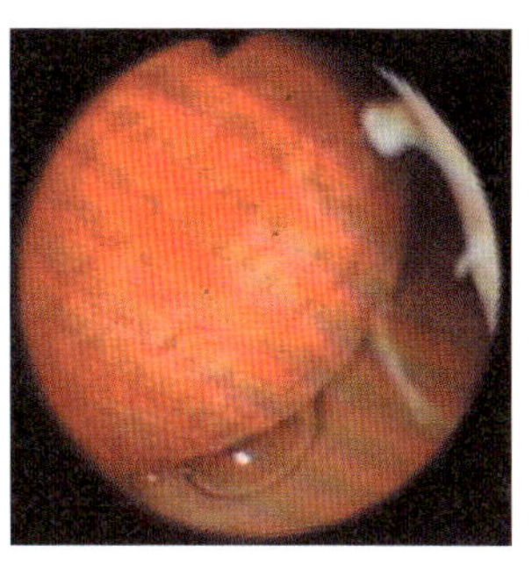

図 1-51 粘膜下筋腫

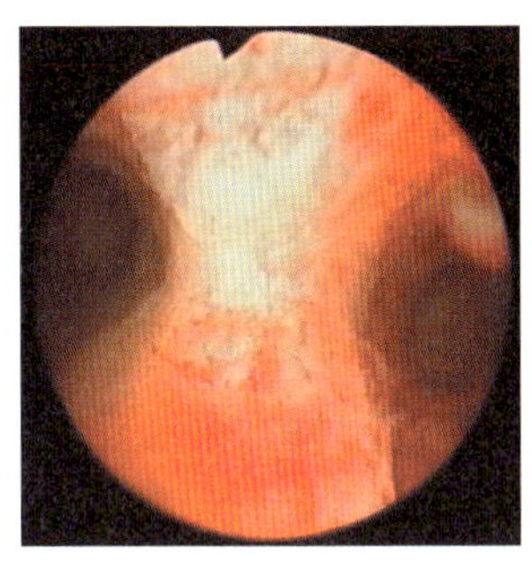

図 1-52 中隔子宮

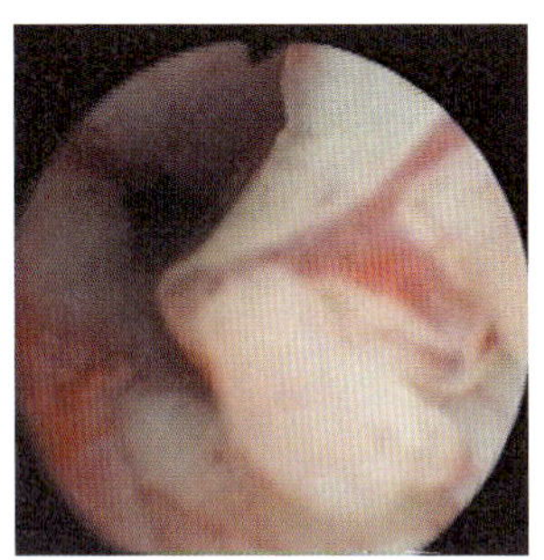

図 1-53 子宮体癌
子宮体癌保存的治療後に内子宮口に再発した症例.

e）子宮腔内異物

IUD や残存ラミナリア桿，帝王切開術や筋腫核出術後の縫合絹糸などがある.

f）子宮内膜癌（図 1-53）

若年子宮体癌症例は少ないが増加傾向にあり，不妊症・不育症に対する子宮鏡検査の際にも念頭におく必要がある．子宮内腔に突出する乳頭状・ポリープ状・結節状腫瘤を形成する．腫瘤表面に不規則に走行する異型拡張血管を認め，易出血性である．病変の進行により広範な壊死や潰瘍が発生する.

むすび

子宮内病変に対する子宮鏡は直視下の診断のみならず治療も可能であり，不妊症および不育症の子宮因子の診断・治療には必須の手技となっている．今後は一層の機器の進歩によりさらなる普及が期待される．

B 経腟的腹腔鏡

婦人科領域においては，他の外科系領域よりも早くから，不妊症や子宮内膜症に対する診断法の一手段として腹腔鏡が導入され，重要な役割をはたしてきた．やがてその後，腹腔鏡機器の進歩により治療的腹腔鏡が行われるようになり，現在においては婦人科良性疾患のほとんどが腹腔鏡下に手術可能となっている．

このような婦人科内視鏡学の進歩の中で，不妊症患者に対する短時間で完了する診断的腹腔鏡に対してまで，全身麻酔を含んだ全身管理を行うことは，侵襲性が大きすぎるのではないかという指摘があった．一方でHSGによる診断の信頼性には限界があることは明らかであり，HSGによる情報だけから体外受精・胚移植の適応を決定することは望ましくない．

このような現状に対し，卵管・腹膜因子の検査をできる限り侵襲を少なくし，しかも直視下に行うことを可能にする方法として，1998年にGordtsら[3]により経腟的アプローチによる低侵襲の経腟的腹腔鏡 transvaginal hydrolaparoscopy（THL）〔transvaginal endoscopy（TVE）や transvaginal laparoscopy（TVL）などの略称もある〕が開発され，多くの国に普及するに至った．その後の展開により，現在手術的THLまでその応用が進んでいる．

1 特徴

骨盤腔内に生理食塩水を注入し骨盤低位にすると，腸管が上腹部側に浮遊して子宮後面・付属器および骨盤腹膜を観察できる．その結果，癒着性病変の診断，卵管通過性の確認が容易になる．発生部位によっては子宮内膜症の診断も可能であるが，Douglas窩のスコープ刺入部周辺，および膀胱子宮窩に存在する子宮内膜症を確認することは，現状では不可能である．

THLの特徴を従来からの経腹的腹腔鏡と比較して表1-9に示す[4]．THLの利点として，以下があげられる．

表 1-9 THL と経腹的腹腔鏡（経腹法）の特徴の比較

	THL	経腹法
①腹部切開	不要	小切開を複数
②麻酔法	局所	全身
③侵襲性	小	診断目的には大
④入院日数	外来でも可	短期入院
⑤腹腔鏡下手術	難	可能
⑥観察	液相（より鮮明）	気相

①腹部切開が不要

②局所麻酔だけでも対応可能

③外来検査として可能

④液相での観察は気相より鮮明

2 適応

当科では表 1-10 に示す基準[4]をもとに，不妊症患者に対する診断的 THL を考慮しており，以下を適応としている．

①HSG による異常所見: 卵管通過障害・卵管周囲癒着の疑い

②血中クラミジア抗体陽性

③原因不明不妊症

④その他: 初期子宮内膜症

しかしながら，これらの適応に該当しても，下記に示す症例に対しては THL の適応外とし，経腹的腹腔鏡を選択している．

①子宮後屈

②骨盤内腫瘤性病変の存在

③骨盤内手術既往

表 1-10 診断的 THL の適応

①HSG による異常所見: 卵管通過障害・卵管周囲癒着の疑い
②血中クラミジア抗体陽性
③原因不明不妊症
④その他: 初期子宮内膜症など

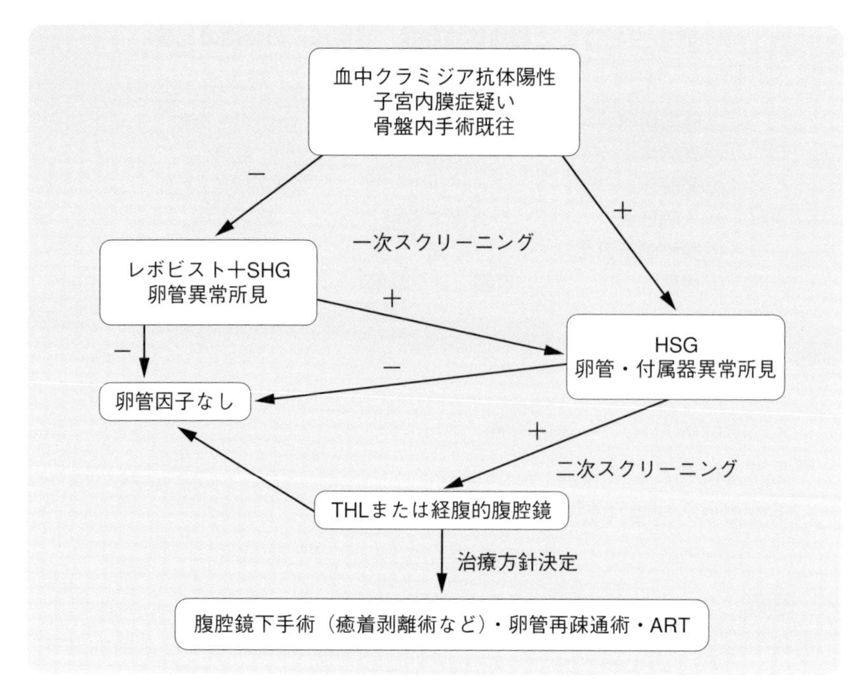

●図 1-54●当科における卵管性不妊症患者の診療指針

④急性炎症の存在

なお，当科における卵管性不妊症患者の診療指針を図 1-54 に示す．

3 実施時期

基本的に月経期以外であれば検査可能である．また，HSG 施行直後も避けることが望ましい．なお，卵管内観察は排卵期で成功率が高いと報告されている．

4 術前検査

術前検査は血算，凝固検査，感染症を行う．リスクに応じて胸部 X 線や心電図を追加する．

5 麻酔

後腟円蓋部刺入部への1%リドカインの浸潤麻酔のみで充分施行可能である．鎮静の希望があればNLA変法を追加する．

6 手技

THLの機器を図1-55に，手順を図1-56に示す[4,5]．まず砕石位をとり，外陰部と腟内を充分に消毒した後，子宮腔内に通色素検査用のヒスキャス（住友ベークライト，東京）を留置する．頸管鉗子で後唇を把持，挙上し，後腟円蓋の中心部（刺入部）に浸潤麻酔を行う．希望があればNLA変法を追加する．次いでトロカールシースにディレーションシースとパンクチャーニードルを挿入した状態で，まず後腟円蓋からパンクチャーニードルをDouglas窩に穿刺する（図1-56A）．次にディレーションシースをパンクチャーニードルに沿って充分に進め，トロカールシースを挿入する（図1-56B）．ここでパンクチャーニードルとディレーションシースを抜去しトロカールシースよ

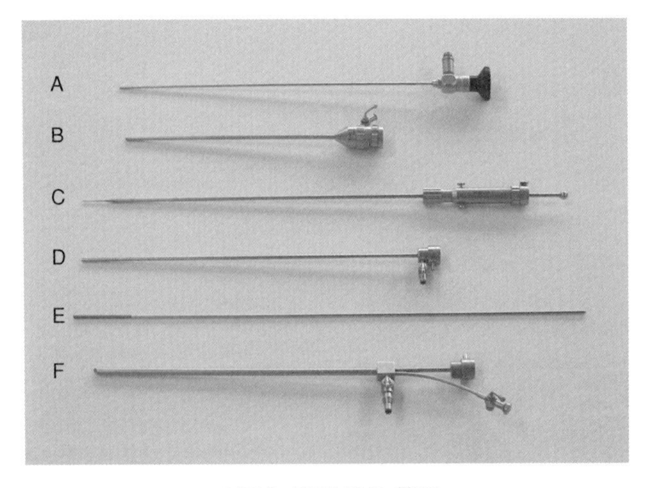

図1-55 THL機器

A: HOPKINSテレスコープ（Telescope）
B: トロカールシース（Trocar Sheath）
C: パンクチャーニードル（Puncture Needle）と
ディレーションシース（Dilation Sheath）
D: 検査用外管（Diagnostic Sheath）
E: エクスチェンジマンドリン（Guide Mandrin）
F: 手術用外管（Operating Sheath）

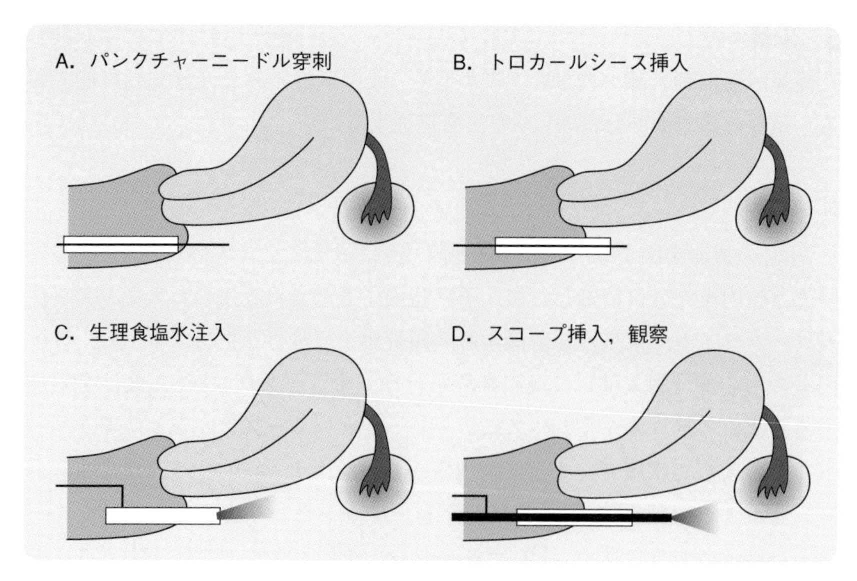

●図 1-56●THL 手順

り温生理食塩水を注入する（図 1-56C）．100 m*l* 程度注入した後，検査用外管にテレスコープを接続した状態でトロカールシースに挿入する．光源とCCD カメラに接続し，温生理食塩水を注入しながら骨盤腔を観察する（図 1-56D）．インジゴカルミン希釈液を子宮腔内に留置したヒスキャスから注入，卵管采からの色素流出を確認する．症例によっては卵管采から卵管膨大部まで容易にスコープが挿入でき，卵管腔内の状況も観察できる．この操作を両側に行う．観察終了後，生理食塩水を回収する．

7　THL 所見

a）正常所見（図 1-57～1-60）

b）クラミジア感染症（図 1-61）

クラミジア感染既往のある患者では，高率に腹腔内癒着を認める．膜様癒着を特徴とし，付属器周囲に半透明，レースのカーテン状の癒着がみられる．

c）子宮内膜症（図 1-62）

子宮内膜症の初期病変も観察可能である．卵管・卵巣周囲の微細病変や，検査前には診断しえなかった内膜症病変の発見がみられる．

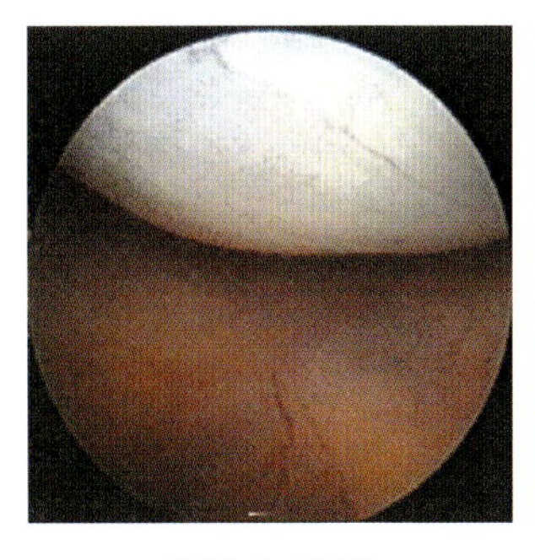

図 1-57
THL 正常所見: 子宮後面
上方に子宮後面，下方に後腹膜をみる．

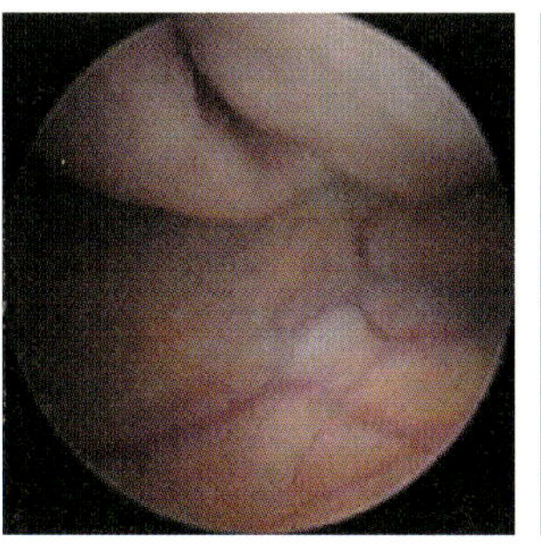

図 1-58
THL 正常所見: 後腹膜
上方に小腸をみる．後腹膜の血管走行が確認できる．

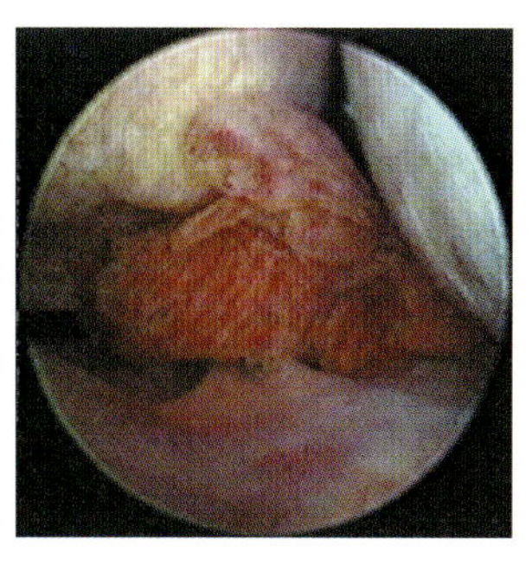

図 1-59
THL 正常所見: 付属器
中央に右卵管采，左上方に右卵巣，右に子宮がみられる．

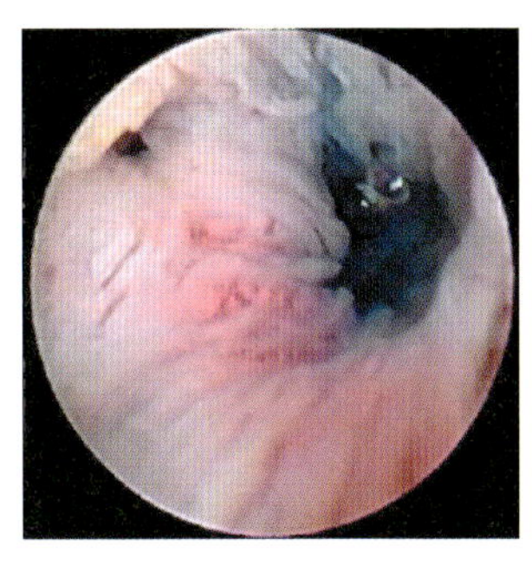

図 1-60
THL 正常所見: 卵管采開口部
細かい襞や毛細血管を確認できる．インジゴカルミンの流出をみる．

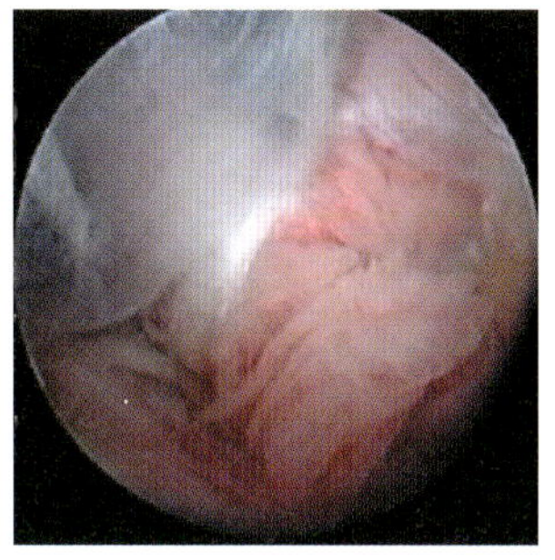

図 1-61
クラミジア感染
卵管采周囲に膜様癒着をみる．

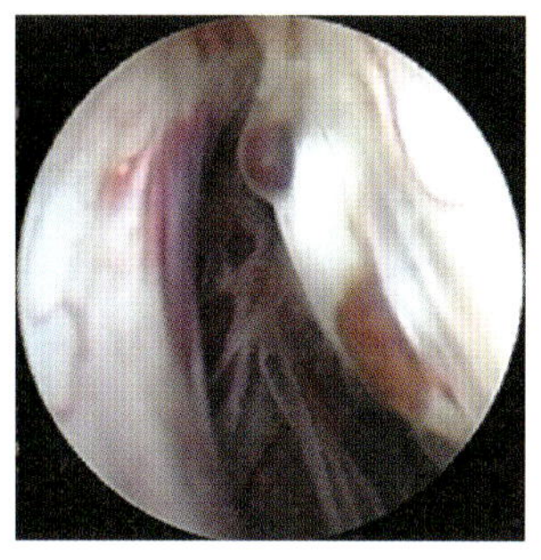

図 1-62 子宮内膜症
卵巣表面の blue berry spot．卵巣と骨盤壁の間に索状癒着がみられる．

8　合併症

THL の合併症としては，以下があげられる．

①腸管損傷（特に直腸損傷）（0.5～1%）

②腟壁損傷

③感染

THL は経腟的に腹腔内に穿刺するため，血管損傷は少ない．しかし，経腟的アプローチであるため，腸管損傷，特に直腸損傷の報告はあり，THL 特有の合併症として注意が必要である．ただし穿刺径が小さいため，保存的に経過観察をすることで後遺症なく改善することがほとんどである．

後腟円蓋穿刺部より手技施行後に出血をきたすことがあるが，吸収糸による縫合で容易に止血可能である．現在のところ術後血腫などに進展した症例は経験していない．

感染は経腹的腹腔鏡より頻度が若干高いと考えられるが，処置直前の腟内洗浄，術後の予防的な抗生剤投与で対応する．

9　THL の診断的意義[4)]

腹腔鏡の診断的意義としては，卵管通過性および卵管周囲癒着を含む腹腔内癒着の正確な評価があげられる．当科で HSG 施行後 THL を施行し，ともに所見の得られた 98 症例，194 卵管（単角子宮 1 症例，一側卵管切除後 1 症例）を対象に卵管通過性について比較検討した（表 1-11）．

HSG・THL 所見一致率は 86.5%（168/194）であり，HSG で不通過とされたが THL により通過所見が得られた HSG 偽閉塞症例は 31.3%（15/48）であった．一方，HSG で通過所見と判断したが，THL により不通過と診断したのが 7.5%（11/146）であった．

●表 1-11●HSG と THL による卵管通過所見の比較

HSG＼THL	通過	不通過	計
通過	135	11	146
不通過	15	33	48
計			194

●表 1-12●HSG と THL による腹腔内癒着有無の比較

HSG＼THL	癒着＋	癒着－	計
癒着＋	11	16	27
癒着－	22	36	58
計			85

また，卵管周囲癒着を含む腹腔内癒着はHSG拡散不良像から判断される．しかしながら癒着の有無と卵のpick up障害の有無は必ずしも一致しない．HSGにより少なくとも一側の卵管通過性があり拡散像が得られ，かつTHL施行可能で所見が得られた85症例を対象に，腹腔内癒着について比較検討した（表1-12）．

癒着の有無に関する所見一致率は55.3％（47/85）であり，HSG拡散像による癒着の有無の正診率は高くない．また，事前のHSGでは予想されなかった癒着が22症例（37.9％，22/58）のほか，HSGにより両側卵管不通過のため拡散像が得られなかった症例を含めると29症例にみられた．そのうちTHLで明らかにpick up障害ありと判断されたものは11症例（37.9％，11/29）であった．一方，HSG拡散像により癒着が疑われたがTHLにより有意な癒着なしと判断されたものは16症例（59.3％，16/27）であった．HSG拡散像による癒着の有無の診断は慎重であるべきと思われる．

10　THL施行後の妊娠成立[4,6]

当科で施行したTHL 65症例中，施行後6カ月以上追跡し得た症例36例の予後を後方視的に検討した（表1-13）．このうちの妊娠例は同例のHSGとTHLとの所見の比較，THL施行までの不妊期間，THL施行後から妊娠までの期間，治療法の選択へのTHLの貢献度などを総合的に評価した．

THL施行後追跡し得た症例36例中，20例（55.6％）が妊娠した．内訳は性交指導が7例，人工授精artificial insemination with husband's sperm（AIH）が7例，生殖補助医療assisted reproductive technology（ART）が6例であった．

表1-13　THL後の妊娠

妊娠	（＋）	（－）	P
症例数（％）	20（55.5％）	16（44.5％）	
年齢（歳）（range）	29.7歳（23～37）	33.4歳（26～42）	P<0.005
不妊期間（月）（range）	50.2月（15～111）	47.6月（15～151）	NS
血清クラミジア抗体（IgG or IgA）陽性	9（45.0％）	5（31.2％）	NS

NS：有意差なし

●表 1-14●妊娠症例の検討

治療	妊娠（%）	不妊期間	THL～妊娠までの期間	HSGとの差異
coitus	7/8 (87.5%)	47.6月 (23～111月)*	6.0月 (3～12月)	3/7
AIH	7/15 (46.7%)	31.4月 (16～51月)	5.7月 (2～9月)	5/7
ARH	6/13 (46.1%)	66.5月 (26～96月)	10.3月 (3～18月)	3/6
tatal	20/36 (55.5%)	50.2月	7.2月	11/20 (55.0%)

*values given as mean（range）

THL後，性交指導により妊娠した7例中3例にHSGとの所見不一致を認めた．この3例はいずれもHSGにより卵管周囲癒着や卵管狭窄が疑われてTHLを施行したが，形態，通色素検査に異常を認めないため性交指導とし，妊娠した．

THL後，AIHにより妊娠した7例中5例にHSGとの所見不一致を認めた．この5例中3例はHSG，THLにより片側の閉塞を確認したが，反対側（健側）の形態正常，通過正常をTHLで確認したためAIHを選択し，妊娠に至った．残りの2例はHSGでは癒着，狭窄疑いであったが，THLでは正常であり，HSGによる診断の限界と思われた．

THL後，ARTにより妊娠した6例中3例にHSGとの所見不一致を認めた．2例はHSG正常であったがTHLにより卵管周囲癒着が強度であり，ARTを選択した．1例はHSGで健側と推定した卵管采の変形が著しく，これもART選択となった．

このようにTHL施行後20例が妊娠し，20例中11例（55.0%）はHSGとの所見不一致を認め，THLの結果を優先し治療法を決定した．これらの症例に対してはTHLが早期妊娠に有用であった（表1-14）．

11　手術的THL

周辺機器の応用により，付属器領域の簡単な癒着剥離や多嚢胞性卵巣症候群 polycystic ovary syndrome（PCOS）に対する卵巣焼灼術が可能となって

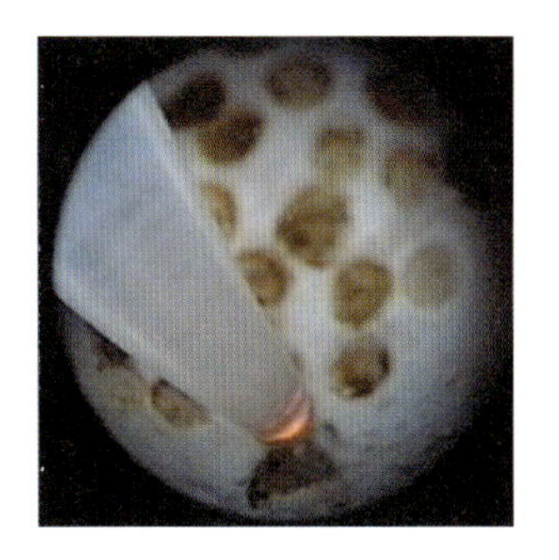

図 1-63 PCOS に対する THL 下 ovarian drilling
Nd:YAG レーザーを用い，卵巣表面に drilling を施行.

いる（図 1-63）.

むすび

不妊症患者に対する THL の実際を概説した．THL は経腹的腹腔鏡の代用としてまで位置づけることは難しいが，より侵襲性の少ない診断的腹腔鏡としては充分に有用であると評価できる．今後は手術的 THL としてのさらなる展開に期待したい.

C 経腹的腹腔鏡

先述したように腹腔鏡は不妊症領域を中心に重要な役割をはたしてきた．卵管通過性・卵管周囲癒着を含む腹腔内癒着の有無の正確な診断は腹腔鏡が不可欠である．また，不妊症患者の腹腔鏡検査において 25～40％に子宮内膜症を認めるとされる[7]．現在においても，不妊症の診断および治療方針決定に腹腔鏡が重要であることに変わりはない.

また，腹腔鏡関連機器の開発により腹腔鏡下手術が急速に普及している．まず卵巣腫瘍や異所性妊娠などの良性疾患に対する手術法としての地位が確立され，さらに最近では子宮・卵巣の悪性腫瘍に対する術式の 1 つとして腹腔鏡が応用されるに至り，その有用性は広く認められている.

腹腔鏡下手術については他の手術書を参考にして頂き，本稿では診断的経腹的腹腔鏡について述べる.

1　適応

当科での不妊症患者における経腹的腹腔鏡の適応については，経腟的腹腔鏡の項を参照されたい．この他，異所性妊娠の診断・治療をはじめ，婦人科良性疾患のほとんどが腹腔鏡下手術の適応となる．

2　実施時期

不妊や挙児希望のある症例では，卵胞期から排卵期までの時期に行うことが望ましい．排卵障害のある症例では消退出血後に行うとよい．

3　術前検査

術前検査は全身麻酔下一般開腹手術に準じて行う．

4　麻酔

麻酔は原則として気管内挿管またはラリンゲアルマスクによる全身麻酔管理下に行う．その理由として以下があげられる[1]．

①充分な筋弛緩が気腹のために必要

②気腹状態が呼吸・循環器系に影響を及ぼすため，その管理が容易である

③腸管運動抑制により，骨盤内観察が容易となる

④長時間の手術が可能である

⑤開腹術へ移行しやすい

吊り上げ法によって視野を得る場合には全身麻酔が不要な場合もあるが，いずれにせよ麻酔科医の監視下で行われるべきである．

5　手技[1]

a）気腹法と吊り上げ法

良好な視野を確保するため，ガスを用いた気腹法と腹壁を直接吊り上げる吊り上げ法の2つの方法がある．気腹法で使用されるガスは不燃性で血液や組織に溶けやすく肺胞から排出されるCO_2ガスが最適である．術中気腹圧は10 mmHg，あるいはそれ以下に設定するのが望ましい．吊り上げ法は気腹法と比較しやや視野確保に劣ること，またトロカー穿刺部が制限されるなど

欠点があるが，経済性に優れ，またガス塞栓・皮下気腫などの合併症がない利点がある．

b）トロカー挿入アプローチ（Open 法，Closed 法，Direct 法）

①Open 法

皮膚をメスで小切開し，腹膜に到達後，直視下に開腹する方法である．創はやや大きくなるが，最も安全確実な方法であり，癒着が疑われる症例ではこのアプローチが望ましい．臍部は出血も少なく，比較的容易に腹腔内に到達可能である．

②Closed 法

腹壁を用手的に把持，挙上した状態で気腹針を腹腔内へ穿刺，気腹後にトロカーを挿入する方法である．気腹針は先端が腹腔内に入ると針が保護されるベレス針構造になっている．しかしながら盲目的穿刺となるため，腸管損傷・血管損傷のリスクがある．殊に血管を穿刺した場合，気腹によるガス塞栓を惹起することになりかねない．必ず気腹前にシリンジテストを行い，気腹針先端が腹腔内に入っていることを確認する．

③Direct 法

トロカーを直接腹壁から穿刺する方法である．スコープにより腹腔内に到達したことを確認してから気腹ができる．現在 Direct 法用トロカーも普及しており，より安全性が高まっている．

c）手技の実際

体位は原則として砕石位が望ましい．卵管通色素検査を行う場合は麻酔導入後，腟内を消毒し，子宮腔内にヒスキャスまたは子宮挙上用器具（ユーテリンマニピュレーター）（図 1-64）を挿入する．腹部全体を充分に消毒後，前述の方法で第一トロカー（図 1-65）を穿刺し，スコープ（図 1-66）を挿入する．まず初めに第一トロカー穿刺部直下の腸管損傷や血管損傷の有無を確認する．第一トロカー穿刺部直下の腸管損傷は，骨盤高位にした後では腸管が移動し損傷部位の発見が困難となる．続いて腹腔内を観察し，癒着の有無を確かめ，第二・第三トロカーを腹腔内直視下に刺入し，把持鉗子（図 1-67）を挿入する．子宮用挙上器具を使用していれば経腟的に子宮を動かし，把持鉗子を用いて子宮，卵巣，卵管，Douglas 窩，膀胱子宮窩などを詳しく観察する（図 1-68）．不妊症例に対してはヒスキャスまたは子宮挙上用器具よりイ

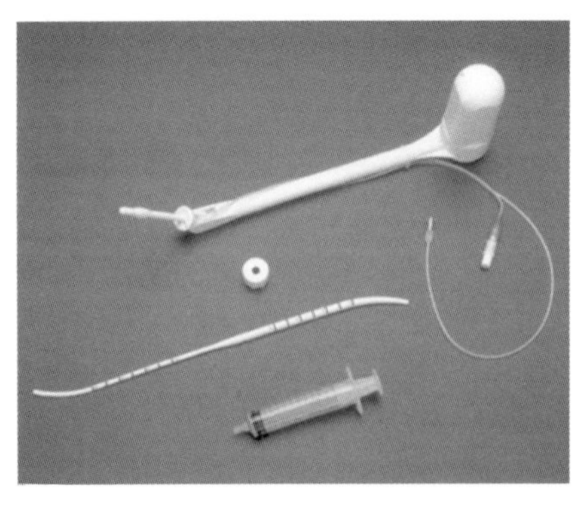

図 1-64　子宮挙上用器具（ユーテリンマニピュレーター）

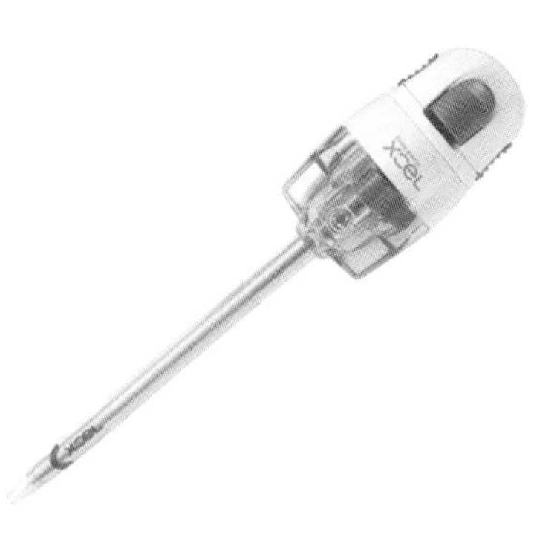

図 1-65　トロカー

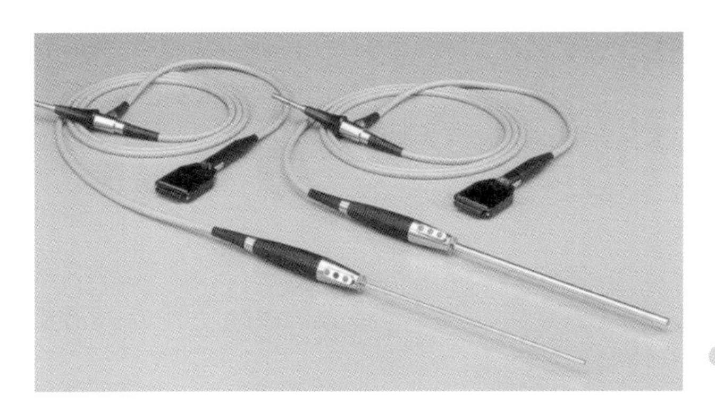

図 1-66　スコープ

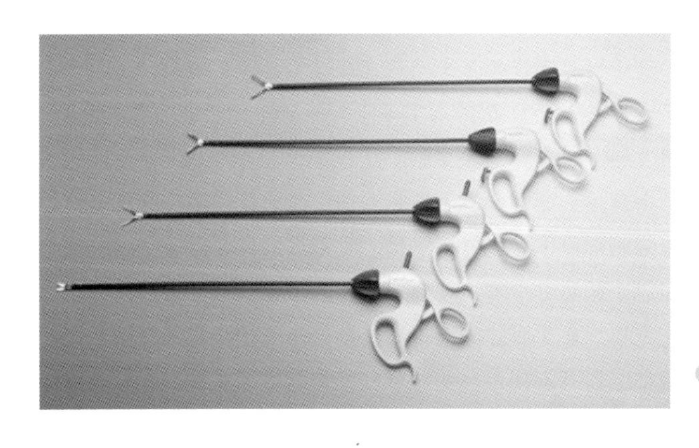

図 1-67　鉗子

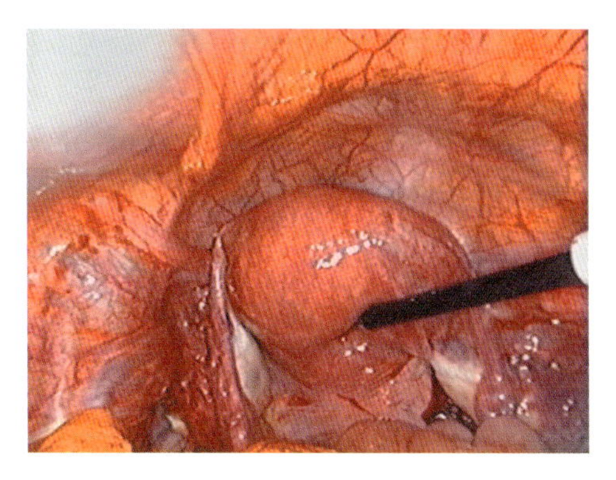

図 1-68 経腹的腹腔鏡による骨盤内臓器の観察

正常所見症例．子宮・両側付属器（卵巣・卵管）の形態学的異常および癒着を認めない．この後，インジゴカルミン希釈液を用いた卵管通色素検査を行い，両側卵管疎通性を確認した．

ンジゴカルミン希釈液を注入して卵管の疎通性を確認する．癒着があれば適宜癒着剥離を行う．また，その他の病変があれば引き続き腹腔鏡下手術を行う．

6 合併症

腹腔鏡の合併症としては以下があげられる[1]．

①皮下気腫
②血管損傷
③腸管損傷
④ガス塞栓
⑤肩甲部痛
⑥感染

主にClosed法で気腹針を穿刺する際，先端が腹腔内に挿入されずに皮下にガスが注入されると皮下気腫になることがある．吸収性の高いCO_2ガスの使用と，自動気腹装置の進歩により気腹最大圧を調節可能となったことから，頻度は少なくなっている．

Closed 法・Direct 法での第一トロカー穿刺時には大血管の損傷に注意する．損傷時には直ちに開腹して止血を行う．第二トロカー以後の穿刺時には，腹腔鏡の照明で腹壁を透過し，血管の走行を確認することにより血管損傷を避ける．

Closed 法での気腹針による腸管損傷は基本的に処置は不要とされる．Direct 法ならびに Open 法での腸管損傷は損傷部位を腹腔外に出し，修復する．

ガス塞栓は Closed 法において気腹針の先端が血管に入り，ガスを注入することにより発生する．シリンジテストにより気腹針が正しく腹腔内に刺入できたことを確認することが肝要である．また，術中にも発生することがあり，気腹圧を低めに設定することが必要である．

術後の肩甲部痛は気腹で用いられる CO_2 ガスが横隔膜の知覚神経を刺激するためといわれている．

感染は一般開腹手術と比較し頻度は少ないが，充分な術野の消毒と予防的抗生剤で対応する．

7　経腹的腹腔鏡の診断的意義

HSG は卵管通過性・卵管周囲癒着を含む腹腔内癒着および子宮内腔の形

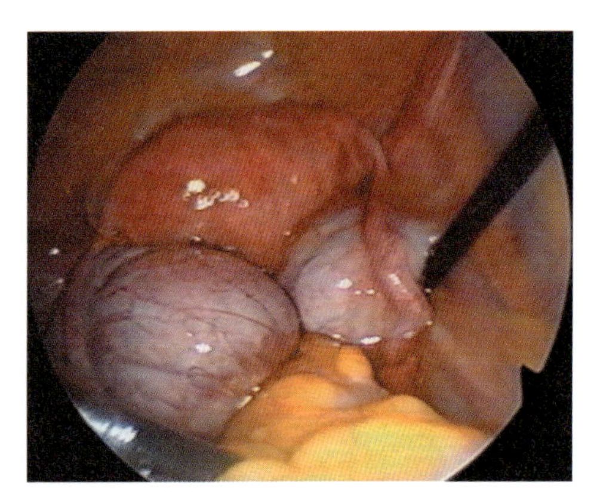

●図 1-69●チョコレート囊胞
子宮内膜症の腹腔鏡所見．両側卵巣に広間膜・子宮後壁・直腸と癒着したチョコレート囊胞を認める．

態学的評価が可能であり，女性不妊症の一次スクリーニング検査として不可欠である．しかしながら，卵管通過性の正診率は充分満足できるものではない．腹腔鏡は直視下に卵管通色素検査を行うことができるため，HSGより正確な評価をすることが可能である．卵管通過性の診断において，HSGと腹腔鏡の一致率はメタアナリシスにより感度（HSGで通過性なしと診断した症例中，腹腔鏡でも通過性なしと診断する率）0.65（95％信頼区間0.50～0.78），特異度（HSGで通過性ありと診断した症例中，腹腔鏡でも通過性ありと診断する率）0.83（95％信頼区間0.77～0.88）と報告され[8]，HSGによる卵管通過性の診断精度には限界があることがわかる．

また，卵管周囲癒着は卵管可動性を制限し，卵管采による卵のpick upを障害し，不妊の原因となる．したがって，卵管周囲癒着の診断も非常に重要である．卵管周囲癒着の診断において，HSGと腹腔鏡の一致率は報告により幅があるが，感度（HSGで癒着ありと診断した症例中，腹腔鏡でも癒着ありと診断する率）0.0～0.83，特異度（HSGで癒着なしと診断した症例中，腹腔鏡でも癒着なしと診断する率）0.50～0.99であり[8]，やはりHSGのみでは卵管周囲癒着の診断は困難である．

子宮内膜症の診断にも腹腔鏡検査の有用性は高く，確定診断を行う際に必要である（図1-69）．子宮内膜症患者のうち不妊を訴えるものはおよそ半数に存在し，また，不妊症患者の腹腔鏡検査において25～40％に子宮内膜症を認めるとされる[7]．腹腔鏡検査により子宮内膜症を診断した場合には，Re-AFS（ASRM）分類による臨床進行期分類で評価をする[9]（表1-15）．腹膜や卵巣病巣の深度や大きさ，癒着の程度，Douglas窩の閉鎖をスコア化し，合計点数によって1～4期の4段階に分類する．経腹的腹腔鏡の利点は，検査時に子宮内膜症が発見されれば，直ちに治療に移行できる点である．

むすび

経腹的腹腔鏡による不妊症診断の実際を概説した．治療的腹腔鏡も含め，腹腔鏡は開腹手術と比して多くの利点があるため，今後も一層発展，普及していくと思われる．日本産科婦人科内視鏡学会においては，2002年度より技術認定制度も発足しており，腹腔鏡の技術習得は，産婦人科医にとって必要不可欠なものになっていくと考える．

●表 1-15●Re-AFS（ASRM）分類

臨床進行期					
1 期（minimal）: 微症 1～5 2 期（mild）: 軽症 6～15 3 期（moderate）: 中等症 16～40 4 期（severe）: 重症 41～					
病巣スコア					
病巣			＜1 cm	1～3 cm	3 cm＜
腹膜		表在性 深在性	1 2	2 4	4 6
卵巣	右	表在性 深在性	1 4	2 16	4 20
	左	表在性 深在性	1 4	2 16	4 20
Douglas 窩閉塞		一部 完全	4 40		
癒着スコア					
癒着			＜1/3	1/3～2/3	2/3＜
卵巣	右	フイルム様 強固	1 4	2 8	4 16
	左	フイルム様 強固	1 4	2 8	4 16
卵管	右	フイルム様 強固	1 4*	2 8*	4 16
	左	フイルム様 強固	1 4*	2 8*	4 16

*卵管采が完全に閉塞している場合は 16 点とする.
表在性病変の占める割合を表現する.
　赤（　）%，白（　）%，黒（　）%：計 100%とする
表在性病変の分類基準
　赤（red，red-pink，flame-like，vesicular blobs，clear vesicles）
　白（opacifications，peritoneal defects，yellow-brown）
　黒（black，hemosiderin，deposits，blue）
注記：（日本産科婦人科学会・子宮内膜症取り扱い規約）
　1）表在性病変とは，病変に立体性を感じない程度の深さのものをさす
　2）フイルム様癒着とは，血管の新生がなく止血操作を必要としないで剥離できる程度のもの
　3）Douglas 窩の完全閉塞とは，探り棒で確認しても Douglas 窩が全くみえない程度の癒着のものを指す．kissing ovary のみで Douglas 窩がみえないものは完全閉塞とはしない
　4）卵管采の完全閉塞とは，通色素試験により通過性を全く認めないもの

■文献

1）日本産科婦人科内視鏡学会, 編. 産婦人科内視鏡下手術スキルアップ. 東京: メジカルビュー社; 2002.
2）日本産科婦人科学会・日本産婦人科医会, 編. 産婦人科診療ガイドライン—婦人科外来編 2011. 東京: 日本産婦人科学会; 2011.
3）Gordts S, Campo R, Rombauts L, et al. Transvaginal hydrolaparoscopy as an outpatient procedure for infertility investigation. Hum Reprod. 1998; 13: 99-103.
4）柴原浩章, 高見澤　聡, 藤原寛行, 他. 経腟的腹腔鏡（THL）クリニカルポイント. In: 佐藤郁夫, 監修, 柴原浩章, 編. 産婦人科の実際. 52 巻別冊. 東京: 金原出版; 2003. p.1-93.
5）Suzuki T, Shibahara H, Hirano Y, et al. Feasibility and clinical significance of endoluminal assessment by transvaginal salpingoscopy under transvaginal hydrolaparoscopy in infertile women. J Minim Invasive Gynecol. 2005; 12: 420-5.
6）Fujiwara H, Shibahara H, Hirano Y, et al. Usefulness and prognostic value of transvaginal hydrolaparoscopy in infertile women. Fertil Steril. 2003; 79: 186-9.
7）日本産科婦人科学会, 編. 子宮内膜症取扱い規約. 第 2 部治療編・診療編. 東京: 金原出版; 2004.
8）Swart P, Mol BW, van der Veen F, et al. The accuracy of hysterosalpingography in the diagnosis of tubal pathology: a meta-analysis. Fertil Steril. 1995; 64: 486-91.
9）American Society for Reproductive Medicine: Revised American Society for Reproductive Medicine classification of endometriosis: 1996. Fertil Steril. 1997; 67: 817-21.

【鈴木達也】

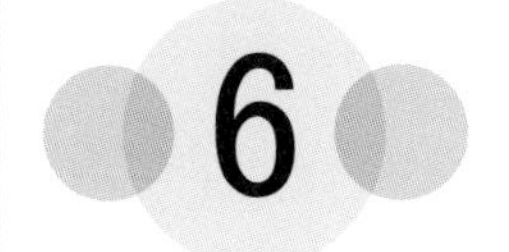

6 感染と不妊症

A *Chlamydia trachomatis* と不妊

1 不妊症の原因の頻度と *Chlamydia trachomatis*（以下クラミジア）感染（図 1-70）

不妊症の原因は報告により多少のばらつきはあるが，男性因子と女性因子はほぼ半々であり，そのうち女性の不妊原因として最も多いのは，卵管閉塞

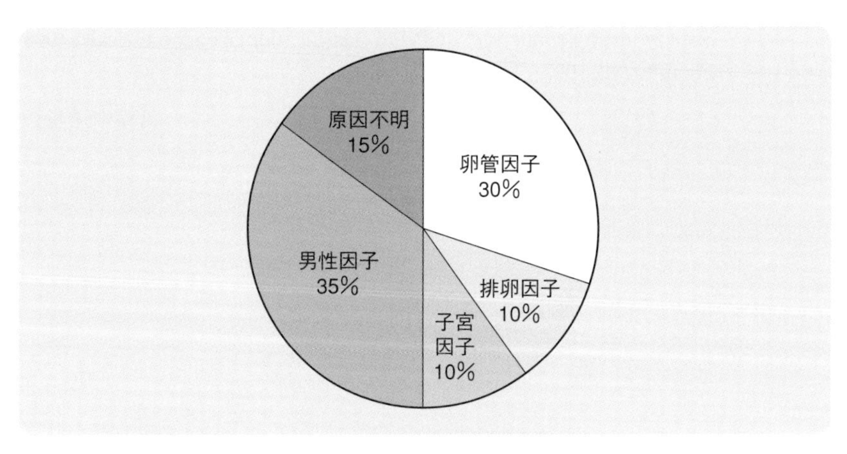

図 1-70 不妊原因の頻度

女性の不妊原因としては，卵管因子が最も多い．卵管因子の半数以上はクラミジア感染が関与している．

 JCOPY 498-07682

や卵管周囲癒着などの卵管因子（約30%：女性の不妊原因としては約半数）である．クラミジア感染による性器クラミジアは日本でも世界でも最も多い性感染症（STI）であるが，クラミジア感染が卵管性不妊の半数以上に関与していると報告されている．したがって女性の不妊症の単独原因としてはクラミジア感染が最も多いとも考えられるほど重要である．

一方，男性の場合にはクラミジア感染により，漿液性〜粘液性の尿道分泌物の増加，尿道瘙痒感，排尿時痛などを示すが，淋菌性尿道炎に比較して症状は軽く，半数は無症状であるとされる．精巣上体炎まで波及した場合には，陰囊の腫脹・疼痛・発熱を示し，閉塞性無精子症の原因ともなる．しかし男性不妊のほとんどは原因不明の造精機能障害であり，クラミジア感染の男性不妊への関与の頻度は低い．

したがって以下には主に女性不妊とクラミジアについて言及する．

2　性器クラミジアの感染経路（図1-71）

性器クラミジアは性行為（オーラルセックスを含む）により感染する．自覚症状がある場合には潜伏期は1〜3週間程度とされるが，女性の場合には半数以上は無症状である．しかし帯下の増加，帯下の悪臭，下腹痛，不正出

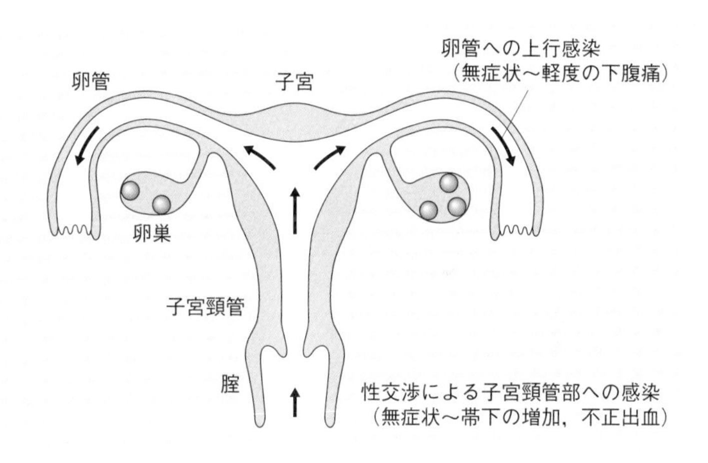

図1-71　クラミジアの感染経路

女性では子宮頸管に感染し，未治療のままだと腹腔内に感染が進行する．
クラミジア感染は半数以上が無症状であり，自覚症状も少ない．

血などがあるときにはクラミジア感染も疑う．また，クラミジア感染を認めた場合には淋菌の検査も行う．

女性の場合は，子宮頸管に感染し，未治療のままだと卵管性不妊（卵管水腫，卵管周囲癒着）[1]，子宮外妊娠，慢性骨盤痛などの原因になる．上腹部に感染が及ぶと肝周囲炎（perihepatitis）を発症し，肝臓と腹壁などの癒着も起こす．右上腹部痛を訴えて内科や外科を受診する若年女性は，肝周囲炎も考慮する必要がある．

3　クラミジア感染による卵管障害と後遺症（図 1-72，1-73）

性器クラミジアは女性の STI の 40%以上を占め，未治療の場合その 8～40%が骨盤内炎症性疾患（PID）に進行するとされ，PID 患者のおよそ 20%が卵管性不妊や慢性骨盤痛を訴えるようになり，妊娠してもその 10%が異所性妊娠となる．ただし，性器クラミジアの初回感染での卵管の障害は少なく，クラミジア感染による卵管障害は，遅延型アレルギー反応によるものであり，反復するクラミジア感染により，主に卵管水腫や卵管周囲癒着などの卵管先端部がアレルギー反応により障害される．

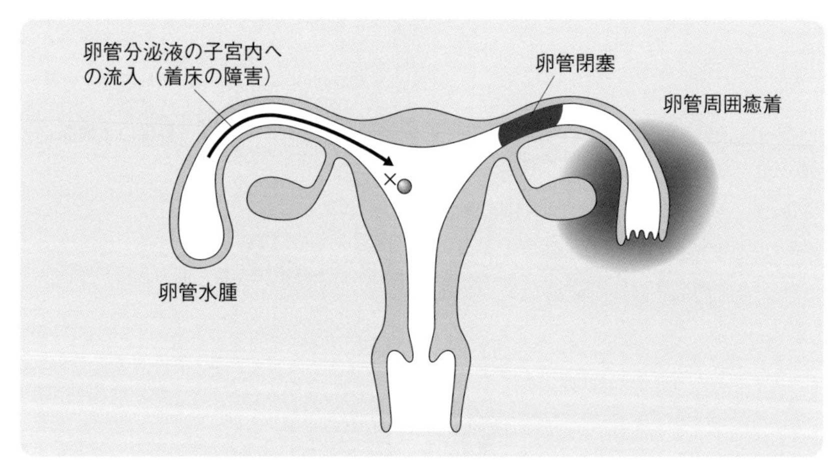

●図 1-72●クラミジア感染による卵管障害
卵管水腫，卵管周囲癒着，卵管閉塞により，卵子のピックアップ障害，精子の通過障害などが起こり，不妊症となる．重症の卵管水腫からの卵管分泌液の子宮内への流入は，胚の着床障害も起こし，体外受精・胚移植の成績も 1/2～1/3 に低下する．

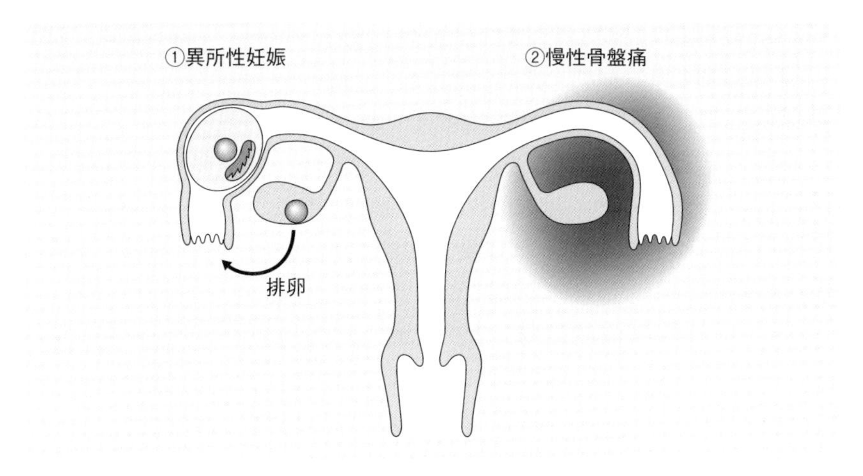

図 1-73 卵管の癒着による後遺症
卵管の癒着により，異所性妊娠や，慢性骨盤痛などの後遺症も起こりやすくなる．

4 クラミジア感染の検査方法（表 1-16）と治療

卵管不妊の検査として子宮卵管造影検査は，卵管通過性を確認するには信頼性が高いが，卵管の癒着判定には信頼性は高くはないので，クラミジア感染の既往やクラミジア抗体の有無も参考にする．

クラミジア抗体検査は過去の感染既往の指標となる．しかし抗体検査はクラミジア感染の確定診断や治療効果判定に使用するのは不適当で，感染既往やハイリスク選別の意義はある．また，検査キット間のばらつきや *Chlamydophila pneumoniae*（肺炎クラミジア）との交差反応もあるので，検

表 1-16 クラミジア感染の検査方法

検査法	クラミジア抗体検査	クラミジア抗原検査
目的	クラミジア感染の既往	現在のクラミジア感染の有無
検体	血液	腟分泌物・初尿
注意事項	・各検査キットにより結果にばらつきあり ・治癒判定に使用しない	感度は核酸増幅法が最もよい（TMA 法，PCR 法，SDA 法など）

抗体検査も抗原検査も，1 回の検査結果で絶対的なものとして断言することは避ける．

査結果を絶対的なものと考えてはならない．IgA 抗体を「活動性感染」の指標とした時期もあったが，「活動性感染」の定義も不明確であり，現時点ではIgG 抗体と同様に感染既往の指標と考えてよい．

現在感染しているかどうかの検査は，婦人では子宮頸管部，または腟分泌物などからクラミジアの検出を行うが，核酸増幅法（TMA 法，PCR 法，SDA 法など）の感度が高い．男性は初尿により検査を行うが，婦人の尿検体では感度は低下する．

クラミジア感染の治療[2]には，アジスロマイシン（ジスロマック 1 g，またはジスロマック SR 2 g）の 1 回投与や，クラリスロマイシン（クラリス，クラリシッド）200 mg×2，7 日間，などが用いられる．これらは妊娠中でも使用可能である．

5　卵管障害の治療（表 1-17）

クラミジア感染による卵管や卵巣周囲の癒着は薬剤での治療は無効であり，妊娠のためには腹腔鏡による手術や体外受精・胚移植などが必要である．

a）腹腔鏡

一度起きてしまった卵管障害の修復には腹腔鏡手術などの手術が必要である．腹腔鏡については 1 章 5 項，2 章 3 項を参照のこと．

ただし，卵管を修復手術しても完全に元に戻るのではなく，妊娠しても子宮外妊娠の可能性（図 1-73）は高まる．また障害の強い卵管は修復不能であり，卵管を切除することが必要な場合もある．最近では腹腔鏡での日帰り手

表 1-17　クラミジア感染による癒着の治療法

癒着は薬剤での治療は無効であり，妊娠には主に以下の方法がとられる．

手段	腹腔鏡	体外受精・胚移植
妊娠率	軽度癒着では約 60% 重症癒着では約 30% （術後 2 年間）	1 回あたり 25～30%
入院	1～5 日間	日帰りが多い
費用	保険適用 （10 万～20 万円程度）	すべて自費（公的補助あり） （25 万～50 万円程度）
その他	術後の子宮外妊娠もありうる	重症卵管水腫があると妊娠率は 1/2～1/3 に低下

術も可能となりつつある．術後の妊娠率は2年間で，軽度の癒着の場合には約60％程度だが，重症の癒着の場合には30％程度である．術後は長くても2年程度の一般不妊治療で妊娠しなければ，それ以降の妊娠の可能性は低いので体外受精・胚移植を勧める．

治療には保険が適応され，自己負担（3割）は10万〜20万円程度である．

b）体外受精・胚移植（IVF・ET）

腹腔鏡手術により修復できない場合や，術後も妊娠しない場合には，体外受精・胚移植が必要となる．体外受精・胚移植に関しては2章10項を参照のこと．

ただし，経腟超音波検査でわかるような重症の卵管水腫があると，卵管水腫内に貯留した卵管分泌液が子宮内に逆流して胚の着床を障害し，体外受精・胚移植の妊娠率も1/2〜1/3に低下する（図1-72）．したがって重症の卵管水腫がある場合には，体外受精・胚移植を行う前に，卵管開口術や卵管切除術などにより，卵管水腫の処置を行うことが推奨されている．採卵時に卵管水腫内容液を吸引することもしばしば行われる．

体外受精・胚移植は保険適用外であり，すべて自費で1回25万〜50万円程度かかる．年収制限などの条件があるものの各自治体による公的補助がある（平成28年度より初回30万円，43歳までに最大6回まで補助：詳細は各自治体に要確認）．

6　性器クラミジア感染の予防は不妊症やSTI全体を減少させる[3)]

日本の性器クラミジア感染は，女性は男性の1.8倍の感染率で，特に若年層（30歳未満）に多い．15〜19歳では4.1倍，20〜24歳では2.6倍，25〜29歳では1.8倍，30〜34歳では1.4倍と若年層において女性優位が著しい．

性器クラミジア感染の検査対象となる女性のハイリスク群は，下腹痛や「おりもの」の増加があれば当然クラミジアの検査が必要だが，症状がなくても，30歳未満の方や，コンドーム未使用者，複数のパートナーがいる方や新しいパートナーができた方には性器クラミジアの検査が推奨される．

卵管性不妊は女性の不妊原因として最も多く，障害された卵管は手術によっても元には戻らない．またクラミジア感染はHIV感染を助長する．HIV陽性者との1回の性交渉でのHIV感染率は1〜10％と推測されているが，クラミジアなどのSTI感染があるとHIV感染の危険率は3〜5倍に上昇する．したがって，不妊症や，HIV感染を含むSTIを減少させるためには，性器クラミジアを制圧することが重要である．

B HIV感染者の不妊治療

HIV感染者も，抗HIV療法によりAIDS発症率とAIDS関連日和見疾患の発現頻度が著しく減少し，長期生存も可能となってきている[4]．また，HIV感染妊婦も抗HIV療法や帝王切開，人工栄養（断乳）などにより，母児感染なども予防（母児感染率は0.5%以下）できることが可能になり，徐々にHIV感染者夫婦が妊娠/出産を希望することも増えてきた[5]．

この項はHIV感染者の不妊治療であり，すでにHIV感染の確定診断がついているカップルへの説明と対処法について記載する．

ただし，実際のHIV感染への対策やHIV感染者へのサポート[6]は，その処置に習熟しているスタッフや施設に任せるべきであり，詳細は参考文献を参照してほしい．

1 感染者カップルの妊娠前の対応（表1-18）

HIV感染者の不妊治療の前に，妊娠前後や出産前後の経過と，何をするべきかをしっかりと説明し理解してもらう必要がある．また不妊症の検査や治療前に，HIV感染治療を担当している医師・カウンセラーとの連携が前提であり，検査や治療に入る前に充分な連携体制を築いておく必要がある．

表1-18 妊娠を希望するHIV感染者への対応

【HIV感染カップルへの意志決定に対する支援】 医療者は妊娠の可否を判断するのではなく，情報提供と意志決定のサポートを心がける．説明のポイントは以下のような項目である． ①母子感染予防対策をとれば母児感染率は0.5%以下になっている． ②薬の使用は必要だが，催奇形性や肝障害などの副作用もありうる． ③性行為により，パートナーへの感染の危険性がある． ④妊娠するには，人工授精や体外受精などの方法が必要である． ⑤HIV感染妊婦の場合，赤ちゃんにも抗HIV薬を6週間飲ませる必要がある． ⑥児が感染した場合なども想定して，対策を考えておく必要がある．

表 1-19 HIV 感染女性の妊娠・出産の母児感染のリスク

①感染予防対策をとらない場合，赤ちゃんの HIV 感染率は約 30％ ②感染予防対策をとった場合，赤ちゃんの感染率は 0.5％以下

HIV に感染した児は，無治療の場合約半数が 1 年以内に AIDS を発症し，その後に治療しても約半数が死亡する

特に，①妊娠成立過程でパートナーに HIV 感染しないかどうか，②児が HIV 感染することなく出生できるかどうか，については充分説明することと，計画的に妊娠するまでの避妊（不用意な妊娠の回避）についても指導しておく．特に，HIV 感染女性が妊娠した場合には，母児感染予防対策をとらなければ赤ちゃんの感染率は 30％であるが，対策をとれば感染率は 0.5％以下であることは強調しておく（表 1-19）．

なお，HIV 感染や HIV 感染への抗ウイルス治療が女性への妊娠能を障害することは少ないと考えられている．また HIV 感染により男性の精子の減少も報告されているが，その程度は必ずしも大きくはない．

2 HIV 感染カップルの不妊治療（カップル間の HIV 感染予防法）（表 1-20）

不妊症の検査自体は通常のカップルと同じであるが，血液や精液などの体液や使用器具の取り扱いに関しては充分注意する．

通常の性交渉では HIV 感染を起こす可能性があるので，妊娠するためには以下のように性交渉を伴わない妊娠手段が採用されている．

表 1-20 HIV 感染カップルへの不妊治療（カップル間の感染予防）

①女性が HIV 感染者で，男性は感染していない場合 　人工授精（AIH）を行う． 　妊娠後は母児感染の予防対策が必要． ②男性が HIV 感染者で，女性は感染していない場合 　体外受精（IVF-ET）を行う． 　妊娠・分娩経過は通常と同様． 　完全に HIV 感染を防止できるかは議論がある．

●表 1-21● 人工授精の基準（国立国際医療研究センター）

①現在，無症状でエイズを発症しておらず，長期存命の可能性が充分ある．血中ウイルス量は問わないが，CD4 数 200/μl 以上．
②夫は HIV 陰性．
③婚姻している夫婦で，かつ，子の養育が可能．
④以下の検査に異常がなく，人工授精によって妊娠が可能と考えられる：基礎体温，女性ホルモン検査，卵管通気検査，超音波検査，黄体機能検査，精液検査，子宮頸部細胞診，性感染症（夫婦とも）

a）女性が HIV 感染者で，男性は感染していない場合

人工授精（AIH）を行う．男性が用手的（マスターベーション）にとった精液を注射器などを使用して子宮内に注入し受精させる方法で，女性から男性への HIV 感染を防止できる．AIH での妊娠率は 1 回あたり 3〜10％程度である．最近は精子原液を用いるのではなく，人工授精による疼痛や細菌感染予防のためにも精子を洗浄濃縮して用いる人工授精が推奨される．AIH の詳細は 2 章 9 項を参照されたい．ただし AIH を行うには，女性側では少なくとも片側の卵管が正常である必要がある．HIV 感染夫婦の AIH は現在，国立国際医療研究センター（東京都新宿区）など，数施設で行われている．同センターにおける人工授精の基準を表 1-21 に示す[7]．

b）男性が HIV 感染者で，女性は感染していない場合

体外受精・胚移植（IVF-ET）を行う．女性からは通常の体外受精と同様に卵子を採取し，男性の精液は厳重に洗浄，選別して HIV そのものを検査感度以下まで取り除き，体外で受精させることにより女性への HIV 感染を防止できると考えられている．また，HIV 感染の可能性をより少なくするために，通常の体外受精よりも顕微授精を推奨する意見もある．

ただし，精液中の HIV を完全に取り除けるかは議論があり，HIV 感染の可能性が完全に否定できない治療法を行うことについては，より慎重な姿勢と説明が必要である．

HIV 非感染女性がこのように体外受精で妊娠した場合でも，妊娠中も HIV 感染のフォローアップは必要である．

現在，日本で HIV 感染カップルの体外受精・胚移植を行っている施設は非常に限られている[5]．

表 1-22 HIV 感染妊婦の母子感染予防対策

a）妊娠中の抗 HIV 薬投与（妊娠 12 週以降）
b）陣痛開始前の予定帝王切開術
c）断乳（人工栄養による哺乳）
d）新生児への抗 HIV 薬（レトロビルシロップ）を 6 週間投与

上記の HIV 母児感染予防対策により，児への感染の感染率は 0.5%以下に減少させることが可能となった．しかし HIV 感染女性には，これらの 4 項目の対策をしっかり行うことを理解してもらう必要がある．

3 HIV 感染妊婦の母児感染予防対策[5]（表 1-22）

以下にあげる HIV 母児感染予防対策により，児への感染の感染率は 0.5%以下に減少させることが可能である．しかし母児感染は皆無ではないことと，これらの 4 項目の対策をしっかり行うことを理解してもらう必要がある．

現在，母子感染予防対策には

a）妊娠中の抗 HIV 薬投与（妊娠 12 週以降）

b）陣痛開始前の予定帝王切開術（目安 37 週頃）

c）止乳（人工栄養による哺乳）

d）新生児への抗 HIV 薬（AZT シロップ）6 週間投与

の 4 項が推奨されている．これらの対策により，母子感染率は 0.5%以下になった．ただし，HIV 母子感染は近年でも散見される．以下に各項目に関して詳しく説明する．

a）妊娠中の抗 HIV 薬の投与

無症候期間で抗ウイルス薬を使用していない HIV 感染女性でも，妊娠 12 週以降には主に多剤併用療法（HAART: highly active antiretroviral therapy）を開始する必要がある．抗 HIV 薬をすでに使用している場合には，治療効果を評価し，ウイルス量がコントロールされている場合には，その薬剤を器官形成期であっても継続する．

ただし，催奇形性の報告されている薬剤〔エファビレンツ（ストックリン）〕は妊娠前から使用しないようにするよう主治医と相談しておく．また HIV 感染女性が妊娠しても，主治医に相談なしに薬剤の中止や量を減らさないよう指導しておく．

なお，HIV 感染が妊娠経過に及ぼす悪影響はなく，また妊娠により HIV 感染の症状を悪化させることは少なく，HIV 感染により胎児奇形が増えることはないとされている．

b）計画的帝王切開

陣痛（子宮収縮）時には母胎血（HIV 汚染血液）が児へ移行しやすくなり児は HIV 感染のリスクにさらされる．陣痛発来前や破水前に帝王切開を施行することで感染リスクを減少させることができる．

したがって帝王切開は陣痛・破水前の妊娠 37 週前後に行われることが多い．帝王切開 3 時間前より AZT を静注する．

c）止乳（人工栄養による哺乳）

母乳中には多量の HIV が含まれるため人工栄養とし止乳する．

ブロモクリプチン（パーロデル），テルグリド（テルロン），カベルゴリン（カバサール）などは，プロテアーゼ阻害薬と併用すると代謝が阻害されて血中濃度が上昇する可能性があるので，消化器症状（嘔気，悪心，嘔吐，便秘）や，精神・神経症状（頭痛，めまい）などの副作用に注意し，投与量を少なくするなどの配慮が必要になる．カベルゴリンは 1 回の投与で止乳できることが多いので推奨される．

d）新生児への抗 HIV 薬の予防投与

HIV 感染母親から生まれた新生児は，副作用などについての充分なインフォームドコンセントのもとに，AZT シロップ 4 mg/kg を出生 6～12 時間後までに 12 時間毎に経口投与を開始する．副作用（貧血，顆粒球減少など）がなければ 6 週間継続する．

4　妊産婦への抗 HIV 療法と注意が必要な薬剤[5,7]

抗 HIV 治療薬の単剤療法は，耐性出現頻度が高くなるので，現在では多剤併用療法（HAART）が行われている．HAART について患者と家族には「児に対する影響は明確にはなっていないが，HIV 感染母体に対する有効な治療が，母子感染の防御に効果的である」ことを説明しておく．また併用療法では，催奇形性をはじめとする副作用に関しても説明しておく必要がある．

① エファビレンツは動物実験で中枢神経系の奇形が報告されていて，ヒトでも少数例ながら神経管欠損が報告されているのでやむをえない場

合を除き，妊婦や妊娠する可能性がある女性には投与しない．

② ネビラピンは肝障害や薬疹のリスクが高くなるので，ベネフィットがリスクを上回る場合にのみ使用する．

③ プロテアーゼ阻害薬は動物実験では催奇形性は認めないが，母胎の耐糖能異常，高脂血症の可能性がある．

④ d4T ＋ddI は，妊婦では脂肪肝や膵炎を起こして致命的ともなる重篤な乳酸アシドーシスが報告されているので，可能な限り両者の併用は避ける．

5　医療従事者の HIV 暴露による感染

HIV 陽性血液による感染のリスクは，針刺し事故などでは 0.3％程度，粘膜暴露では 0.09％程度であり，これは B 型肝炎ウイルスの約 30％，C 型肝炎ウイルスの約 2％に比べ低率である．もし針刺し事故などが起きた場合は，まず曝露部位を多量の流水と石けんで洗浄し，予防内服を考慮する．

6　HIV 感染妊婦の現状と今後

最近まで先進国で唯一増加していた HIV 感染者も，様々な取り組みにより 2008 年をピークにこの数年は減少傾向に転じつつある．しかし，年間 1,500 件前後の新規報告があり，新規報告者の AIDS 患者の割合が未だ 30％台と高い値である．

現時点では日本での HIV 感染妊娠数は年間 30〜40 例程度と横ばい状態が続いており，まだ明確に減少傾向にあるとはいえず，引き続きの注意を要する．

様々な対策により HIV の母子感染も 0.5％以下と低い感染率に抑えられるようになったが，HIV 感染カップルの不妊症治療も日本ではまだ少数であり，また解決できていない問題もあり，今後も慎重な対応が必要な状況にある．

■文献

1) 野口昌良, 中部　健, 野口雅之. STDと不妊. 性の健康医学財団, 編. 性感染症/HIV感染. 1版. 東京: メジカルビュー社; 2001. p. 46-9.
2) 性感染症　診断・治療ガイドライン2011. 日本性感染症学会, 編. 日性感染症誌. 2011; 22: suppl. 14-8.
3) 高橋敬一. クラミジア感染症とその対策. 産婦治療. 2002; 84: 292-6.
4) 抗HIV治療ガイドライン　HIV感染症及びその合併症の課題を克服する研究班. 2015.
5) HIV母子感染予防対策マニュアル7版（平成25年度版）「HIV母子感染の疫学調査と予防対策および女性・小児感染者支援に関する研究」班. 2013.
6) 箕浦茂樹, 大金美和, 三島典子, 他. HIV感染妊娠女性に対する看護と支援. 周産期医学. 2006; 36: 587-92.
7) 平成23年度厚生労働科学研究費補助金エイズ対策研究事業　女性のためのQ & A—診療, ケアのための基礎知識（医療者向け）. 2012.

【高橋敬一】

不妊治療と遺伝

A 染色体・遺伝子の知識

遺伝子とは親から子に伝わる「遺伝情報」の単位である．遺伝子は2つの大きな役割をもっている．1つは体を構成するタンパク質の設計図としての役割であり，生体は遺伝子の情報をもとにタンパク質が合成されて構造が成り立ち機能をはたす．遺伝子のもう1つの役割はこの設計図を次世代に伝えるという，まさに遺伝の本質的役割である．ヒトの遺伝子はデオキシリボ核酸（DNA）を構成する4種類の塩基配列〔アデニン（A），チミン（T），シトシン（C），グアニン（G）〕の組み合わせがその本態である．DNAはデオキシリボース・塩基がリン酸結合でつながったもので，相補的な塩基（AとT，GとC）が水素結合し塩基対となり，全体として二重らせん構造をとる．DNAの全体をゲノムとよぶが，ゲノムは遺伝情報をもつ部分ともたない部分があり，遺伝子はゲノムの中で遺伝情報を持つ部分を意味する．ヒトのゲノムは染色体の1セット（23本）につき約30億塩基対で，この中に約2万2千個の遺伝子が存在するとされている．この遺伝子がタンパク質であるヒストンと結合し，規則正しく折りたたまれて染色体として核内に存在する．染色体は通常は不可視であるが，細胞分裂を行う時には凝縮した構造体として顕微鏡下に認識され，染色体検査として観察可能である（図1-74）．

ヒトの染色体は正常核型（正常染色体の数や形態などの構成要素）として

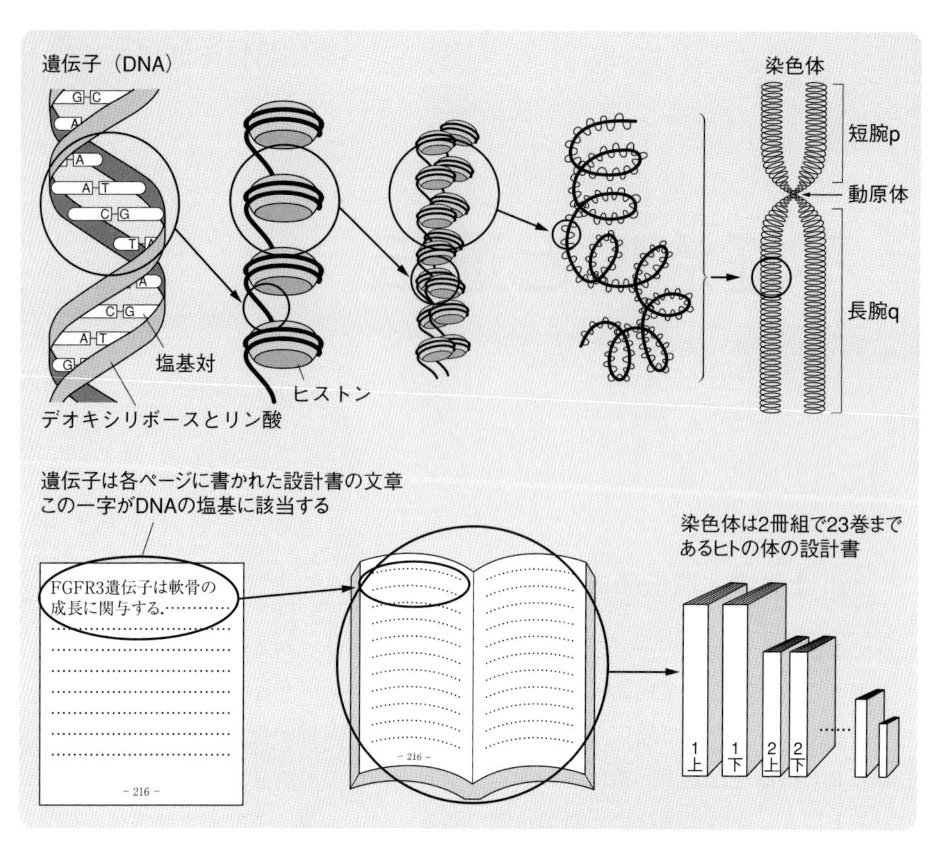

図 1-74 ヒトの遺伝子（DNA）と染色体の構造
ヒトの遺伝子と染色体はヒトの体の設計図が書かれた本にたとえられる.

46 本（2 本 1 対が 23 対）の染色体からなり，うち 22 対の常染色体と 1 対の性染色体に分かれる．常染色体は 1 番～22 番染色体があり男女に共通しているが，性染色体は X 染色体と Y 染色体があり，これは男女で異なり女性は XX，男性は XY の染色体をもつ．これらの染色体は上述のように設計図として常に細胞の中に存在する必要があるので，細胞の分裂・増殖に伴い染色体も分裂して受け継がれるが，この際の染色体の分裂には 2 通りの形式がある．1 つは体細胞分裂で，ヒトは自身の体を維持・機能させるために多くの細胞を規則正しく分裂・増殖させるが，この際に同じ染色体を複製して分裂後の細胞に伝える形式である．細胞分裂の際に 46 本の染色体は単純な複

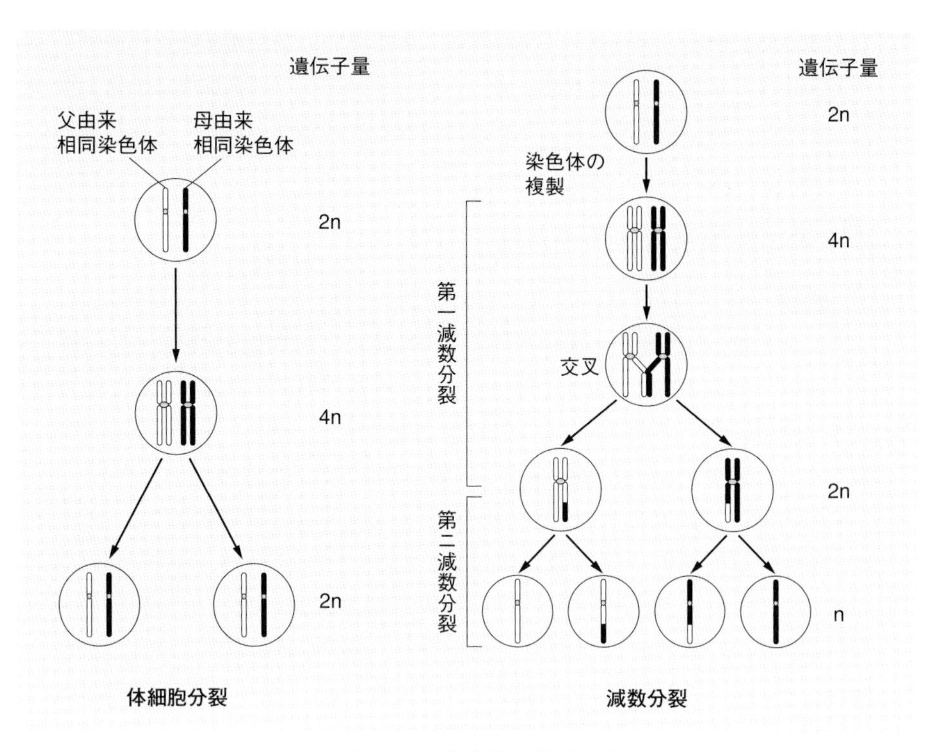

図 1-75 染色体の分裂形式

体細胞分裂では 1 個の体細胞が遺伝的に全く同じ 2 個の細胞に分かれ，染色体も 46 本の染色体が受け継がれる．減数分裂では第一減数分裂で染色体の数が 46 本から 23 本に半減する．父由来相同染色体と母由来相同染色体の間で交叉が起こり，染色体の一部分を交換する．

製により，分裂後の細胞でも 46 本となる．もう 1 つは生殖細胞における減数分裂で，これは卵子や精子を形成して次世代に染色体を伝えるための分裂形式である（図 1-75）．減数分裂では，第一減数分裂と第二減数分裂の過程を通して，23 本の染色体をもつ卵子または精子が形成される．そして卵子と精子の受精により染色体数はヒトの個体としての正常核型である 46 本になる．

遺伝性疾患という名称はこうした遺伝子や染色体の異常によって発症する疾患全体を指しており，さらにその原因により遺伝子疾患や染色体異常などとよばれている．“遺伝性”という名称は必ずしも親からの遺伝で発症することや次世代に疾患を伝えることを意味するわけではない．遺伝的には正常な両親から“突然変異”として発症することも多い．また周産期致死性や若年で発症する重篤な遺伝性疾患，多くの染色体異常症では次世代に子孫を残さないため，遺伝性疾患ではあるが，ほとんどが突然変異として発症して，その個人のみが罹患し次世代に遺伝しないことも多い．

B 染色体異常による不妊症

1 総論

不妊症と遺伝性疾患との関係では，その頻度からみて染色体異常が特に重要である．染色体異常は大きく分けて染色体の数の異常（数的異常）と形の異常（構造異常）に分類される．染色体の数的異常は特定の番号の染色体が増加または減少する状態が代表的で，本来2本1対となるべきところが，3本に増加するトリソミー（21番のトリソミーであるDown症候群など）や1本に減少するモノソミー（X染色体のモノソミーであるTurner症候群など）がある．これらの数的異常ではTurner症候群やKlinefelter症候群など性染色体異常の一部を除き，外表や内臓の奇形，精神や運動の発達障害，知的障害などを来すことが多く，不妊症のみを主訴として受診することはほとんどない．これに対して染色体の構造異常は表現型に異常を示すかどうか（形態的・機能的に疾患として認められるかどうか）により，均衡型構造異常と不均衡型構造異常に分類できる．染色体異常はそれぞれの染色体の形態や数に異常があったとしても，原則的に各細胞内の染色体全体として遺伝子量に過不足がなければ臨床症状は認めない．構造異常は図1-76に示すように転座（相互転座，Robertson転座），逆位，挿入，重複，欠失等に分類されるが，このうち転座や逆位については染色体の一部分がお互いに入れ替わっていたり，別の染色体に結合したりしているだけで，細胞全体として遺伝子量に過不足が生じないために，染色体異常ではあるが本人には臨床症状を認めない状態の人（均衡型染色体構造異常の保因者）が存在する．このような保因者は自身には何ら症状はないが，精子や卵子に不均衡型の染色体異常が生じて，結果的に受精障害が起こって不妊症になったり，受精しても早期に流産して習慣流産になったりする可能性がある．

ただし，実際には染色体異常が不妊症の原因となるケースは，不妊症全体からみると決して多くはない．外見上染色体異常を疑わせる所見のない一般

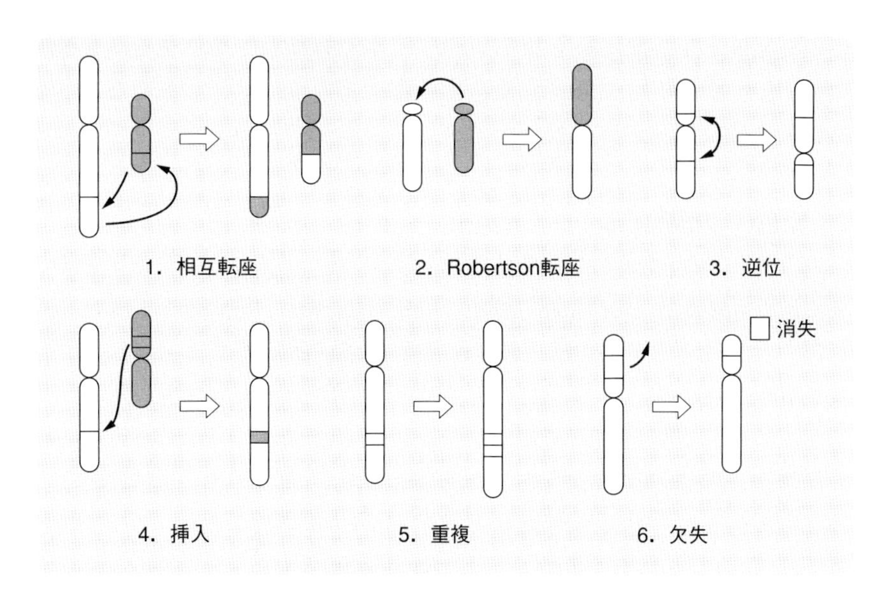

図 1-76 染色体の構造異常の種類

1. 相互転座: 異なる染色体上の 2 カ所以上の部位に切断が起こり，それぞれの切断片を交換して再結合して生じる染色体の構造異常．切断部位に重要な遺伝子がなければ，染色体の過不足は生じないため表現型に影響を与えない．2. Robertson 転座: 末端に動原体を有する染色体（端部着糸型染色体 13，14，15，21，22 番）同士が動原体の近傍で相互転座を起こし，事実上長腕同士が結合して形成された染色体．短腕には遺伝的に活性のある領域がないため，欠失しても表現型に影響せず，短腕同士の結合した染色体は消失する．染色体数は 45 本になる．3. 逆位: 1 つの染色体の 2 カ所で切断が起こり，次いで反対側の切断端と結合した状態．切断部位に重要な遺伝子がなければ，染色体の過不足は生じないため表現型に影響を与えない．4. 挿入: 染色体の一部が他の染色体に組み込まれた状態．5. 重複: 染色体の一部分が重複しているもの．6. 欠失: 染色体の一部分が欠落しているもの．

女性に染色体異常がみつかる可能性は 0.45〜0.72％程度と考えられ，約 130 人に 1 人前後である．一方で不妊症の女性に染色体異常がみつかる割合については，不妊治療を希望しており，かつ正常卵巣周期を有する女性に限ると，一般女性の頻度と差がない．しかし一般不妊治療では妊娠に至らず，ART を受ける段階に進んだ女性では，染色体異常の頻度は上昇する．IVF-ET を受けている女性で染色体異常がみつかる頻度は 2.5％程度（性染色体の低頻度モザイクを除く）である．特に IVF-ET の適応が原因不明の受精障害である女性については，9.2〜9.4％とさらに上昇する．また，ICSI を受けた女性の染色体分析では1.8〜2.5%となり，これはほぼIVF-ETを受ける女性の頻度と同じである．これらの染色体異常の分類はほとんどが転座などの構造異常である．

2　染色体の構造異常

表現型正常の不妊女性に染色体検査を行った場合，みつかる染色体異常の多くは構造異常で，均衡型相互転座，Robertson転座，逆位などが多い（図1-76）．しかし，これらの構造異常は男性では造精機能障害を引き起こす重要な不妊原因であるが，女性では男性に比べて不妊原因にはなりにくく，不妊女性で極端に構造異常の検出率が上昇するわけではない．これは構造異常の保因者が男性の場合には配偶子形成過程が障害されるので，造精機能に大きな影響を与え，重症乏精子症による不妊になる可能性あるが，形成された精子自体は正常の割合が多い．一方で構造異常の保因者が女性の場合には，配偶子形成過程は障害されにくく，卵子形成にはあまり影響を与えないことから不妊の原因にはなりにくいと考えられる．ただ，男性に比べて不妊とは関連性が低いが，形成された卵子は染色体異常の割合が男性よりも高く，習慣流産や先天異常のリスクが高くなると解釈されている．相互転座保因者の配偶子形成の可能な分離形式は図1-77aに示したように，交互分離，隣接I型分離，隣接II型分離，他にも3：1分離などがあるが，交互分離のみが正常の表現型を示す．なお，これらはあくまで理論的な種類であって，実際には3：1分離は稀であり，隣接分離でも受精障害や早期流産となることが多いので，妊娠が成功して継続する例では交互分離が80〜90%を占めて，正常の表現型の児が得られる可能性が高い．Robertson転座での分離形式は図1-77bに示した．相互転座よりも正常の表現型の児の得られる可能性は高い（90%程度）とされる．

3　Turner症候群

女性5000〜10000人に1人の頻度でみられ，その55%程度が45,Xの核型を示す．Turner症候群では基本的には原発性無月経とされるが，実際は5〜10%程度であるが，思春期を迎えて月経が発来することもあり，さらに稀ではあるが妊娠することもある．原発性無月経の場合はもちろん，続発性無月

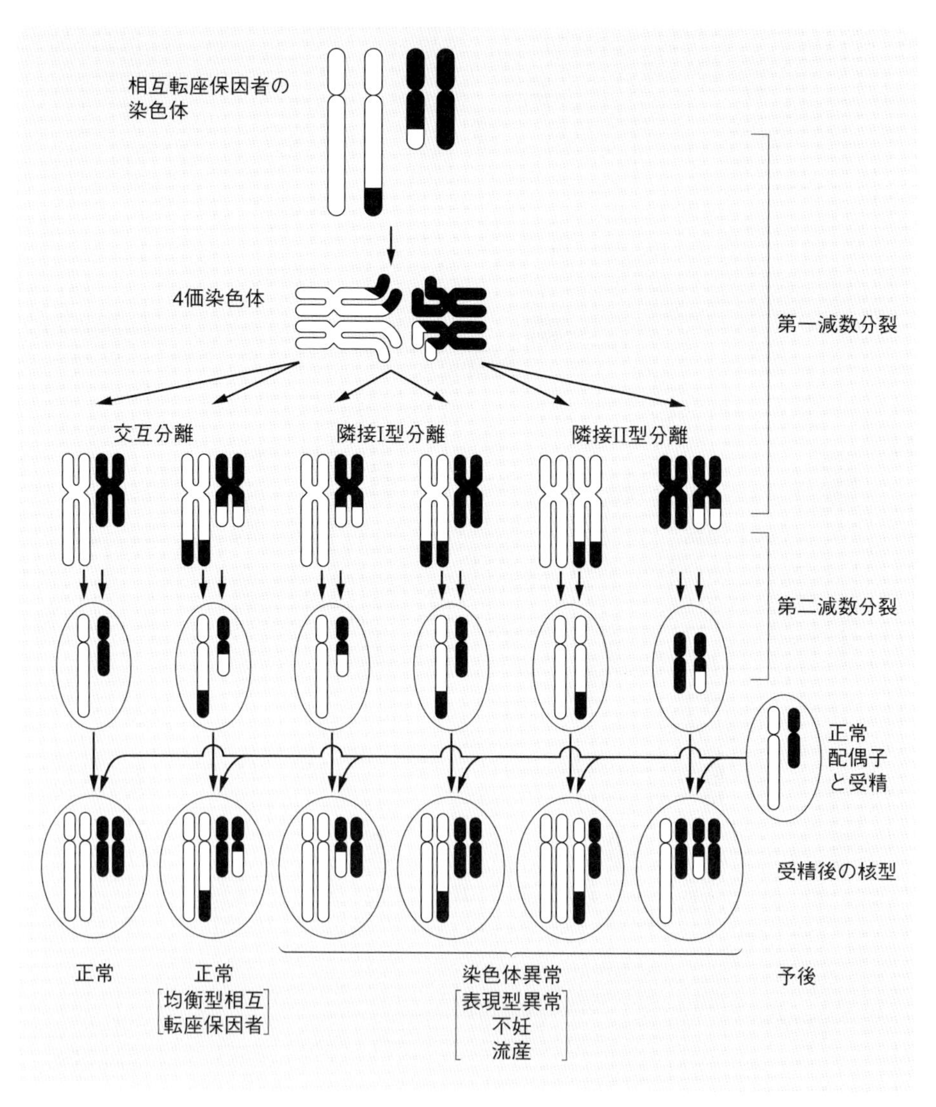

図 1-77a 均衡型相互転座保因者の配偶子形成

均衡型相互転座保因者の配偶子形成において，交互分離では表現型正常，隣接分離では表現型異常となる．記載したもの以外にも第一減数分裂で染色体が３：１や４：０に分離する形式もまれであるが存在する．

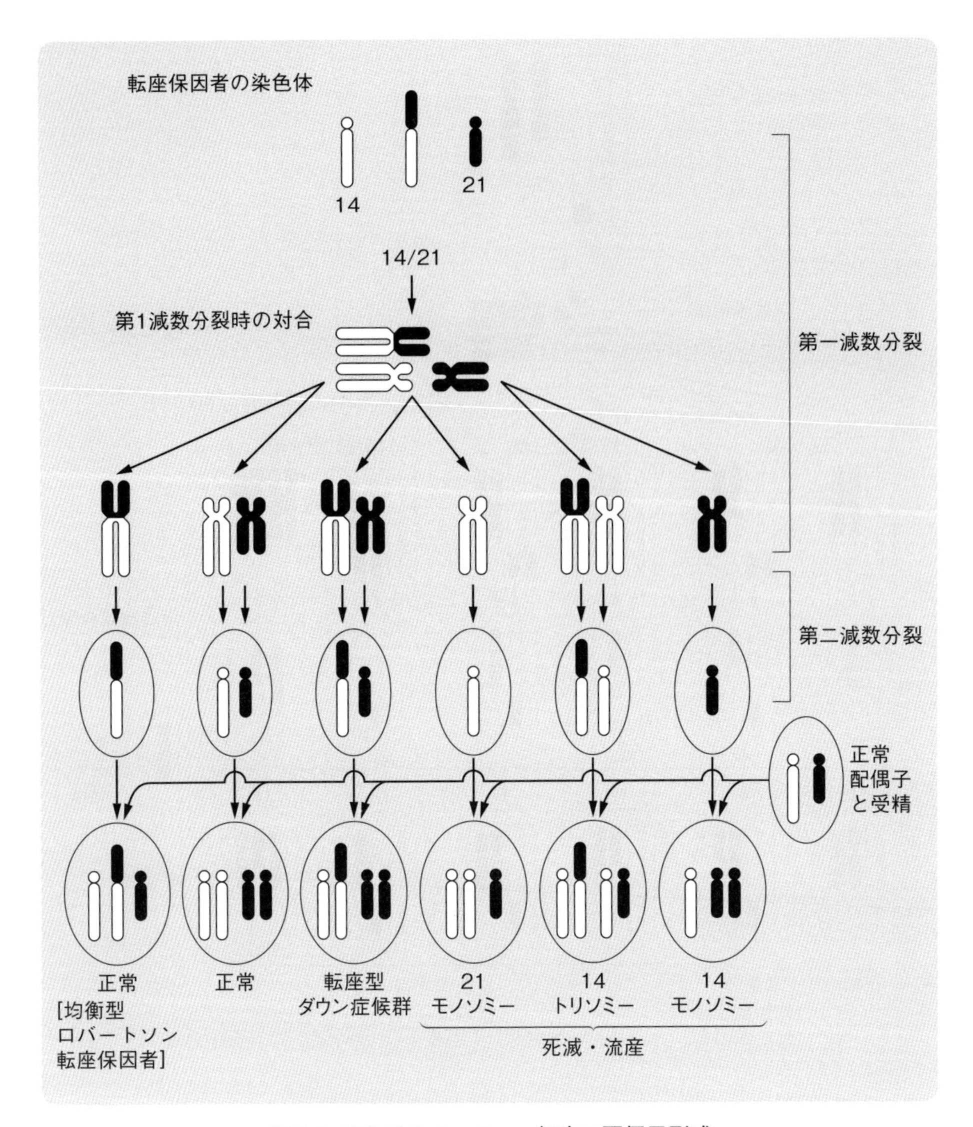

●図 1-77b●Robertson 転座の配偶子形成

出生に至るのは 13，18，21 トリソミーのみである．それ以外のトリソミーやモノソミーは受精が成功しないか流産に終わる．

経の場合にもこのような性染色体異常のみつかる可能性が上昇するので染色体検査を考慮する．

4　性染色体の低頻度モザイク

表現型正常の女性でも染色体検査を行うと，46,XX の細胞に混じって，45,X や 47,XXX の細胞がわずかに認められる場合がある．これは性染色体の低頻度モザイクとよばれ，その割合が 10%以下であれば疾患との関係はなく，正常と考えてよいとされており，モザイク型の Turner 症候群ということではない．しかし，不妊症との関連性については，まだ完全に無関係と断定できる状況ではなく，否定的なものと関連性を示唆するものといずれの報告もある．

5　男性不妊と Y 染色体の微小欠失および染色体異常

ヒトの Y 染色体上には，男性を決定する遺伝子（SRY 遺伝子等）と造精機

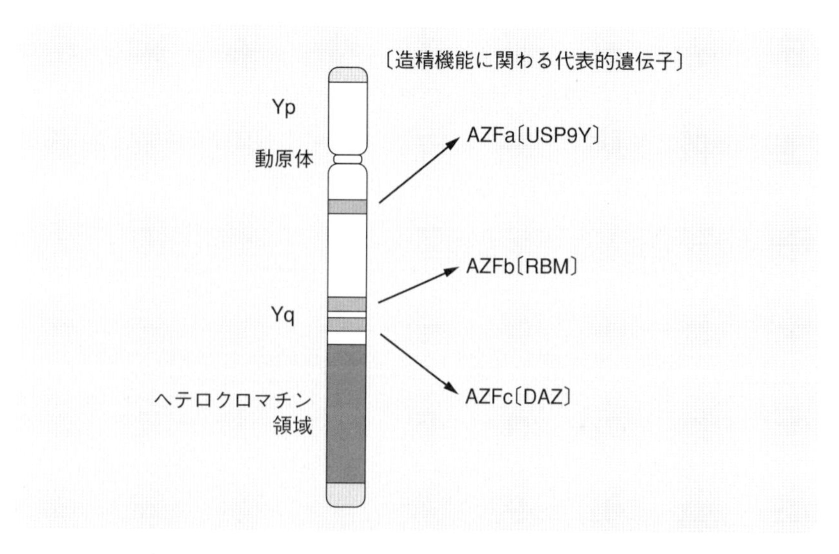

図 1-78　ヒト Y 染色体上の造精機能に関わる遺伝子

Y 染色体上に存在する造精機能に関わる遺伝子の微小欠失が乏精子症や無精子症の原因となる．AZFa，AZFb，AZFb+c，AZFa+b+c の欠損では microdissection TESE を行っても精子回収は困難とされる．AZFc のみの欠損や欠損のない特発性のものでは 50〜70%程度は回収可能である．

能に関わる遺伝子（DAZ 遺伝子等）が報告されている．Y 染色体長腕上の造精機能に関与する azoospermia factor（AZF）領域における微小欠失（Yq-microdeletion）が，重症造精機能障害を有する男性に高頻度に認められることが判明し，男性不妊の重要な原因の 1 つである造精機能障害が Y 染色体の微小欠失によることが明らかになった（図 1-78）．従来は重症造精機能障害を有する男性は妊孕性がないことも多かったが，近年はこれらの男性でもその精子を用いた顕微授精を行うことで挙児を得ることが可能になってきた．しかし同時にそのことは，この微小欠失を有する Y 染色体が次世代の男児に伝達されることを意味するので，出生した男児の将来の妊孕性について大きな影響を及ぼす可能性が指摘されている．男性自身に染色体異常や Y 染色体微小欠失がなくても，体外受精（特に ICSI）を必要とするような重症乏精子症の場合（500～1000 万/ml 以下）には突然変異により精子が染色体異常（構造異常や数的異常）を有する可能性がわずかに上昇する．

6　染色体検査の実施時期

男性が無精子症や重症乏精子症の場合や，女性が反復流産や原発性無月経，早発閉経の場合には，染色体検査は標準的に実施する．これ以外の場合については実施時期は決定的なものはないので，個々のケースに応じて実施する．具体的には「D　遺伝カウンセリング」の項を参考にされたい．

C　染色体異常による不育症

1　総論

不妊症・不育症・先天異常症という 3 つの疾患概念は，一見それぞれ独立したもので，お互いの関連性はあまり認識されていないが，原因が染色体異常である場合には，その引き起こす障害の程度によって，これらの病態のどれになるかが決まることになり，染色体異常という 1 つの原因による，疾患の重症度の違いに過ぎないと考えられる（図 1-79）．すなわち，受精卵の染色体異常の影響が非常に大きい場合は，正常な卵分割ができず，妊娠と認識されず，不妊症となる．染色体異常の影響がやや軽いと少し妊娠が進行して流産となることが多く，繰り返すと不育症とみなされる．そして，さらに生体に与える障害が軽いと，染色体異常による先天異常児として出生すること

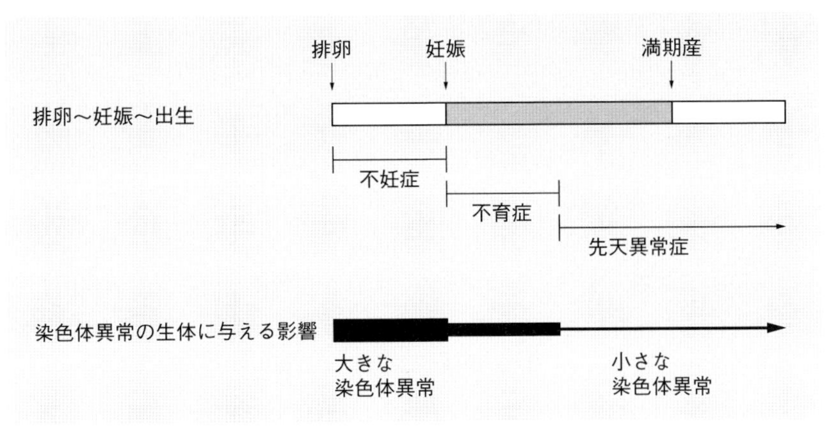

図 1-79 染色体異常による不妊症・不育症・先天異常症の関係
配偶子の染色体異常はその成体への影響の程度によって，受精障害から先天異常までさまざまな症状を呈する.

になる．カップルのいずれかが構造異常，特に均衡型相互転座の保因者の場合は，特定の染色体が関係する不均衡型の染色体異常妊娠を繰り返すことがある．このような場合には，どの染色体が構造異常に関係しているかによって，それが不均衡型となった場合に生体が受ける障害の程度が変わり，結果的に不妊～不育症～染色体異常児の反復のいずれかになる.

2　流産と染色体異常

臨床的に妊娠と認められる妊娠第Ⅰ期での自然流産のうち，約半数に染色体異常が認められるとされてきた．これらの染色体異常はほとんどが数的異常で突然変異によるものであり，次回の妊娠に影響するものではないが，2%程度にみられる構造異常はその親が均衡型構造異常の保因者である可能性があり，カップルの染色体検査を実施して確認する必要がある．2回以上の流産既往のあるカップルの4.7%では，そのいずれかが染色体検査で均衡型構造異常（相互転座，Robertson転座または逆位）の保因者であるとされ，これは一般頻度の10倍程度に上昇していると考えられる.

3　不育症と受精卵の染色体異常

着床前診断の際に，受精卵から割球の染色体を調べた報告では，反復流産カップルでは染色体異常をもつ受精卵の割合が，70.7％と対照群の45.1％に比して有意に高いという報告がある．ただし，受精卵においては染色体異常のモザイク（一部の細胞にのみ染色体異常がみられる状態）が高率に認められることが判明しており，こうした受精卵が実際にどのように発育していくかは未解明である．また，カップルのいずれかが均衡型構造異常の保因者である場合に，受精卵のどの程度に染色体異常が認められるかについては，関与している染色体と転座の切断部位により大きく異なっていると考えられるが，いずれかが均衡型相互転座保因者のカップルの受精卵では50〜70％程度が，Robertson転座保因者でも42〜70％程度が染色体の不均衡型構造異常を有していると考えられる．

4　不育症を呈する染色体の均衡型構造異常保因者に対する治療方法の選択

不育症カップルのいずれかに染色体の均衡型構造異常が判明した場合に，着床前診断を行って不均衡型の染色体を除いて胚移植するという方法が実施されつつある．ただし，着床前診断を行っても自然周期で経過を見た場合でも，40〜80％は最終的に健常な児をもうけていると言われるなど，これらの治療成績についてはさまざまな報告と意見がある．現時点での認識としてはカップルのいずれかが均衡型構造異常の保因者であり，かつ習慣流産を示す場合には，着床前診断を行うことで，妊娠あたりの流産率は自然周期の80％程度が20％程度へと著明に減少するが，生児獲得率（最終的に児をもうける可能性）は自然周期と大差ない可能性がある．とはいえ，生児を得られるまでに何度も流産を繰り返すことはカップルにとって精神的にも身体的にも大きな負担であり，着床前診断の意義は認められる．一方で自然妊娠するカップルに着床前診断のための顕微授精を行うことは，経済的および（流産とはまた異なる）身体的負担をかけることになる．どのような治療方針をたてるかについては，個々のカップルに応じた細かな対応が必要であり，統計データという平均化された全体像のみから，短絡的に決定することのないようにすべきであろう．不育症カップルにおいて，いずれかが染色体の均衡型構造異常の保因者という状態がみつかると，原因が治療のできない染色体異常であるということから，カップルの妊娠に対する希望が失われかねない状況も想定される．しかし，実際は上記のように，生児を獲得する可能性は決して少なくないので，ここでも充分な遺伝カウンセリングによる対応を必要とする．

D 遺伝カウンセリング

遺伝カウンセリングは質の高い不妊治療を提供するための医療サービスの1つとされている．生殖医療は受精という遺伝情報の次世代への伝達に直接関わる領域であり，本質的に遺伝医療とは関わりが深いが，生殖補助医療の普及以前は，不妊治療の中心は排卵誘発であったり，卵管開通処置であったりと，直接的に受精現象を取り扱うことがなく，あまり遺伝医療との関連が認識されていなかった．しかし，体外受精が導入されて，顕微授精に発展し，現在の着床前遺伝子診断に至る過程で遺伝医療としての側面が改めて認識されてきている．20年以上前の体外受精が不妊治療として臨床に導入された際にも，その先端的な技術の影響などが不明であったことから，これがもたらす可能性のある先天異常や遺伝的な影響は治療を受けるカップルに提供される必要があったと考えられるが，当時はまだそうした遺伝カウンセリングといった概念が充分に浸透しておらず，また幸いにも体外受精で大きな先天異常や遺伝的リスクが生じなかったことから，生殖医療の現場ではあまり遺伝カウンセリングは注目されてこなかった．

しかし顕微授精の導入が，この状況に変化をもたらす契機となった．顕微授精により従来なら妊娠不可能であった重症の乏精子症による男性不妊でも妊娠可能になった一方で，たとえば重症の乏精子症を適応とした顕微授精において，児の染色体構造異常や性染色体異常の増加が報告されてきた．またY染色体の微小欠失が乏精子症や無精子症の原因となることが報告され，顕微授精の妊娠によりこの微小欠失が次世代の男児へと伝達される可能性が問題となった．これらの治療に際しては遺伝カウンセリングを充分に行って不妊カップルの理解を得ておく必要があり，その重要性が認識されてきた．また，染色体の均衡型構造異常（相互転座など）の保因者への対応も重要で，これは不妊症や習慣流産の原因となると同時に，染色体異常児の出生につながる可能性もあるだけに，充分な遺伝カウンセリングが必要である．また，

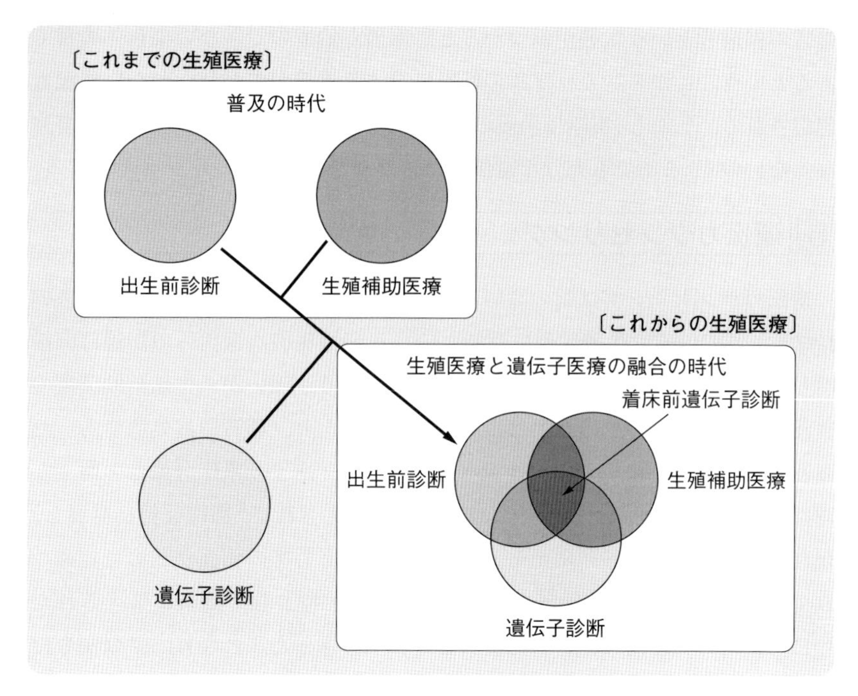

図 1-80 これからの生殖医療

遺伝子医療・出生前診断・生殖補助医療は個別に発達してきたが，着床前遺伝子診断に至ってこれらが融合する状況となっている．

妊娠が順調に経過した場合でも羊水検査の適応の有無，羊水検査の結果で問題点が判明した場合の対応など遺伝医療としての継続的な対応が必要である．そして現在最も注目されている遺伝性疾患や転座型染色体異常保因者の不育症に対する着床前診断は遺伝子診断と出生前診断が生殖補助医療と融合した最も先端的な生殖医療である（図 1-80）．こうした治療を行う場合には，個々の不妊カップルによって異なる不妊原因や治療法，遺伝子診断や染色体検査の方法について，その意義やリスクはもちろん長期予後など不明瞭な点も治療を受けるカップルに充分理解してもらう必要がある．また，不妊症や不育症で染色体検査を行う場合は，できるだけカップル 2 人とも同時に実施する方がその後の方針を明確にする上で望ましい．しかし，検査により染色体異常がみつかった場合に，そうした結果（個人情報）の告知は慎重に行う必要がある．カップルのいずれかに染色体異常があるという告知にとどめて，それが２人のどちらであるかまでは明らかにして欲しくないという場合もあるので，検査を実施する際と結果に異常があって説明する際には，充分な遺伝カウンセリングを行って，必ずカップルにどういう考えであるかを確認してから告知する．

従来はこうした遺伝カウンセリングは不妊治療の担当医や産婦人科専門医の臨床遺伝専門医が行ってきたが，医師による不妊原因や治療の説明はどうしても一方通行になりがちで，充分な理解が得られていないままに，診断や治療が進んでしまう可能性がある．ある程度時間をかけて相互的な関係を築き，理解不足の点を把握して，こうした点をきめ細かく伝えて理解を得ていくために，非医師の認定遺伝カウンセラーは，今後の不妊治療施設での活躍が期待されている．こうした不妊診療における遺伝カウンセリング重視の背

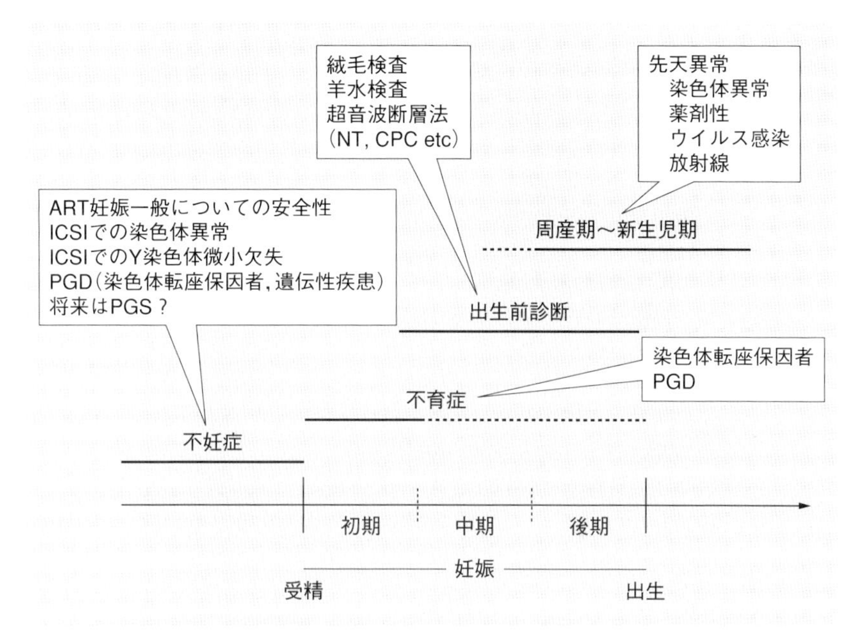

図 1-81 生殖医療における遺伝カウンセリングの関わる領域
受精〜妊娠〜胎児発育〜出生のすべての領域で遺伝カウンセリングは重要である．PGD: preimplantation genetic diagnosis〔着床前（遺伝子）診断〕，PGS: preimplantation genetic screening（着床前スクリーニング），NT: nuchal translucency（胎児頸部浮腫），CPC: choroid plexus cyst（胎児頭蓋内の脈絡叢囊胞）

景には，患者のニーズに応じた質の高い医療の提供の必要性に対する認識の向上が第一であるが，実際に医療の高度化により医師だけでは専門性や時間の点から対応できない現状がある．また，同時に説明不足や理解不足が招きかねない，不妊カップルの精神的な不安の緩和や治療上のトラブルを回避する意味合いもある．

以上のまとめとして，生殖医療における遺伝カウンセリングの関わる領域を図 1-81 に示した．不妊治療と不育症治療に示した領域に関わりが大きいのはもちろんであるが，妊娠した後の出生前診断や周産期～新生児期の胎児の異常などもあらかじめ情報提供しておく必要があることから，生殖医療領域の遺伝カウンセリングは妊娠前から出生後までという広い領域をカバーする必要がある．この領域は今後ますます発展してくると想定され，遺伝カウンセリングのはたす役割はさらに重要になってくると考えられる．

■文献

1）Gardner RJ, Sutherland GR, Shaffer LG. Chromosome Abnormalities and Genetic Counseling. 4th ed. Oxford Monographs on Medical Genetics. No. 46. 2011.
2）Cytogenetics of human germ cells. Cytogenet Genome Res. 2005; 111: 189-400.
3）新川詔夫, 阿部京子. 遺伝医学への招待. 改定第 4 版. 東京: 南江堂; 2008.
4）杉　俊隆. EBM に基づく不育症診断の実際. 東京: 金原出版; 2007.
5）新川詔夫（監）, 福嶋義光（編）. 遺伝カウンセリングマニュアル. 改定 2 版. 南江堂; 2003.
6）福嶋義光, 編. 遺伝カウンセリングハンドブック 遺伝子医学 MOOK 別冊. 大阪: メディカルドゥ; 2011.
7）Stahl PJ, Masson P, Mielnik A, et al. A decade of experience emphasizes that testing for Y microdeletions is essential in American men with azoospermia and severe oligozoospermia. Fertil Steril. 2010; 94: 1753-6.

【澤井英明】

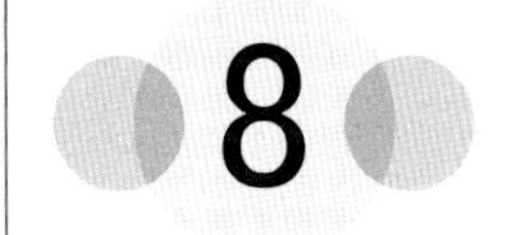

生殖心理カウンセリング

A 生殖心理カウンセリング（不妊カウンセリング）と日常的心理社会的ケア

2015年3月，欧州生殖医学会（ESHRE）の心理学・カウンセリング専門部会（The Psychology & Counseling Special Interest Group）は，生殖医療を受ける患者の心理支援に関するガイドラインを発表した[1]．ESHREでは以前から心理カウンセラー等の精神保健専門家 mental health professionals（以下，生殖心理カウンセラーと表記）のための不妊カウンセリングガイドラインを作成しており，そこには，全ての医療者が行うべき心理支援としての「患者中心ケア patient-centred care」と，生殖心理カウンセラーが行う「不妊カウンセリング infertility counseling」とが区別され，不妊カウンセリングが専門家による心理支援であることが明記されている[2]．約15年の時を経て作成された今回の新しいガイドラインは，副題に“A guide for fertility staff”とあるように，生殖医療スタッフが，日常業務として実施すべき心理社会的ケア routine psychosocial care について，エビデンスに基づくガイドラインとなっている．ここでいう日常的心理社会的ケアは，従来の患者中心ケアとほぼ同義と考えられる．

このような日常的心理社会的ケアを行うことで，不妊治療のストレスの軽減，ライフスタイル行動の変化，不妊関連知識の増大，患者のウェルビーイングや治療コンプライアンスの向上が期待されるとしている[3]．また，ガイドラインでは，日常的心理社会的ケアでは対処が困難な患者に対して専門家による不妊カウンセリングを紹介することの重要性についても記されている．

わが国では生殖心理カウンセラーの参入が諸外国に比べて遅れているため，ガイドラインでいう日常的心理社会的ケアのことを“不妊カウンセリング”と称し，主に看護職を中心とした医療スタッフにより実践されてきた歴史がある．そのため，諸外国の不妊カウンセリングとの整合性がなく混乱をきたしている．

本書の初版（2007年）では，当時の状況を踏まえ，わが国で従来“不妊カウンセリング”として捉えられてきた心理支援を「誤解」という形で例示し批判的に検証し，本来の不妊カウンセリング（生殖心理カウンセリング）について概説した．しかしいうまでもなく，医療スタッフによる日常的心理社会的ケアは生殖医療に不可欠かつ重要であることは間違いない．本稿において次項以下に示した「誤解」とされる心理支援については，不妊カウンセリングではなく日常的心理社会的ケアの範囲で行われるべきものと読み替えると理解しやすいだろう．その上で，日常的心理社会的ケアを補完する専門的な心理支援として生殖心理カウンセリングが必要であることを理解していただきたい．日常的心理社会ケアと不妊カウンセリングはどちらかがあればよいというものではなく，両方がそろって初めて患者への有効な心理支援システムとなるということをすべての医療者が理解することが，わが国の生殖医療の健全な発展に不可欠である．なお，精神保健専門家が行うべき「生殖心理カウンセリング」の詳細は，本書の姉妹編である「不妊症治療 up to date 編」に詳述されているので参照していただきたい[4]．

B 生殖心理カウンセリングに対する誤解

誤解① 「不妊カウンセリングは“医学的情報提供”である」

インターネットなどを散見すると，医師や看護職が不妊症治療についての医学的説明を行うことを「不妊カウンセリング」と称している施設が多いことに気づく．そのせいか，不妊症治療施設で活動する心理カウンセラーにも，「治療について説明してほしい」「自分の治療が適切なのか判断してもらいたい」といった医学的情報提供や，医学的なセカンドオピニオンを希望する患者が少なくない．また，医療者の中にも，不妊カウンセリングの役割として，「適切な医療情報の提供」ということを重視する立場もこれまで多くみられてきた．しかしながら，本来，医学的情報提供は医師の役割であり，インフォームド・コンセント（説明と同意）の徹底は現在では医療における常識である．にもかかわらず，生殖医療を受ける患者からは情報提供の質量ともに不充分であるという不満が絶えない．このことには生殖医療の特殊性が影響していると考えられる．

これまで，生殖医療は医師主導で実施され，患者はあくまで“素人”として，専門家である医師の治療方針に従うのが当然という考え方が根強く，患者もまた自ら治療の意思決定を行うことなく，「医師にお任せ」という態度をとりがちであった（パターナリズム）．しかしながら，適切な医学的情報提供がないまま治療が行われることで，患者は自らの現在の医学的状況や治療の可能性について知ることができず，自己決定が困難となるのみならず，自己コントロール感覚が脅かされ，不安を感じるものも少なくなかった．また，生殖医療のシステムの中で，患者数の増加と施設の経営的側面から，医師は多くの患者を診療する必要が生じ，1人の患者に費やせる時間は短くなり，その結果治療の情報提供は医師以外の医療従事者に求められるようになった．そこで，看護職を中心に医学的情報提供を積極的に行うようになり，それは一定の成果をあげてきたことは確かである．このような事情から，不妊カウンセリングにおける情報提供の意義が強調されてきたといえる．

しかしながら，医療の情報提供そのものは，前述のように患者とのインフォームド・コンセント，最近ではインフォームド・チョイス（説明された上での選択）の一部であり，これはカウンセリングとは区別して考えられるべき行為である．すなわち，医学的情報提供は，患者の自律的な治療の意思決定の前提条件であり，これが行われていない施設はカウンセリングを論じる前に診療体制そのものを改善することが先決である．生殖心理カウンセリングは，後述するように，患者が情報を得たうえで，それを自分がどのように取り入れ，意思決定に生かしていくかの援助を行うことなのである．

筆者が考える生殖心理カウンセリングにおける情報提供への関与は以下の3点である：

①医学的情報よりも，不妊症治療や不妊であることが個人やカップル，家

族に与える心理的影響に関する情報提供を行う，

②情報そのものの提供は最小限にし，患者と医療者とのコミュニケーションエラーを最小限に減らす援助を行う，

③情報との付き合い方の援助を行う．

まず，①については，心理学的情報提供とよんでもよいと思うが，これまであまり行われてこなかった援助形態である．子どもを望んでも恵まれない不妊という状態そのものや，その治療はそれを経験する患者に多大な心理的苦痛を与えうる．しかしながらそれがどのようなものかがわからないことが，より苦痛を増大させ，対処を困難にしてしまう．そこで，特に治療前において，これから受ける治療がどのように自分たちの心理や対人関係に影響を与えるかについて情報を得ておくことは，患者のメンタルヘルスを悪化させないために非常に重要である．心理学的情報提供は，カウンセリング面接の中で行われることもあるが，病院のパンフレットや待合室で患者が閲覧，持ち帰りできるような形でも行われることが重要である．Boivin らが指摘するように，生殖心理カウンセリングを利用しない患者に対しても，それらの心理学的情報提供はすべての患者のメンタルヘルス増進に有益であることが知られている[5)]．

②については，生殖心理カウンセラーは基本的な医学的知識を有していることは必要ではあるが，情報提供そのものはやはり医療専門職ではない心理職よりも医療スタッフが行うべきであろう．そのため，カウンセラーは患者がきちんと医療スタッフから情報提供を受けられるよう連携をとり，患者が納得して治療を受けられるようにすることが必要である．しかしここで着目しなければならないのは，「医療職でないカウンセラーにどうして患者は医療に関する情報提供を求めたのだろうか」という視点である．つまり，何らかの理由で患者は医療スタッフではなく，カウンセラーに尋ねているのである．もちろん，患者は単にカウンセラーも医療スタッフだと思い質問したのかもしれないが，医療スタッフとのコミュニケーションに困難を抱えているために尋ねてきた可能性に留意しなくてはならない．そのような場合には，ただ「スタッフに尋ねてください」では患者の本当のニーズに応えていないことになってしまう．『今，ここ』でカウンセラーに向けられている患者の思いに繊細に配慮することが求められる．

③について，いまや不妊に関する情報は，インターネットや雑誌媒体などを中心に氾濫しているが，それらが患者の役に立っているというよりは，むしろその情報に振り回され混乱している状況がみられる．医療者にとっても，患者が根拠のない情報を確信するために，施設の治療方針がうまく伝わらなかったり，治療同意が得られにくくなる事例は多くみられる．情報そのものの教育ではなく，情報を適切に取捨選択し，自分に有益な情報を利用する方法を教育するというメタな次元での啓蒙が必要なのである．その際に有益なのが，「クリティカルシンキング（批判的思考）」の考え方である．クリティカルシンキングについての詳細は成書に譲る[6]が，『情報を鵜呑みにせず，自分の頭で，しかも正しいやり方で考える』というクリティカルシンキングの考え方を患者が身につけることにより，治療の自己決定を患者が主体的に行えるようになり，医療者側にも大きなメリットがあると思われる．このことに対しカウンセラーはセミナーや講演，また個別のカウンセリングなどの機会において患者の心理教育を行う役割を担っている．

誤解② 「不妊カウンセリングは“情報提供による意思決定の援助”である」

この言説に関しては，誤解というわけではないものの，現在の生殖医療の現場で考えられている「意思決定への援助」がカウンセラーの考えるそれとは異なることからあげた．これは前項のインフォームド・コンセントの問題とも関連するものであるが，近年の治療の自己決定を重視する立場で見落とされがちな点ではないかと筆者は考えている．

カウンセリングの場面における患者の訴えで多いものの１つに，「これからの治療をどうすればよいかわからない」という治療の意思決定に関する相談がある．このとき，医療者の援助としてまず考えるのが適切な情報提供であろう．しかし，たとえそれが充分になされたとしても，それだけでは患者の意思決定がうまくいかないことがある．それは，現状の意思決定が「患者の自己決定権」というお題目の下に，情報の提供のみを行い，「あとはお二人で考えてください」と投げ出されてしまっているからに他ならない．患者は意思決定のやり方やカップルとしての決断のためのスキルがない場合，途方にくれてしまうのである．そこで生殖心理カウンセリングでは，患者がそのカップルなりに治療の意思決定プロセスをやりぬけるよう共に考え援助しようとする．実際には，その治療を実施すること/しないことが自分にとってどのような影響や意味をもつのかを考え，自身の価値観と照合し，メリットとデメリットを検討し，他の選択肢について可能な限り考慮して自己の決断を納得のいくものとする．さらにそれをパートナーの決断と照らし合わせ，その相違点を認識した上でカップルとしてもっとも満足のいく選択を行うということである．これは「意味づけカウンセリング implications counseling」として生殖心理カウンセラーの役割の中でも重要なものである．特に，不妊症治療は男女でその負担が極端に違うという性質をもつため，そのことが治療意欲や妊娠可能性に関する認知の差異となりやすい．そのため「カップルとしての」意思決定を行うはずが，実はまったく違う土俵で話し合いが行われていることに気づかず，夫婦関係が悪化することもある．カップルと利害関係のない第三者である生殖心理カウンセラーがこのプロセスに関与することにより，より円滑にカップルとしての意思決定が行えることも多い．

誤解③　「不妊カウンセリングは“励まし”である」

一般のカウンセリングに対するイメージとして，カウンセリングとは「温かい人間的かかわり」であるというものがある．落ち込んでいる人を励まし，やる気を出させるというのはその典型的なものである．不妊という体験は，妊娠の失敗というつらい体験を繰り返すだけでなく，その治療も成功より失敗することの方が多いという性質をもつ．そのため，ショックや落ち込みを経験する患者への対応が日常的なかかわりとして求められる．このとき，たいていの医療従事者は（患者の周囲の人と同様に）励ますことによって患者を早く立ち直らせようとする．落ち込んでいる状態は患者にとってよくないことであり，悲しみを引きずっていれば次の治療に進むことも遅れてしまうと考えるからである．そのため，カウンセラーに対しても「患者を励まし，元気にさせる」ことが求められることが多い．しかしこれは心理学的観点からはあまり効果的ではないことに注意が必要である．

なぜなら，つらいときに悲しむ時間を与えず早く立ち直らせようとすることは，“悲嘆の作業（grief work）”を妨害し，結果的にはその人が悲しみから踏み出すことを遅らせてしまうからである．“悲嘆の作業”とは，健康な個人が自分にとって大切な人やものを失ったときにその事実を自分の人生に意味づけていくための正常な心理過程であり，積極的に行われるべき営為である．つまり，人は悲しむべき時に悲しむことが必要なのである．表面的な励ましは役に立たないだけでなく，時には悲しむことを遠ざけてしまい，患者にとって害になることさえあるのである．生殖心理カウンセラーは，この「悲しむということ」の重要性を理解しており，患者の悲嘆の作業を促進することを援助する．

また，不妊という体験は毎月のように失敗＝喪失体験を繰り返すという特殊な性質をもち，さらにその喪失もはっきりと誰かが亡くなるというものと異なり，「あいまいな喪失[7]」という側面ももつため，患者が悲嘆の作業をやりぬくことがより困難になる可能性がある．また，生殖医療のシステムは妊娠するという希望に向かって努力を重ねることが望ましいという価値観を明示的，暗示的に示されるために，患者は「前向きにがんばらなければならない」という呪縛にとらわれる傾向にある．このことは喪失を喪失として認識せず「なかったこと」にしてしまう可能性があり，喪失への対応という観点からも非常に問題がある．生殖心理カウンセラーは「悲しむことは悪いことではなく，むしろ積極的に必要なことで，それは結果的にあなたの全般的な健康のためにも有効なことである」ということを患者に伝えていかなければならない．

誤解④ 「不妊カウンセリングは“治療終結の援助”である」

前項とは逆に，不妊カウンセリングには妊娠が困難と思われる患者に「引導を渡す」役割が期待されることがある．晩婚化・晩産化などの社会環境の影響や不妊症治療の普及により，加齢患者，治療反復不成功患者などの治療をしても妊娠が期待できない患者の割合は増えている．このような患者の中には，現実的な妊娠可能性を意識的，無意識的に受け入れることが困難で，治療継続を希望するものが少なからずいる．無論，生殖医療においては，「絶対に妊娠しない」ということを医師が専門的立場から断言することは非常に困難であり，可能性は限りなく低くても皆無ではないという状態が長く続く．そのため，医師としてはこれ以上治療を続けてもまず妊娠は不可能だろうと思っても，そのことを患者に「妊娠は不可能」という形では伝えることができず，また患者側も「先生が無理だというまでは可能性があるのだから，可能性がある限りは治療を続けなければならない」と考え，治療が長期化することがよくみられる．治療の可能性がどんなに低くても，そのカップルにとって治療を続けることが意味をもつ場合，治療継続は意味のあることであるし，治療をやめなければならないということはない．しかしながら，治療を続けるということに人生の大切な時間を費やすことで失うものに目を向けず，子どもをもたなくても幸福に生きていく可能性を考慮せずにただ治療を延々と続けているカップルも少なくない．

そこで，カウンセラーが患者の話をよく聴いて，患者の挙児への期待や人生における意味を確認し，自らの不妊体験を人生に統合していくというプロセスを共にすることで，治療を終え，新たな人生を踏み出すことの恐怖や不安を受け止めながらそれをやりぬく患者を支援していくことはカウンセラーの大切な援助である．この意味で，治療終結の援助はカウンセラーが最もその専門性を活かせる領域といえる．しかしながら，これが単なるルーティンになってしまうと，治療をやめることが前提で，終結させるためのカウンセリングとなってしまう．これでは価値観の押し付けになってしまいカウンセリングとはいえない．あくまでカウンセラーは常にあらゆる可能性に開かれた状態でいようとし，患者が迷い，時には立ち止まったりするプロセスも共にする覚悟が必要なのである．

誤解⑤ 「心理カウンセラーは精神病理のある患者のカウンセリングを行えばよく，多くの患者は精神的に健康だから専門家によるカウンセリングは必要ない」

不妊患者の多くは精神病理的には問題がないとされている．そのため，それらの患者には精神保健専門家によるカウンセリングは必要なく，適切な情報提供と支持的なかかわりで充分な援助となるという考え方も根強い．しかしながら，精神病理の有無にかかわらず，精神保健専門家による心理的援助はすべての患者に有効であるというのが筆者の持論である．それは，不妊という体験が，その人のアイデンティティの根幹を揺るがす非常に危機的な事態であり，この不妊経験を自身の人生の中に組み入れていくというプロセスの援助は，生殖医療に従事している医療者よりも，独立した立場で生殖医療を俯瞰できる生殖心理カウンセラーの方が適任であるといえるからである．

そのために生殖心理カウンセラーは，医療者と連携をとり協働しながらも，妊娠イコール幸せ・成功という図式にはまることなく，妊娠する/しないにかかわらずその患者が自分の人生を自分なりに折り合いを付けて生きていくことを支援する立場をとり続けることが必要である．

C むすび〜再び，生殖心理カウンセリングとは

以上をまとめると，生殖心理カウンセリングは，精神保健専門家によって行われる専門的心理援助活動である．それは，単なる医学的情報提供ではなく，生殖医療がその人やカップル，家族に与えるさまざまな心理的影響に関する情報提供およびその影響を考慮した意思決定プロセスの援助であり，その個人やカップル，家族が生殖の問題にその人なりに対処できるよう，言い換れば，その人が自身の不妊体験を自身の人生に組み入れることを援助しようとする営みである．生殖心理カウンセリングを行う生殖心理カウンセラーは，臨床心理学的援助に関する専門的知識および技能をその基礎として有しており，生殖にかかわる特殊な心理的問題について習得し，さらに生殖医学の基本的知識と生殖医療の社会・倫理・法的問題についても理解していることが望まれる．

■文献

1) ESHRE Psychology and Counseling Guideline Development group. Routine psychosocial care in infertility and medically assisted reproduction- A guide for fertility staff. 2015; https://www.eshre.eu/Guidelines-and-Legal/Guidelines/Psychosocial-care-guideline.aspx.

2) Strauss B, Boivin J. Counseling within infertility. In: Guidelines for Counselling in Infertility. ESHRE Monographs. Oxford: Oxford University Press; 2002.

3) Gameirol S, Boivin J, Dancet E, et al. ESHRE guideline: routine psychosocial care in infertility and medically assisted reproduction-a guide for fertility staff. Human Reproduction. 2015; 0; 1-11.

4) 上野桂子. 生殖心理カウンセリング. In: 柴原浩章, 編. 図説よくわかる臨床不妊症学　不妊症治療 up to date 編. 東京: 中外医学社; 2012. p. 107-18.

5) Boivin J, Scalan LC, Walker SM. Why are infertile patients not using

psychosocial counseling? Hum Reprod. 1999; 14: 1384-91.
6) 道田泰司, 宮元博章. クリティカル進化論―『OL 進化論』で学ぶ思考の技法. 京都: 北大路書房; 1999.
7) ポーリン・ボス（中島聡美, 石井千賀子, 訳). あいまいな喪失とトラウマからの回復: 家族とコミュニティのレジリエンス. 東京: 誠信書房; 2015.

【平山史朗】

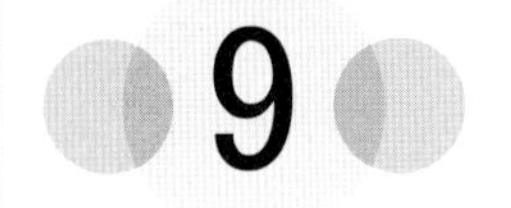

不妊治療と倫理

不妊症の検査あるいは治療を受けるカップルにとって，来院する直接的な動機は，もちろん「自分たちの子どもをもちたい，新しい家族を迎えたい」ということである．ところが，一般的にみても「家族のかたち」は，最近著しく変貌しており，それに伴い人々の考えかたも大きく変化しつつあることを忘れてはならない[1]．

体外受精に代表される生殖医療（ART: assisted reproductive medicine）の近年における著しい進歩と発展は，不妊症カップルを援助することを目標とした多くの臨床家や研究者のたゆまざる努力によることはいうまでもない．一方，「家族のかたち」と同様に，ART をとりまく倫理観も，時代と共に絶えず変化しつつ，同時に機能していることは間違いのない事実であろう．

本稿では，生殖医療に関与する，あるいは従事する立場にあるすべての人々が，常にその意義を認識し，日々，考え続けるべきいくつかの重要なトピックスについて，歴史的経緯を概説するとともに，今日的意味を整理して解説することを目的とする．

A 生殖医療と胚研究の規制とガイドライン

1978 年に，はじめての IVF による児であるルイーズ・ブラウンが英国で出生した当時，IVF の安全性と倫理的な懸念への回答は未成熟であり，IVF に対する社会的な受容は明らかに不十分であった．その結果，ノルウェーやオーストラリアなど，80年代前半にARTについて規制した国々は当初（たとえばノルウェーで男性因子の治療を禁止するなど），かなり制限的な法やガイドラインを導入した傾向がある[2,3]．一方，ARTについての情報が，ある程度，一般に普及した後となった1990年に至り，英国ではHFE法（Human Fertilization Embryology Act）が施行された．その当時，英国で行われた議論の中心は，もはやARTそのものの実施是非ではなくなっており，むしろARTの進歩・発展のために必要とされる胚研究を，どこまで許容範囲とするかという点が中心となった[4]．そして，時代は遷り，その後も断続的にあるいは継続的に，さまざまな国で，ART時代における新しい親子関係のあり方，さらに生まれた子どもたちの立場と権利についての丹念な確認作業が行われ，さまざまなART関連の法やガイドラインの整備が着々と行われてきたのである．

その結果，多くのヨーロッパ諸国においては，各国の文化的あるいは宗教的なさまざまな実情に応じた，制限の程度の異なる規制が行われている．また早期に法規制をした国々のうち，ノルウェー，スウェーデン，英国，フランスなどでは，それぞれの規制が招いた異なる問題点に対応するために，すでに法改定を行っている（たとえばスウェーデンは，当初禁止した提供卵子を用いる治療について，2003年から解禁した）[1]．一方，韓国やシンガポールなどアジア諸国においても，最近になってARTを含む生殖医学について，統合的な規制を意図する法が成立したところが多い．さらにイスラム国家であるイランにおいても，法律や宗教指導者からのfatwa（イスラム教指導者による法的決定）により，（第三者からの配偶子や胚の提供を受ける治療を含む）各種ARTが制度化された．

2015年末現在，州法による規制があるオーストラリアと米国を除くと，今日に至るまで，ARTに関連する国レベルの法的整備がまったく行われていない先進国は，もはや日本のみとなった．また，日本では，ARTの実地臨床に関して，政府や省庁の行政指導や通達レベルにおける制限も存在しない．すなわち，この日本においてARTを取り巻く制度的・法的な状況は，国際的にはむしろきわめて例外的であることを，我々はまず認識する必要がある．

ただし，わが国においても，政府による「医学研究」に関連する規範形成と整備が進み，ARTに関連する可能性のあるものとして，2015年4月に施行された厚生労働省と文部科学省による「人を対象とする医学系研究に関する倫理指針」[5]や2010年12月の文部科学省による「ヒト受精胚の作成を行う生殖補助医療研究に関する倫理指針」[6]などがある．すなわち，臨床分野においても「臨床研究」に相当する「研究的治療」や，基礎分野におけるヒト生殖に関わる「基礎研究」において，医療者，医学研究者らが遵守すべき事項について,「政府ガイドライン」により規範形成する方向性が，近年明確になってきたといえる．

したがって，現在のところ，日本においてARTに関わる立場にある人々が臨床実施上で従うべき規範的事項としては，日本産科婦人科学会（以下日産婦）の見解（いわゆる会告）など，学術団体によるガイドラインのみということができる．

B ARTにおける安全・品質の保証，および治療成績調査登録の重要性

日産婦は，日本において1983年にIVFによる児が誕生したことを受け，同年10月に“「体外受精・胚移植」に関する見解”を，日本産科婦人科学会雑誌に公表した．その後，日産婦からは各種の見解や会告が発表されたが，その中には修正されずに20年以上が経過したものも含まれ，技術的進歩と時代的変化に対応するため，2006年4月に，これら会告は一括して改定されその後も随時改定されている．その詳細は日本産科婦人科学会雑誌とホームページ[7]を参照されたいが，ここでは，2014年6月に改定された「体外受精・胚移植」に関する見解”を表1-23に示す．また，2015年4月には，“生殖補助医療実施医療機関の登録と報告に関する見解”が改定され，ART施設として備えるべき要件と並び，申請審査の留意点，安全管理に関する留意事項，報告の義務などが明確に示されている．この見解の示す主要な点を表1-24に示す．これらを含む数多くの日産婦の会告の中でも，2008年4月の“「生殖補助医療における多胎妊娠防止」に関する見解”の意義は大きい．すなわち，この見解により，わが国における単胚移植への移行が順調に，かつ急速に進んだことは明白である．また，日本生殖医学会（旧，日本不妊学会）も会員に対して，表1-25に示す「移植胚数ガイドライン」などを提示し，日産婦会告のフロントランナーとして，一定の意義をはたしてきたといえる．い

表 1-23 体外受精・胚移植に関する見解（2014 年 6 月）

体外受精・胚移植（以下，本法と称する）は，不妊の治療，およびその他の生殖医療の手段として行われる医療行為であり，その実施に際しては，わが国における倫理的・法的・社会的基盤に十分配慮し，本法の有効性と安全性を評価した上で，これを施行する．

1．本法はこれ以外の治療によっては妊娠の可能性がないか極めて低いと判断されるもの，および本法を施行することが，被実施者またはその出生児に有益であると判断されるものを対象とする．
2．実施責任者は日本産科婦人科学会認定産婦人科専門医であり，専門医取得後，不妊症診療に 2 年以上従事し，日本産科婦人科学会の体外受精・胚移植の臨床実施に関する登録施設において 1 年以上勤務，または 1 年以上研修を受けたものでなければならない．また，実施医師，実施協力者は，本法の技術に十分習熟したものとする．
3．本法実施前に，被実施者に対して本法の内容，問題点，予想される成績について，事前に文書を用いて説明し，了解を得た上で同意を取得し，同意文書を保管する．
4．被実施者は，挙児を強く希望する夫婦で，心身ともに妊娠・分娩・育児に耐え得る状態にあるものとする．
5．受精卵は，生命倫理の基本にもとづき，慎重に取り扱う．
6．本法の実施に際しては，遺伝子操作を行わない．
7．本学会会員が本法を行うに当たっては，所定の書式に従って本学会に登録，報告しなければならない．

ずれも，詳細は学会ホームページを参照されたい[8]．

一方，ART が不妊治療における日常診療の一つとなり，少なくとも方法論上の標準化が進んだ現在，その治療成績については，クリニックレベルではなく，国あるいは地域別に集積することが必要かつ重要であることは広く認識されている[9]．

わが国でも，日産婦は，2007 年 1 月から各症例の治療周期毎の詳細なデータをウェブ上でオンライン登録することを各登録施設に義務づけた[7]．従来から義務づけられていた ART 施設別登録は，各施設の治療周期数や妊娠数など総数を把握するだけであり，統計的意義には限界が明らかであった．このオンライン登録の導入により，国際的な統計処理を可能とするデータが，はじめて得られることとなった．そして，集積された毎年の ART 治療成績は，日本産科婦人科学会雑誌誌上および日産婦ウェブページで公表されると

表 1-24 生殖補助医療実施医療機関の登録と報告に関する見解（一部抜粋）（2015年10月現在）

1. 生殖補助医療の実施登録施設の義務
 1）登録する義務
 2）施設，設備，要員に関する基準を満たす
 3）実施した症例の経過，妊娠・出産を含む転帰を把握し，報告する義務
 4）治療の安全の確保，マニュアル整備，記録・情報の保存管理義務
 5）安全に支障を来した際の，患者，配偶子，胚への最善の対策と学会報告義務
2. 実施登録施設が具備すべき施設・設備基準
 1）必ず有すべき施設・設備：採卵室・胚移植室，培養室・凍結保存設備
 2）その他の有することが望ましい施設・設備：採精室，カウンセリングルーム，検査室
3. 実施登録施設が配備すべき人員の基準
 1）必要不可欠な基準要員：実施責任者（1名），実施医師（1名以上，ただし実施責任者と同一人でも可），看護師（1名以上），胚を取り扱える技術者（医師あるいは，いわゆる胚培養士）
 2）実施責任者の要件
 日本産科婦人科学会認定産婦人科専門医であり，専門医取得後不妊治療に2年以上従事した者
 体外受精・胚移植に関する登録施設において1年以上勤務，または1年以上研修を受け，体外受精・胚移植の技術を習得した者
 常勤であること
 日本生殖医学会認定生殖医療専門医であることが望ましい
 3）その他の要員（連携が望ましい要員）：泌尿器科医，コーディネーター，カウンセラー
4. その他の要件
 1）妊娠から出産に至る経過を把握すること
 2）日本産科婦人科学会にART実施の結果を報告すること
 3）生児を得た症例の不妊治療記録保存期間は20年以上とするのが望ましい

ともに，WHOのNGOのひとつであるICMART（International Committee Monitoring ART）に報告されている．ICMARTにより，各地域，各国から収集されたARTデータは，統計処理後に集計・解析され，ESHRE（European Society of Human Reproduction and Embryology）やASRM（American Society for Reproductive Medicine）などの学会で発表されるとともに論文化され，その統計数値は世界中で広く活用されている[10]．

一般に，医療分野における各種治療成績調査は，さまざまな医療政策決定

表 1-25 日本生殖医学会のガイドライン・提言（2015 年 10 月現在）

2013 年 11 月 15 日	未受精卵子および卵巣組織の凍結・保存に関するガイドライン
2009 年 6 月 19 日	第三者配偶子を用いる生殖医療についての提言
2007 年 3 月 16 日	多胎妊娠防止のための移植胚数ガイドライン
2006 年 9 月 1 日	精子の凍結保存について
2006 年 2 月 2 日	「事実婚における本人同士の生殖細胞を用いた体外受精実施」に関する見解
2003 年 9 月 30 日	「医学的介入により造精機能低下の可能性のある男性の精子の凍結保存」に関する見解
2001 年 6 月 15 日	「クローン技術の生殖補助医療への応用に関する検討」に関する報告
2001 年 3 月 30 日	「クローン人間の産生に関する」日本不妊学会の見解
2000 年 9 月 26 日	Y 染色体微少欠失を有する不妊患者に対する顕微授精について
2000 年 3 月 27 日	染色体の数異常や構造異常による男性不妊の精子の臨床応用について

の根幹となるデータとなる．したがって，ART 登録調査は，わが国の ART を含む不妊症医療の質を向上し，治療や研究に対する財政的援助や給付を含む公的支出をより得やすくする基盤と考えられる．また，国際的データの比較により，異なる医療システムや法規制を有する国の状況を比較することにより，各国それぞれにおいて貴重な示唆が得られる．一方，データを提供した各クリニックは，治療の質について外部からの客観的チェックが可能となるため，必要十分な適切な医療を患者に提供する強い動機づけとなることが予想される．

このように，ART 統計の収集は，ART 治療の安全と品質確保の上で，不可欠なものであり，わが国の各 ART クリニックによる登録調査に対する熱心な協力とサポートは，国際的にも誇るべき状況にあるといえる．

C 第三者の関与する生殖医療とグローバル化

日産婦の「見解」や「親子関係を定義する法律」（親子法）が整備されないことにより，現在のところ，わが国では提供卵子，提供精子，提供胚，IVF サロゲートなど，第三者を治療に介在させる ART を行うことはできない．もちろん，国際的にみても，第三者の関与する治療（特に IVF サロゲート）は，必ずしもどこでも行われている治療というわけではない．すなわち，各国の宗教的・文化的背景により，その可否と範囲が個別に政策的に決定されている場合が多い．

しかし，提供卵子あるいは提供精子を用いる治療を禁止する国は数少ない．また，その異なる規制が存在しうる背景には，逆にARTを用いる治療が現実にグローバル化し，いたるところで国境を越える渡航治療が顕在化し，「禁止」に対して，補償的，相補的に機能していることを忘れてはならない．

前述したように，提供卵子や提供精子を用いるARTを体外受精法により禁止したスウェーデンでも，海外渡航による治療を受けるカップルが数多く出現したため，2003年から国内における治療を可能とした．一方，英国においては，従来から第三者の関与する生殖医療が可能であったが，法改正により2005年4月から，第三者配偶子により出生した児に，出自を知る権利（配偶子提供をした人物の氏名，住所などを知る権利）を認めた．これにより，配偶子提供者は激減し，第三者配偶子を必要とする多くのカップルは海外渡航することになった．特にスペインは，このような治療を受けるカップルが最も多く渡航する国のひとつとなっている[1]．

考えてみれば，自国民の海外渡航を制限することは，通常，政府が政策としてとることはできず，仮に自国において，法律が想定していない，あるいは明らかに違法である行為でも，渡航した先において順法でさえあれば，自国の法規制を他国において自国民に強制することはできない．たとえば国内で禁止されている薬物を許可されている外国で用いることを国内法で罰することはできない．すなわち，海外渡航によるART治療を規制することは，理論的にできないことになる[11]．

さらに，わが国からも多数の不妊カップルが国内で入手できない治療（特に提供卵子を用いる治療）を求めて，米国やアジア各国において越境治療を受けている事実を考慮すると，わが国においても，現実に数多く存在する第三者の関与を得て出生した子どもたちについては，「想定外である」として，その立場に関する判断を放棄することは許されず，各人の基本的人権を第一に考慮して，その法律的立場と権利を尊重する法的基盤を早急に提供する必要があると考える．具体的には，前述したように，親と子の定義を明白化する親子法などの制定が不可欠である．

D 患者中心主義とパターナリズム

医療現場において，「患者中心（patient-centered）」という思想は，医療提供側のパターナリズム（paternalism，しいて訳せば「父親的温情主義」）に対抗する思想として，これまで強調された傾向がある．つまり，基本的にはコンシューマリズム（consumerism，消費者保護ないし消費者中心主義）の一環としての「患者中心」という文脈である．しかし，米国流「患者中心」とは，臨床試験の結果に決定的に依存するEBM（evidence-based medicine）思想と密接に結びついており，さらに患者に対する適切な情報提供によりインフォームドコンセント（informed consent）およびインフォームドディシジョン（informed decision）を直接迫るという，米国流自己決定の陰画にすぎない部分がある．EBMを構成する要素あるいはディシジョンメイキングのための根拠としては，多くの場合，医学的介入による治療期待値（治療効果や生存率）が取り上げられるが，もちろんそればかりでなく，QOL向上や対費用効果も含まれるのはいうまでもない．

つまり，「日本における不妊治療」という「限られた地域における限られた領域の医学介入」の設定について患者中心主義を考慮する場合，われわれは，ここまでに述べた文脈とは異なる要素が介在することに留意すべきである．まず少なくとも2点を重要な要素として組み込む必要がある．

第1は，「不妊治療」領域における介入試験に基づくEBMと称するデータについてである．不妊治療領域においても，さまざまな治療の有用性について，メタアナリシスが試みられ論文となっている．しかし，もし妊娠率や挙児率を最終的アウトカムとした場合，そのインターベンションからアウトカムへの過程に多くのバイアスがかかることはいうまでもない．また，「子どもをもつ」あるいは「新しい家族を迎える」という最終目的に対して，例えばゴナドトロピンの比較試験でしばしば見かける，hCG投与率や採卵数を評価のためのサロゲート項目とすると，その実際的意義がどれほどあるのか，改めて検証する必要性を考えさせられるであろう．たとえば，高齢者治療が多数行われる環境では，妊娠に対する流産率がきわめて高くなることは当然で，最終的目的に到達する確率は圧倒的に低くなる．また，不妊治療の終着地点として，養子が選択肢としてあり得る国・地域と，限りなく困難な場所で，治療選択が異なることはいうまでもないであろう．一方，このように目的と評価項目に大きな乖離がある場合，ランダム化が倫理的に許されるのか，実際に可能なのかという疑問も生ずるであろう．

第2は，わが国における「不妊」そのものの位置づけである．特に，不妊治療について考えるとき，「何をするか，何をしないか」という決断に介入するパラメーターの数に注目する必要がある．これらは，決して医学的なものだけでない，いやむしろ，医学的でない社会・文化的なものが大半を占めるであろう．たとえば，親族・友人の影響・圧力であり，経済状況，家族構成，社会的立場などである．病気化・医療化された「不妊」自体が，社会・文化的な構築物だという見方も可能なのである．

おわりに

生殖医療に従事するものは，変動し流動化する時代的背景の中で，絶えず新鮮な情報を収集するとともに，正確な情報をみずから発信し続ける義務がある．また，旧来の規範的倫理観に固執することなく，絶えず変化し続ける倫理観や，多文化主義とグローバリズムに支えられた多様な価値観を認める見地から，治療を求めるカップルを支えるための思索を日々重ねていくことが必要である．

なお，本稿は本書初版の原稿に大幅な加筆を加え，さらにデータを更新したものであることを付記する．

■文献

1）石原　理. 生殖医療と家族のかたち. 平凡社新書. 2010.
2）石原　理, 出口　顯. ARTの現状—わが国と世界の動向. 臨床婦人科産科. 2006; 60: 11-5.
3）石原　理. 生殖補助医療の規制—ガイドラインか法規制か, それとも？ 医学のあゆみ. 2005; 213: 175-8.
4）石原　理. 生殖革命. ちくま新書. 1998.
5）http://www.mhlw.go.jp
6）http://www.lifescience.mext.go.jp/
7）http://www.jsog.or.jp

8) http://www.jsrm.or.jp
9) 石原　理. ICMART と ICMART glossary. 日本生殖医学会, 編. 生殖医療ガイドブック 2010. 東京: 金原出版; 2010.
10) http://www.icmartivf.org
11) 石原　理. 家族形成資源としての配偶子の空間的・時間的トランスファー「資源人類学」第 9 巻『身体資源の構築と共有』. 東京: 弘文堂; 2007.

【石原　理】

不妊治療と法律

A 不妊治療が適法とされる要件

(a) 不妊症の治療には，(1) 子宮内膜症・排卵障害・男性性機能不全など不妊の原因疾患に対する薬物療法などの一般的治療と，(2) 人工授精・体外受精･代理出産などの生殖補助医療とがある．一般的治療も生殖補助医療も，ともに自然の生殖過程に人為的･医学的に介入するという点は共通しており，両者を截然と区別することは難しいが，後者は，第三者から精子・卵子・胚等の提供を受ける場合など，一般的な不妊治療とは異なる検討が必要になる場合があるので，以下では，両者を分けて検討する．

(b) 一般的な不妊治療: 一般的な不妊治療（検査等も含む）が適法とされる要件は，他診療科における医療行為が適法とされる要件と異なるところはない．すなわち，①医療者が当該医療行為を行う資格を有すること（医師法17条の医師資格，保助看法31条の看護師資格など），②当該医療行為が当該患者にとって医学的適応のあること，③当該医療行為を行うに際して医療者に注意義務違反（＝過失）がないこと，④十分な説明をうけたうえでの患者の同意（インフォームド・コンセント）のあること，である．

このうち，③の医療者に要求される注意義務の程度について，最高裁昭和36年2月16日判決（東大病院輸血梅毒事件）は，患者の生命，健康を管理すべき業務にかかわる医療者には，危険防止のため実験上必要とされる最善の注意義務を尽くすことが要求されるとした．疾患の増悪や治療に伴って発生しうる危険を予見し，その危険な結果を回避するために必要な注意義務を尽くしたか否かは，最高裁平成７年６月９日判決（未熟児網膜症・姫路日赤事件）によれば，診療当時の臨床医学の実践における＜医療水準＞を基準に判断されるが，医療水準は全国一律に決まるものではなく，当該医療機関の性格や地域の特性などによって異なりうる．最高裁平成７年判決は未熟児網膜症の患児に対する光凝固法という診療当時はいまだ追試途上で未確立だった治療法に関する事案であるが，すでに確立した治療法が存在する疾患に関する医療者の注意義務違反の基準は，診療当時の＜医学的知見＞によれば危険を予見することが可能であり，しかもその危険を回避することが可能であったにもかかわらず，医療者がその危険な結果を回避する措置を怠ったか否かによって判断される．例えば，最高裁平成 15 年 11 月 14 日判決は，抜管後の喉頭浮腫による上気道狭窄を看過した医療者に対して，当時の医学的知見によれば当然実施すべきとされていた経過観察および再挿管という結果回避の措置を怠ったとして，注意義務違反を認めた．

したがって，不妊治療に関しても，すでに確立している検査法や治療法に関しては，診療当時の不妊症学において確立している医学的知見に基づいて，発生しうる危険を予見し，危険な結果の発生を回避するための措置を医療者が講じたか否かによって，医療者の注意義務違反の有無が判断される．これに対して，診療当時の不妊症学においてはいまだ確立していたとはいえない検査法や治療法に関しては，その未確立の検査法・治療法が当該医療機関に要求される医療水準といえるか否かによって注意義務違反の有無が判断される．高度の医療機関においては先進的な検査法・治療法も医療水準として要求されることになるが，へき地で少数の医師が専門外の診療科の診療も行わなければならないような場合には，未確立の検査法・治療法を実施することは要求されない．ただし医療水準に達しない医療機関・医師らは，自分のところでは対応できない患者を高度の医療水準にかなった医療機関に転医させるか，少なくとも転医するように勧告する義務を負う（上記平成７年最高裁判決）．

つぎに，④の医療者に課される説明義務は，患者が自分の疾患の性質や当該治療の内容を理解したうえで，これを受けるか否かを決定するために必要な情報（疾患の性質，当該治療法の内容，期待される効果，予想される副作用，他の治療法の有無，他の治療法との優劣，治療しなかった場合に予想される予後など）の全般に及ぶ．さらに，最高裁平成13年11月27日判決（乳房温存療法説明義務事件）は，未確立の医療行為（診療当時は未確立だった乳がん患者に対する乳房温存療法）であっても，患者が強い関心を示した場合には，たとえ医療者自身はその治療法に消極的だったとしても，自らが知っている範囲で当該治療法の内容やその治療法を実施している医療機関について説明する義務があるとした．この判例の趣旨に従えば，例えば患者が習慣性流産の回避のための受精卵診断に強い関心を示した場合などには，医師が受精卵診断に消極的であったとしても，自分が知る範囲で患者に説明する義務が生じる場合も考えられる．

B　生殖補助医療に対する法的対応

(a) 現在までのところ，わが国には，人工授精・体外受精（胚凍結，顕微授精等を含む）・代理出産などの生殖補助医療の実施を規制する制定法や，生殖補助医療によって生まれた子の親子関係・出自を知る権利を規律する制定法は存在しない．生殖補助医療の規制は，日本産科婦人科学会（日産婦学会と略称）など専門医師集団内部の自主規制や，民法をはじめとする現行法の解釈と裁判所の判例の積み重ねに依存している．

個々の生殖補助医療の実施が適法化される要件は，基本的には一般の不妊治療が適法化される要件と異ならないが，人工授精・体外受精・代理出産などの生殖補助医療は，自然の生殖の過程に人為的に介入して子を誕生させることに加えて，場合によっては第三者に由来する精子・卵子・胚等が用いられることから，通常の医療より詳細な説明や検査が必要とされ，さらには，他の手段では挙児が不可能な場合に限って実施が許されるなど，医学的適応要件が加重される．また，必ずしも不妊の治療目的だけではなく，将来の妊孕性の維持，流産や遺伝疾患の回避など不妊治療以外の目的で実施される場合もあることから，実施に際しては患者の年齢制限その他の社会的適応要件が追加される場合もある．

(b) ところで，生殖補助医療に対する法的対応を検討する場合には，以下の2つの問題を峻別して考える必要がある．1つは，ある生殖補助医療を臨床実施してよいか否か，実施してよいとしたら実施の条件はどのようなものか，実施してはいけないとしたら禁止手段は何か—医師団体内部での自主規制に任せるのか，医師資格剥奪や業務停止など医師法等の行政処分によるのか，犯罪化して刑事罰まで科すのか—などが問題となる．2つは，ある生殖補助医療の臨床実施の可否にかかわりなく，当該生殖補助医療が国内外において臨床実施されて子が生まれた場合に，その子の法的地位の問題，すなわち，誰を生まれた子の法的な父・母とするか，また，生まれた子に自分の出自を知る権利をどのように保障するか，の問題である．以下，Cでは，生殖補助医療の手法ごとに，主として臨床実施の可否および臨床実施の条件を検討し，Dでは，生まれた子の親子法上の地位および出自を知る権利について検討する．Cの臨床実施の可否や実施の要件については医師らの自主規制に委ねることができる部分もあるが，Dは公序にかかわる事項であり，医師らの自主規制に委ねることはできない．現在は判例によっているが，子の法的地位の安定のためには，議会による制定法が必須である．

C 生殖補助医療の実施の可否と条件

(a) 人工授精: 顕微授精の進展によって夫婦間の人工授精（AIH）の実施数は減少した．死後生殖の問題を除けば，AIH 独自の法的問題は少ない．精子由来者である夫が死亡した場合は，残存する凍結精子は廃棄するのが原則だが，夫の死亡後に凍結保存しておいた亡夫の精子を解凍して人工授精を受けることが考えられる．夫の死亡後に体外受精が行われた事件を後に紹介する〔C-(c) を参照〕．AIH によって生まれた子の法的地位も問題は少ない．法律婚夫婦（婚姻届を提出した夫婦）であれば，子を産んだ妻が母となり，生まれた子は夫の嫡出子となる（民法 772 条）．事実婚（内縁）夫婦の場合には，分娩した女性が母となり，認知によって相手の男性が父となる（民法 779 条，同 787 条）．

提供精子を用いた人工授精（AID）の実施の可否，実施の条件についてはどうか．1949 年以来わが国 AID の中心である慶應義塾大学病院では[1]，絶対的男性不妊の患者を対象として（医学的適応），人工授精を受けることおよび嫡出子として育てることに同意する旨の書面を提出した法律婚夫婦（戸籍謄本によって確認する）に対して（社会的適応），AID を実施しているようである[2]．当初，法学界の一部からはAIDの実施に対する強い反対意見も表明されたが，その後は慶應義塾大学病院の自主規制を信頼して黙認されてきた[3]．ところが，人工授精目的の精子売買をインターネット上で宣伝する業者が登場したため，日産婦学会では1997年に急遽会告を発して，AIDの実施は施設登録した医療施設において，医師が不妊の法律婚夫婦に対して，同会告の定める手続きに従ってのみ行うことができるとした．

（b）体外受精：わが国の体外受精は，十分な社会的合意もないままに，医師らによる先陣争いのような形で開始され，1983年に東北大学病院で第1例の子の誕生をみた．体外受精の実施の可否および実施の条件については，その後に制定された日産婦学会の一連の会告によって自主規制されてきた．これらの会告によれば，わが国における体外受精は，原則として不妊の治療のために（例外的に受精卵診断のための体外受精が認められる場合がある），法律婚の夫婦に対して，夫婦由来の精子と卵子を体外受精させ，依頼者夫婦の妻の体内に戻すことだけが認められている．胚の凍結保存期間も当該夫婦の婚姻期間かつ生殖年齢以内に限定されている．一連の会告は，「生殖革命」ともいわれた体外受精がわが国社会に受け入れられるための適切な初期条件を設定したものと評価できる．会告が遵守されているかぎり，生まれてくる子は依頼者夫婦間の嫡出子となり，子の法的地位も安定している．

その後，20年近い体外受精の臨床経験を経て，適応範囲の拡大をはかる主張が優勢となり，2000年12月の厚生科学審議会先端医療技術評価部会生殖補助医療技術に関する専門委員会「精子・卵子・胚の提供等による生殖補助医療のあり方についての報告書」を経て，2003年4月に厚生労働省・厚生科学審議会生殖補助医療部会「精子・卵子・胚の提供等による生殖補助医療制度の整備に関する報告書」（厚労省報告書と略称）が公表された[4]．同報告書は，法律婚夫婦に対する不妊の治療として，当事者への説明と同意，カウンセリングの実施など厳格な要件のもとで，AID，提供された精子・卵子・余剰胚による体外受精を認める一方で，代理懐胎（代理母・借り腹）は禁止することを提案した．提供に対する対価の授受を禁止し，提供者は原則として匿名とされる．余剰胚の提供が得られない場合でも，精子と卵子双方の提供による胚の作成は認めず，兄弟姉妹からの提供も当分は認めない．また，営利目的での提供精子等の授受，その斡旋，代理懐胎の施術や斡旋については罰則を設けて禁止する．さらに，同報告書は，提供精子・卵子・胚を用いた体外受精によって生まれた子が15歳に達した後に自己の出自を知る権利を認め，これを保障するために公的な管理機構が生殖補助医療に関する情報を80年間保存することなどを提案した．

(c) 死後懐胎：精子・胚等の凍結技術の進歩により，夫の死亡後に亡夫が残した凍結精子や凍結胚を解凍させ，体外受精や人工授精によって妻が子を出産することが可能になった．生まれたときから父親のいない子を医療によって人為的に生み出すことは子の福祉に反するものであり望ましくないので禁止すべきであるというのが法学界の大方の意見であり，日産婦学会の会告も死後の体外受精の禁止を当然の前提としており，日本生殖医学会見解（2003年9月）は明文で禁止している．

亡夫の凍結精子を用いた体外受精によって妻が懐胎・出産した子が亡父に対して死後認知を請求した事案について，最高裁平成18年9月4日判決は，自然からの乖離が大きいこと，民法が予定していないことなどを理由に，子の請求を棄却し，子と亡父との間の法的父子関係を認めなかった．死後の生殖補助医療は実施すべきではないが，もし死後の体外受精等が実施され子が生まれた場合には，本件の原審である高松高裁平成16年7月16日判決が判示したように，生物的親子関係の存在および夫の死後懐胎への同意を要件に，法的親子関係を認めることが子の利益に合致すると考える．

(d) 代理出産：日産婦学会の会告に従えば，体外受精や人工授精の方法による代理出産は認められない．上記の厚労省報告書も，代理懐胎を禁止するだけでなく，営利目的での代理母斡旋や代理懐胎の施術に対して刑罰を科すことを提案したが，反対派の抵抗にあい立法に至らなかった．法務省・厚労省から諮問を受けた日本学術会議は，代理出産を原則禁止としながらも，公的機関の管理のもとで臨床試験として試行的に実施することを認める報告書を公表したが（2008年4月），代理出産実施の許否に関する立法は現在に至るまで実現していない．

D 生殖補助医療によって生まれた子の法的地位

(a) 提供精子による生殖補助医療（AID・体外受精）の場合，依頼者が法律婚夫婦であれば，「妻が婚姻中に懐胎した子は，夫の子と推定する」（民法772

条1項）という嫡出推定規定によって，妻がAIDによって懐胎・出産した子は夫の子と推定される．自然の生殖の場合には，妻の産んだ子が夫の生物的な子でないときは，夫は子の出生を知った時から1年以内に嫡出否認の訴えによって嫡出父子関係を覆すことができる（民法774条以下）．しかし，AIDの場合には，妻がAIDを受けることに同意した夫が嫡出否認の訴えを提起することは信義誠実の原則（民法1条2項）に反しており許されない．判例も，夫が同意したAIDによって妻が懐胎・出産した子は夫の嫡出子になるとしたが（東京高裁平成10年9月16日決定），妻が夫に無断でAIDを受けて子を懐胎・出産した場合には，夫は嫡出否認の訴えを提起し，嫡出子であることを否定できる（大阪地裁平成10年12月18日判決）．

【コラム】 生物的父子関係と嫡出父子関係の不一致

① 最高裁平成25年12月10日決定　性同一性障害者の性別変更特例法によって性別を変更した男性（元は女性）が婚姻し，妻がAIDによって懐胎・出産した子の場合にも，民法772条の嫡出推定が適用され，生まれた子は夫の嫡出子と推定される．

② 最高裁平成26年7月17日判決　妻が婚姻中に不貞行為によって懐胎・出産した子につき，DNA鑑定によれば99.999998%の確率で子の父は不貞の相手方男性だったとしても，民法772条により，生まれた子は夫の嫡出子と推定される．

提供精子・提供胚等を用いた体外受精を許容することを提案した厚労省報告書に呼応して，2003年7月に法制審議会身分法小委員会生殖補助医療関連親子法制部会は「精子・卵子・胚の提供等による生殖補助医療により出生した子の親子関係に関する民法の特例に関する要綱中間試案」（法制審議会部会中間試案と略称）を提案した．同試案は，提供精子等による生殖補助医療によって生まれた子の法的地位一般について，①分娩した女性を法的な母とする，②実施に同意した夫を法的な父とする，③提供者は子と法的親子関係をもたない旨の3原則を提案している．法学界でも大方がこれを支持しており，自民党はこの原則に沿った立法案を今国会に提出予定であると報道されているが，子の地位の安定のためにも早期の立法化が望まれる[5)]．

事実婚（内縁）の夫婦に対してAID等を実施した場合，懐胎・分娩した内縁の妻が母となることは問題ないが，内縁の夫を法的な父とすることは現行民法のもとでは困難である．もし内縁の夫が自分の子でないことを知りながら虚偽の認知届をしたとしても，最高裁平成26年1月14日判決は，虚偽の認知をした本人も利害関係人として当該認知の無効を主張できるとした（民法786条）．内縁の夫婦間で公正証書によって子の養育契約を締結しておくのがせいぜいのところで，子の地位はきわめて不安定である．

（b）提供精子等で生まれた子は，自己の生物的な出自を知る権利が認められるか．慶應義塾大学病院では精子提供者は匿名とされ，AIDによって妊娠した子が誰の精子によって妊娠したかの記録は残していなかったが，法学界における子の出自を知る権利に関する議論をふまえ，近時は精子提供者の記録を保存しているという．厚生労働省研究班が，慶應義塾大学病院で1998年から2004年に精子を提供した120人を対象に行った調査では，提供者の67%がAIDによって生まれた子が遺伝的な父親を知りたいと思うのは人情で仕方ないと回答しているが，提供者の88%は匿名を条件としてもAIDによって生まれた子に会いたいとは思わないと答えている．厚労省報告書は，提供精子・卵子・胚等を用いた生殖補助医療によって生まれた子は15歳になれば，提供者を特定できる情報も含めて自分の遺伝上の出自を知ることができるとしている．提供者のプライバシーよりも生まれてくる子の福祉を優先したのである．AIDによって生まれた子らによる出自を知る権利の主張も最近は強まっている[6]．今後どのように立法化されるかは不透明であるが，子の出自を知る権利が認められた場合にそなえて，実施医療施設は提供者に説明し，同意を得たうえで情報を長期間保存しておくべきである（日本生殖医学会倫理委員会提言，2009年3月，を参照）．

（c）代理出産（代理懐胎）：日本人夫婦を依頼者とする代理出産がアメリカやアジア諸国など国外だけでなく，国内でも行われていることが公然となっている．代理出産の可否，実施の条件，違反した場合の制裁手段についての議論とは別に，代理出産によって生まれた子の法的親子関係，とくに卵子を提供した女性，懐胎・分娩した女性，依頼した女性のうち誰がどのような要件のもとで法的な母になるのかについての検討が必要である．

わが民法および判例によれば，法的な実母子関係は，嫡出子（民法772条），非嫡出子（最高裁昭和37年4月27日判決）ともに分娩の事実によって成立する，つまり，子を産んだ女性が子の法的な母になるとされる．その後最高裁は，代理出産の場合にも分娩した者（代理母）が生まれた子の法的な母になると判示した．

アメリカにおいてアメリカ人を代理母として代理出産した子について，依頼者（日本人）夫婦の実子とする出生届が不受理とされた事件に関する2件の判例が公表された．1件は依頼者夫婦の妻が50歳をこえていたため，生理的に出産に疑問があるとして不受理になった事例で（最高裁平成17年11月24日決定），もう1件は依頼者が自分のホームページ等で代理出産であることを公表していたため不受理となった（最高裁平成19年3月23日決定）．最高裁は，代理出産の場合にも分娩した者を法的な母とすべきであるから，両事件とも不受理処分は適法であるとした．出産という客観的，外形的に明確な事実により，出産と同時に早期かつ一義的に母を確定させることは子の利益にかなうというのがその理由である．代理出産した子について，何らかの方法で依頼者を実母とする出生届が受理された場合，利害関係人の間で生涯にわたって争いがなければそれでよいが，相続などをめぐって子と依頼者との間の法的母子関係の存否を争う訴えが提起された場合には，子の地位は不安定なものとなる．

最高裁の立場が明らかになり，法制審議会部会中間試案，自民党の立法案ともに代理出産の場合の母子関係につき，分娩した女性を法的な母とする原則を支持しているのであるから，まず分娩した代理母を法的な母とし，代理母と依頼者との間で養子縁組（民法792条ないし同817条の2以下）を行うことが，子の法的地位の安定化のために必要である．国内における代理出産の事実が公にされたケースでも，代理母を実母とする出生届の後に，依頼者夫婦との間で養子縁組をしたようであり[7]，代理出産で生まれた子と依頼者夫婦との間の特別養子成立を認めた審判例も現われている[8]．妥当な解決法と思われる[9]．

■文献

1）安藤画一．人工授精の實施状態．In: 小池隆一，他，編．人工授精の諸問題—その實態と法的側面．東京: 慶應義塾大学法學研究会; 1960. p. 9-24.
2）小池隆一．人工授精の法的側面．In: 小池隆一，他，編．人工授精の諸問

題―その實態と法的側面. 東京: 慶應義塾大学法學研究会; 1960. p. 27-47.
3) 家永　登. 日本における人工授精の状況. In: 唄　孝一, 石川　稔, 編. 家族と医療. 東京: 弘文堂; 1995. p. 424.
4) 厚労省報告書は http://www.mhlw.go.jp/shingi/2003/04/s0428-5.html, 法制審議会部会中間試案は http://www.moj.go.jp/PUBLIC/MINJI135/refer01.html に掲載されている.
5) 毎日新聞 2015 年 8 月 5 日付.
6) 長沖暁子, 編. AID で生まれるということ―精子提供で生まれた子どもたちの声―東京: 萬書房; 2014.
7) 根津八紘. 代理出産. 東京: 小学館; 2001. p. 40-1.
8) 神戸家裁姫路支部. 平成 20 年 12 月 26 日審判 (家裁月報 61 巻 10 号 72 頁).
9) 本章全体について, 家永　登. 人工生殖によって生まれた子と親子法. In: 家永　登, 上杉富之, 編. 生殖革命と親・子―生殖技術と家族 II. 東京: 早稲田大学出版部; 2008. p. 201-39.

【家永　登】

2
不妊治療の実践

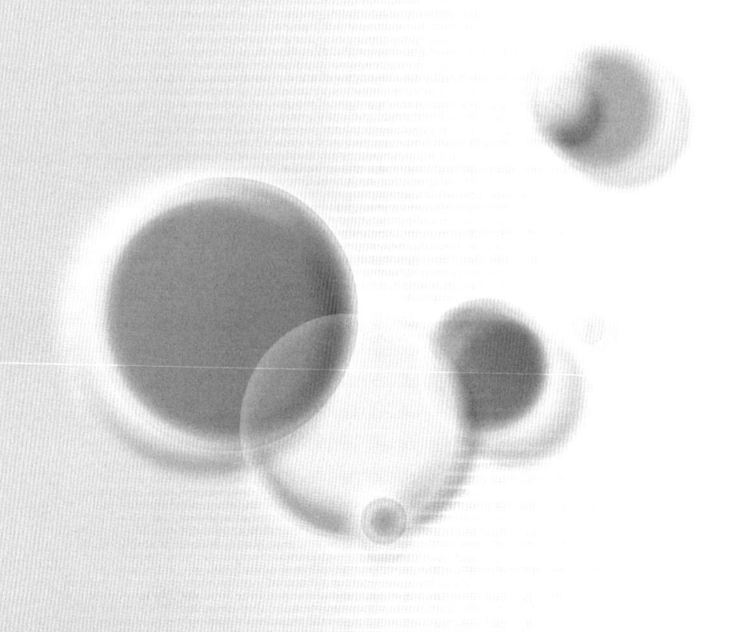

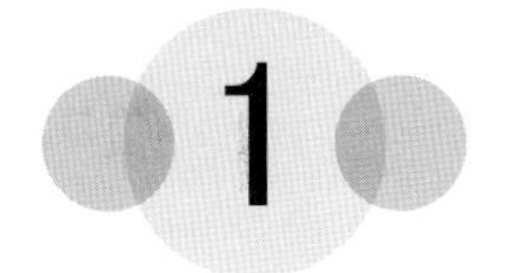

女性不妊症の検査法

挙児希望の婦人あるいはカップルが受診した場合，まず第一に重要なのは正確な問診をとることである．またセカンドオピニオンの時代であるし，不妊クリニックを彷徨するカップルも多いので，無駄な検査，重複する検査は避けなければならない．ただ往々にして結果を急ぎ，治療はARTに走りがちだが，系統的検査の実施は今でも重要であることに変わりない．

一般に行われる不妊症検査として，初期スクリーニング検査と一歩進めた高度な二次的検査について述べる．ここでは挙児希望の方からよく受ける質問を紹介しながら解説する．

A 初期スクリーニング検査

検査項目は，以下にあげるように女性不妊症の原因としては内分泌因子，卵管因子，子宮因子（頸管因子も含む），その他の因子（これには外陰・腟の異常のチェックも含む）に対する検査である（表2-1）．以下は「産婦人科診

表2-1 初期スクリーニング検査法

1）内分泌因子	基礎体温，LH，FSH，プロラクチン，エストラジオール，プロゲステロン，頸管粘液検査，超音波卵胞径測定
2）卵管因子	子宮卵管造影（ヨード系造影剤，超音波）
3）子宮因子	子宮卵管造影，超音波断層法，子宮内膜日付診
4）その他の因子	クラミジア抗体，Huhnerテスト

療ガイドライン，婦人科外来編 2011」[1] に推奨レベル A～B としてあげられている．

次に詳細を述べる．

1　内分泌因子

排卵現象の異常は主に内分泌因子の異常を現している．

最も簡便で汎用されている排卵に関する検査は基礎体温表のチェックである．

Q　基礎体温が 2 相性になっているので女性ホルモンは正常と考えてよいですか？

Q　体温が下がった日が排卵日ですか？

Q　2 相性ですけれど，全体に体温が低いのですが大丈夫ですか？

これらは月経不順症例，挙児希望患者から日常的に訊かれる質問である．

基礎体温とは長期安静臥床にしていた後の口腔内（舌下）の体温である．排卵後は黄体から分泌されるプロゲステロンが視床下部の温度中枢に働いて体温が 0.3～0.5℃上昇する．黄体期中期（高温相の 1 週間目）の血中プロゲステロンの正常値は 10 ng/m*l* 以上とされているが，プロゲステロンが 3 ng/m*l* 以上あれば体温は上昇する．また体温自体は個人差があり，たとえ 36.7℃以下で 2 相性を示していても排卵の存在が示唆される．排卵後体温が上昇するといっても，ホルモン値に比例して体温が上昇するわけではなく，

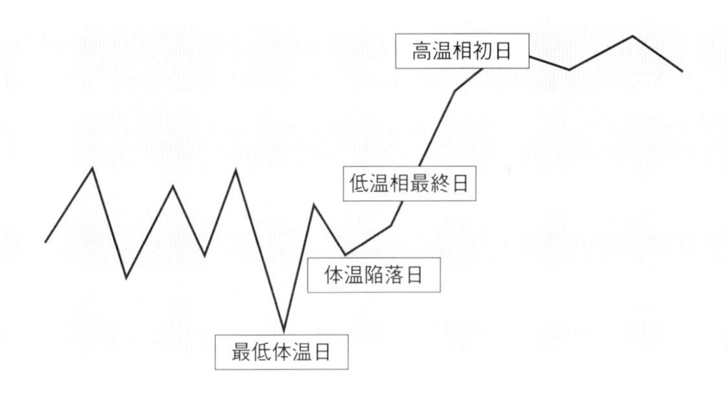

図 2-1　排卵日を推定するための基礎体温上の各期の名称

すぐ振り切ってしまうので，体温の高さでプロゲステロン値を推定することはできない．

排卵日を特定する場合，体温の陥落日，最低温日，高温相の初日などがあるが，最も一致率が高い低温相の最後の日にしても実際の排卵日に一致するのは6割程度である（図2-1）[2]．これも排卵の予測には不向きで体温が上昇してからでないと最終日かどうかはわからない．ただ毎月これがほぼ一定している場合はある程度の予測には役立つ．また口腔内の体温とはいえ，外気温に左右されることもある．排卵の有無，黄体機能のチェックには役に立つが，それ以上のものではない．

Q　排卵がうまく起こらないのはどうしてですか？

Q　もう年だから卵巣の働きが悪いのですか？

これもよく訊かれる質問である．

排卵の調節に関わる組織として視床下部，下垂体，卵巣があり，排卵障害の鑑別には下垂体性ゴナドトロピン（血中LH・FSH）の測定は必須である．この2つが上昇していれば，加齢による卵巣予備能の低下や，卵巣性排卵障害が示唆される．なおゴナドトロピンの基礎値を知るための採血時期は，月経がある症例の場合，月経開始5日以内位が望ましい．無月経の場合は，プロゲステロンまたはエストロゲン＋プロゲステロンを投与して消退性出血後に測定する．もしLH，FSHがともに低ければ下垂体性の排卵障害を示唆される．

月経不順の原因として頻度の高い多囊胞性卵巣症候群（片側卵巣に2〜9 mmの小卵胞が10個以上）の場合はLHの高値か男性ホルモンの高値で診断される．

Q　妊娠していないのにおっぱいが出るのですが？

この場合下垂体ホルモンの血中プロラクチンの測定が必須である．高プロラクチン血症であれば，下垂体腫瘍あるいは機能性の高プロラクチン血症が示唆される．しかし制吐剤などを服用していれば医原性の上昇のこともあるので問診が大事である．

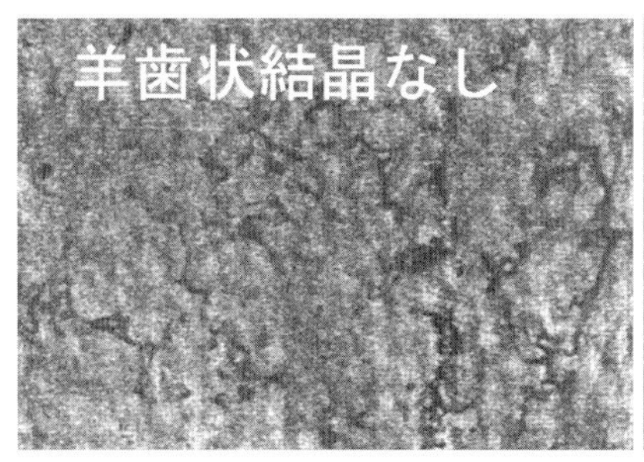

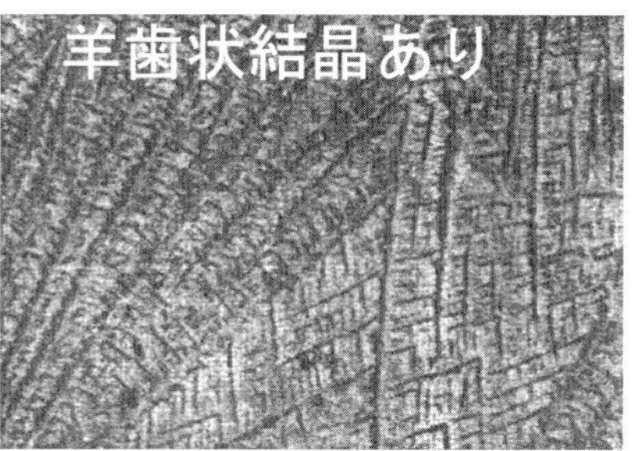

図 2-2 乾燥頸管粘液の鏡検所見

Q　黄体機能不全って何ですか？

簡単にいうと着床障害を起こす原因となる黄体ホルモン分泌の低下や子宮内膜の組織学的異常と説明されている．一般的には排卵後 1 週間目位にプロゲステロンとエストラジオールを測定する．また基礎体温の高温相が 10 日未満の場合も黄体機能不全と診断される．

Q　今月の排卵はいつになりそうですか？　もう排卵が近いのですか？

排卵日を推定することは，不妊症診療の中でもっとも重要なことの 1 つである．排卵日の直前がもっとも血中エストラジオールが高く，それに呼応して頸管粘液も成熟する．またそれは卵胞径が最も大きくなっている時期でもある．頸管粘液は通常 1 m*l* のシリンジで吸引して判定する．排卵日が近い成熟徴候として，その量（0.3 m*l* 以上），牽糸性（スライドグラスに粘液をつけて引き上げると糸をひくがそれが 10 cm 以上），色（透明），粘稠性（表面張力が低下してスライドグラスにおくと拡がる）のチェックを行う．さらに乾燥後に顕微鏡でみて典型的な羊歯状の結晶があれば排卵期と言える（図 2-2）．また経腟超音波装置で卵胞径を測定し（図 2-3），直径が 2 cm 位になっていれば排卵直前で，通常エストラジオール高値，LH サージに入る時期である可能性が高く最も妊娠しやすい時期である．

2　卵管因子

Q　卵管の役目は何ですか？　通っているかどうかはどう診断するのでしょうか？

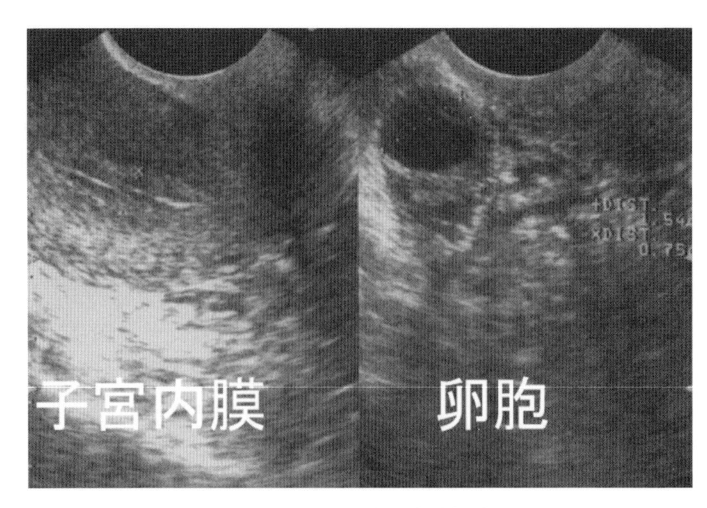

●図 2-3●経腟超音波検査

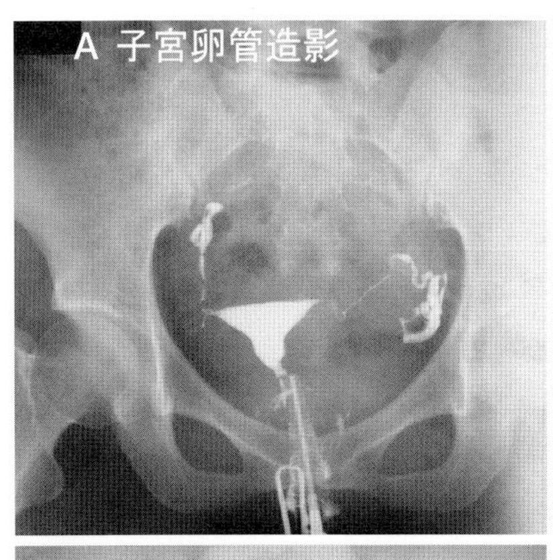

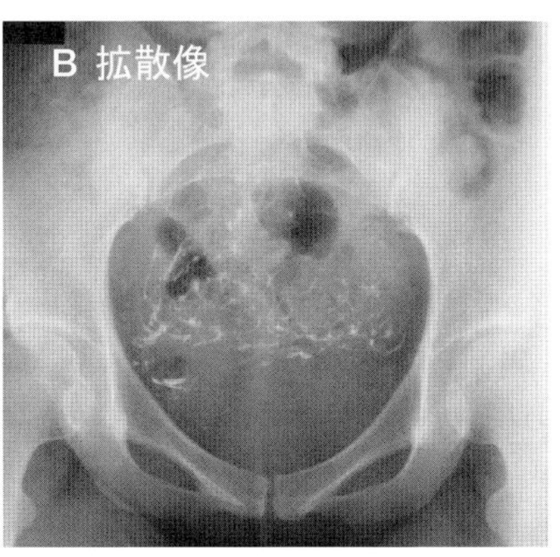

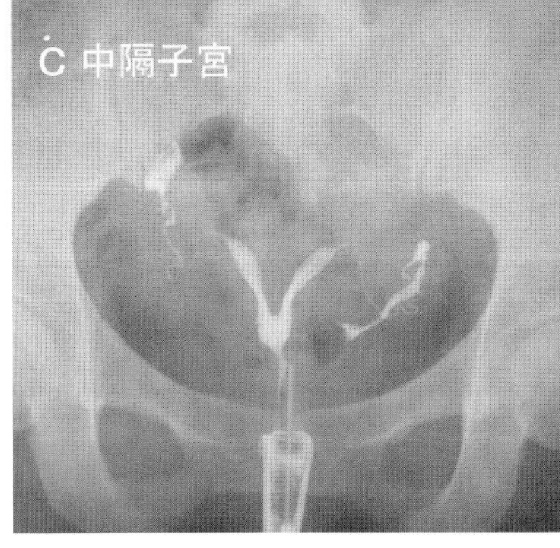

●図 2-4●子宮卵管造影検査

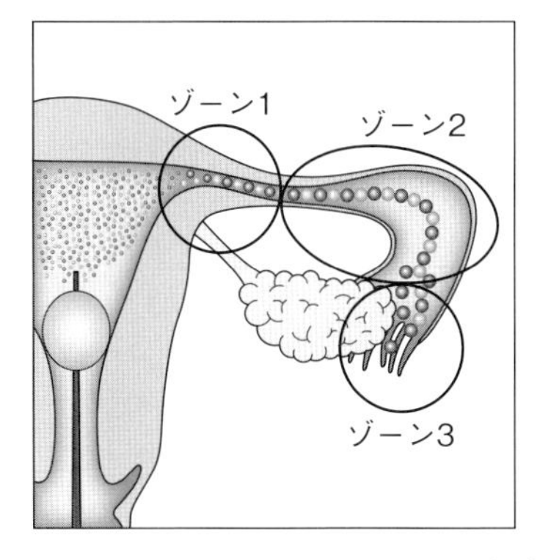

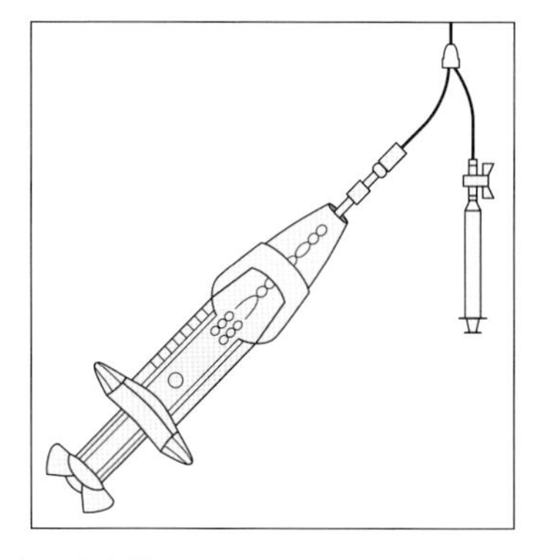

図 2-5 超音波子宮卵管造影

精子や胚の通路である卵管の通過性の確認は重要な検査項目の1つである．最もよく実施されている検査は子宮卵管造影検査である．造影剤は水溶性の場合も，油性の場合もある．油性の場合，翌日に造影剤の骨盤内の拡散像をチェックする（図 2-4A，B）．卵管閉塞・卵管水腫・子宮奇形などの診断が可能である．実施時期は月経が完全終了後間もなくの時期が望ましい．出血がまだあり内膜が完全に修復する前の場合，造影剤が脈管に進入することがある．また排卵期以降の場合子宮内膜が厚くなっていてこの検査には適していない．

また，卵管通気検査（Rubin テスト）もあるが，最近は実施施設が減少している．ヨーロッパでは，超音波子宮卵管造影 hysterosalpingosonography（HSSG）が主流である．これは，空気を生理食塩水の混合液でできた小さな泡を造影源とするもので，卵管中のその泡の流れを経腟超音波で確認するものである．日本ではその専用の器具としてフェムビューが発売されている（図 2-5）．これの利点はヨードアレルギー症例でも検査できる点である．

3 子宮因子

Q 妊娠しづらい子宮の異常とは何ですか？

不妊症と関連する子宮の異常としては，子宮内腔の癒着がある．これは子宮卵管造影の際には陰影の欠損として発見できる．また中隔子宮（図 2-4C）や双角子宮などの子宮奇形（形態異常）も診断できる．なおこれは注意深く

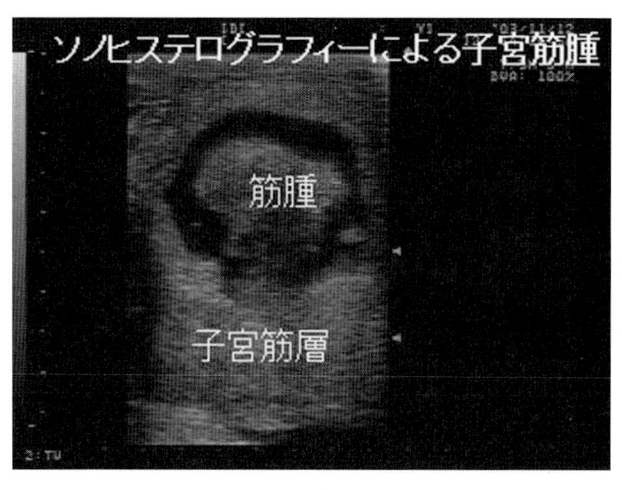

●図 2-6●ソノヒステログラフィーによる子宮筋腫

みれば経腟超音波検査でも発見できることがある．また着床には排卵期に少なくとも子宮内膜厚が8 mm 以上であることが必要と言われているので経腟超音波検査によるチェックが必要である（図 2-3）．また，子宮粘膜下筋腫も着床障害を起こすので，これに関しても超音波検査によるチェックをする．特に子宮内に生理食塩水を注入して超音波検査をするソノヒステログラフィーは粘膜下筋腫の診断に有用である（図 2-6）．また筋腫は子宮卵管造影検査で発見できる場合もある．子宮の機能異常として頸管粘液不全があり，排卵期に頸管粘液を採取し診断する．

4　その他の因子

Q　帯下が多いのですが，妊娠に影響しますか？

卵管性不妊症と関連する感染症として *Chlamydia trachomatis* 感染は重要である．卵管周囲の癒着や卵管水腫の原因となるので，子宮頸管のクラミジア抗原あるいは DNA 検査，クラミジア抗体検査を初期検査として実施すべきである．また腟カンジダ症が認められる場合も比較的頻度が高い．

Q　Huhner テストとはどんな検査ですか？

性交後検査（Huhner テスト）では，性交後 2〜3 時間後に，女性が受ける検査で，子宮頸管内に進入した運動精子をカウントする．通常400倍に拡大して検鏡し，少なくとも1視野に5〜6匹以上の直進運動精子がいれば正常である．これが正常であれば精液所見と頸管粘液が正常であることが示唆される．上記の検査で頸管粘液が正常でもHuhnerテストが異常の場合，精液の異常あるいは抗精子抗体の存在が推察され，精査が必要となる．

B 二次検査

次に初期検査から一歩進めた二次検査を示す（表2-2）．ルーチンの一時検査では情報不足で治療方針が立たず精密なデータが必要な場合に実施する．

Q 排卵障害の原因をもっと詳しく知りたいのですが！

内分泌学的二次検査は排卵障害の精密な部位別診断としてGnRH（LH-RHともいう）テストがある．これはGnRHアナログを静注して下垂体を刺激し，経時的に（前，30分後，1時間後，2時間後）血中LH・FSHを測定しその反応具合をみて，視床下部（反応あり）性，下垂体性（反応性上昇なし），卵巣性（前値が高く，過剰反応）の判定をする．高プロラクチン血症が疑わしいがはっきりしないときTRHテストを実施する．これは夜間高プロラクチン血症（潜在性高プロラクチン血症）の診断に有用で，TRHを静注後30分後に採血しプロラクチンの過剰反応があることで診断する．

Q 太っていることと不妊は関係があるのですか？

最近多嚢胞性卵巣症候群をはじめ肥満者にはインスリン抵抗性を合併していることが判明し，それによって排卵障害を惹起する場合があることがわかってきた．したがってインスリン抵抗性の診断は重要である．簡便で，有

表2-2 二次検査法

1）内分泌因子	GnRHテスト，ゲスターゲンテスト，TRHテスト，甲状腺機能検査，副腎機能検査，AMH，卵巣生検，染色体検査
2）卵管因子	腹腔鏡検査（通色素検査），卵管鏡検査
3）子宮因子	子宮鏡検査，CT，MRI
4）その他の因子	抗精子抗体（同種抗体），HOMA-IR

用な診断方法にHOMA-IR（＝空腹時血糖 g/dl×インスリン値 IU/ml÷405）が通常2.0以上の場合インスリン抵抗性ありとする.

Q　卵巣機能と関連する他の因子の検査はありますか？

甲状腺機能のチェックも必要である．通常はTSHとフリー T_4を測定する．また高度な排卵障害の場合，卵胞の存在数を反映するanti-mullerian hormone（AMH），また直接卵巣に原始卵胞が存在するかどうか卵巣の生検をしたり，染色体異常の有無のチェックが必要な場合がある.

Q　子宮内膜の異常で着床障害が起こるのですか？

着床障害の原因となる黄体機能不全の組織学診断として子宮内膜を採取して腺と間質の組織学的評価をする子宮内膜日付診があり，2日以上のずれがあるときに異常とする.

Q　子宮卵管造影で卵管に異常があると言われたので，もっと詳しく調べたいのですが！

卵管通過性に関する精査としては従来から腹腔鏡検査が有用とされている．一般に汎用されている子宮卵管造影では卵管周囲の癒着の検出が困難な場合がある．また卵管采がしぼむように癒着していてピンホール状の穴しか開いていない状況も通過性ありと診断される場合がある．この場合，腹腔鏡検査を施行すれば，卵管周囲の癒着や卵管采の形状を観察できるし，卵管水

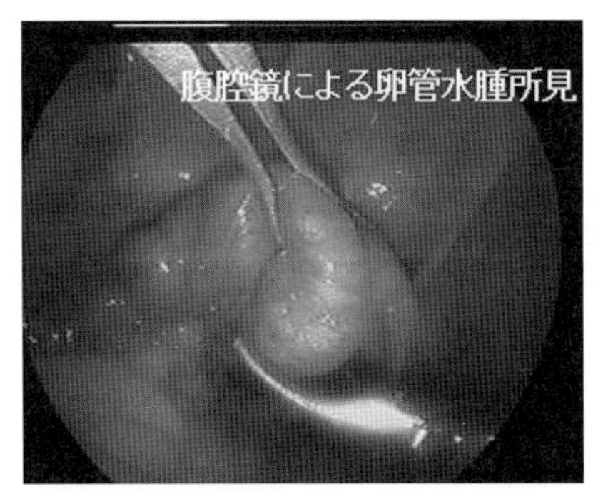

図 2-7　腹腔鏡による卵管水腫所見

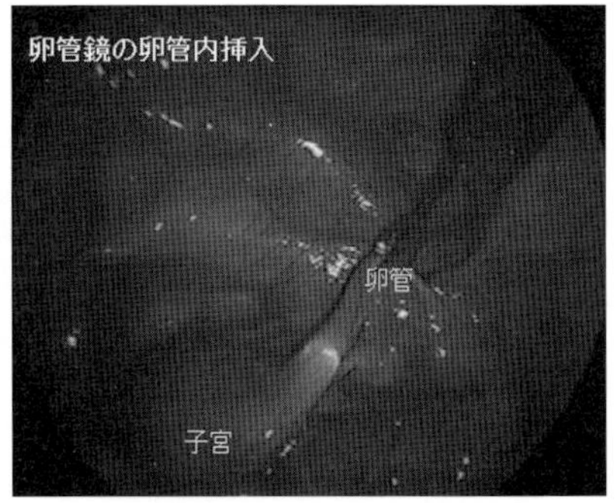

図 2-8　卵管鏡の卵管内挿入

腫（図 2-7）の診断や，卵管形成術も可能である．通常はインジゴカルミンなどの色素を子宮頸部から注入し卵管采からの流出を確認する通色素検査を併せて実施する．腹腔鏡検査の欠点は卵管内腔の異常は検出できない点である．卵管内腔の癒着や線毛の変化などの観察には卵管鏡検査が有用である．これは直径約 1 mm の内視鏡で通常子宮頸管から挿入する．バルーンを組み合わせることで（FT システム）卵管疎通回復の治療も可能である（図 2-8）．また子宮卵管造影の施行の場合，左右の卵管に通過性の程度に差がある場合，通過性良好側のみへ造影剤が流れて，反対側に流れず診断ができない場合がある．この場合に実施するのが選択的子宮卵管造影である．これは卵管の子宮開口部に細いカテーテルを注入し造影剤を発する方法で目的とする片側の造影が可能である．これはまた卵管開口部に膜状の癒着がある場合の治療としても活用できる．

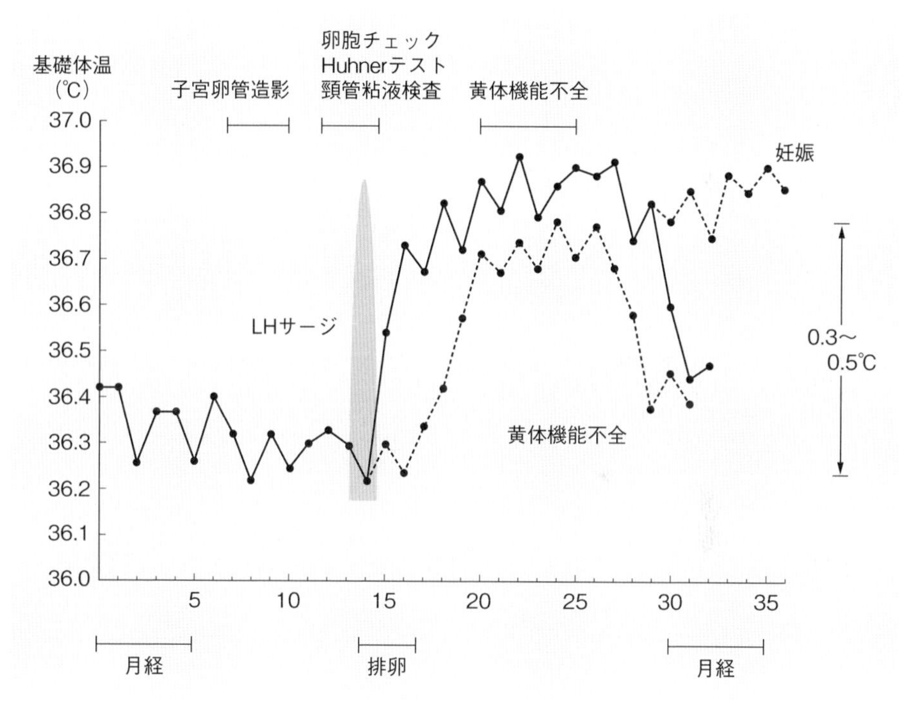

図 2-9 不妊症一次検査（文献 3 より改変）

子宮の形態異常を検出する方法として，CT 検査，MRI 検査が有用である．子宮筋腫・子宮腺筋症・子宮奇形の検出が可能である．とくに MRI は筋腫と子宮内膜の位置関係のチェックに力を発揮する．子宮内腔の異常（子宮内膜の癒着，粘膜下筋腫など）の検出には子宮鏡検査が有用である．これは外来で麻酔なしで実施できる．なお，いずれの検査も月経周期の中で実施に適した時期があることを忘れてはならない（図 2-9）[2]．

■文献

1）日本産科婦人科学会, 日本産婦人科医会, 編. CQ311 不妊症の原因検索としての初期検査は？産婦人科診療ガイドライン, 婦人科外来編 2011. 東京：日本産科婦人科学会；2011. p.115-6.
2）遠藤俊明. 排卵日予知とタイミング法の指導. 森　崇英, 久保春海, 高橋克彦, 編. コメディカル ART マニュアル. 1 版. 東京：永井書店；2006. p.175-7.
3）内分泌・不妊検査法. 日本産科婦人科学会, 編. 産婦人科研修の必修知識 2004. 1 版. 東京：日本産科婦人科学会；2004. p.11.

【遠藤俊明】

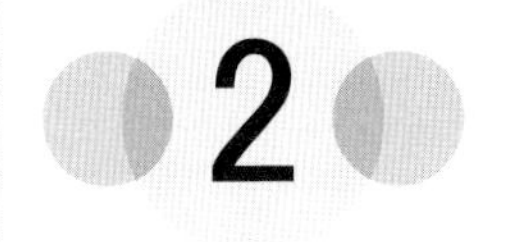

排卵障害

女性が原因である不妊症のうちで，重要な病因は卵管因子と内分泌因子であり，内分泌因子が原因で，排卵障害が引き起こされる．近年，食生活の変化が起こり，これが内分泌環境に影響を及ぼし排卵障害が引き起こされている可能性も指摘されている．本稿では，特に排卵障害の種類，排卵誘発法，排卵誘発法の副作用について解説する．

A 排卵障害の種類

排卵障害をきたす個々の疾患として，高プロラクチン血症，多嚢胞性卵巣症候群，副腎機能障害，甲状腺機能障害，体重減少性無月経，肥満，下垂体性無月経，黄体機能不全，黄体化非破裂卵胞などが含まれる．

1　高プロラクチン血症（図 2-10）

基礎値が正常範囲を逸脱して高値であれば高プロラクチン血症と診断できる．また，プロラクチンは夜間や睡眠中に分泌が亢進する日内変動が認められる．日中は正常分泌であっても，夜間や睡眠時に著しく高値になり，排卵障害や乳汁漏出などが出現する潜在性高プロラクチン血症の病態も存在する．高プロラクチン血症にはプロラクチン産生腫瘍といった器質性高プロラクチン血症の場合と，機能性高プロラクチン血症が存在する．器質性高プロラクチン血症の場合には原疾患の治療を行う．また，機能性高プロラクチン

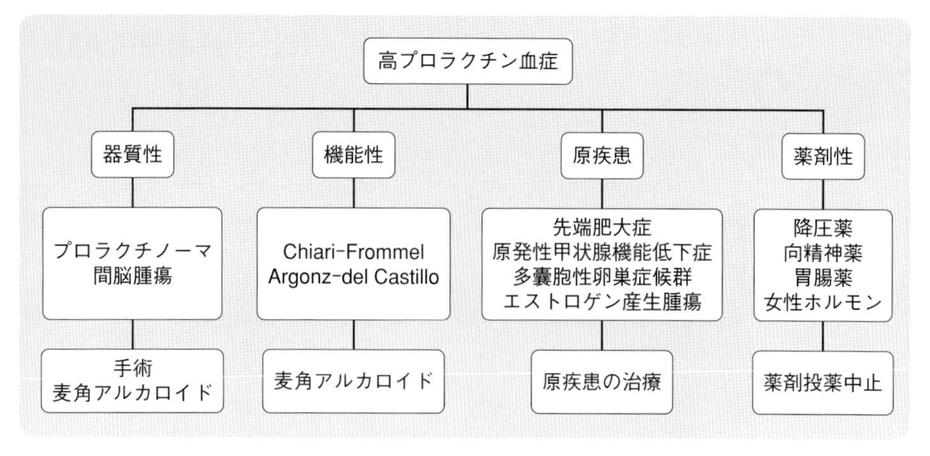

図 2-10 高プロラクチン血症の原因と治療

血症の場合には，麦角アルカロイドの誘導体であるブロモクリプチン（パーロデル）やテルグリド（テルロン）により，ドーパミンの受容体を刺激し，下垂体からのプロラクチンの分泌を抑制する．最近，長時間作用型のカベルゴリン（カバサール）が用いることができるようになった．他の疾患に高プロラクチン血症が伴う疾患として，先端肥大症，多嚢胞性卵巣症候群，原発性甲状腺機能低下症，エストロゲン産生腫瘍があるが，この場合も原疾患の治療を優先する．

薬剤には高プロラクチン血症を誘発するものがあり，薬剤の服用歴を問診することが重要である．薬剤性高プロラクチン血症の治療はまずその薬剤の服用中止である．

2　多嚢胞性卵巣症候群

多嚢胞性卵巣症候群は月経異常，多嚢胞性卵巣（図 2-11），血中男性ホルモン高値または LH 基礎値高値かつ FSH 基礎値正常を示す疾患である（表 2-3）．臨床的症状としては，不妊，男性化兆候，肥満などが認められる．排卵誘発法に対し過剰反応しやすい．そのため多発排卵を起こし，副作用として卵巣過剰刺激症候群　ovarian hyperstimulation syndrome（OHSS）や多胎妊娠が起こりやすい．治療としては，まず clomiphene citrate 療法が適応とな

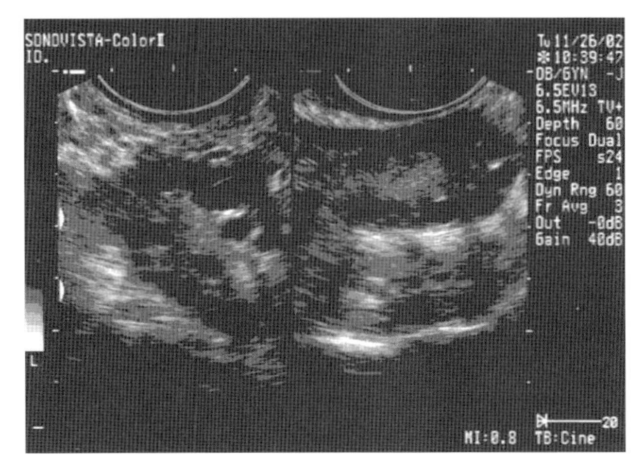

図 2-11 多囊胞性卵巣

左右の卵巣に多数の小卵胞が存在する.

表 2-3 多囊胞性卵巣症候群の基準の主項目

1．月経異常
2．多囊胞性卵巣
3．血中男性ホルモン高値または LH 基礎値高値かつ FSH 基礎値正常

ることが多い．さらに clomiphene citrate とプレドニゾロンを併用する療法もある．最近，多囊胞性卵巣症候群の症例では高インスリン血症が存在することが指摘された．また，症状の 1 つである肥満はアディポサイトカインを減少させ，排卵への影響も懸念されている．そのため，糖尿病治療薬である，塩酸メトホルミン（メルビン，グリコラン）や塩酸ピオグリタゾン（アクトス）が治療に用いられており，排卵が正常化する症例を多数認めている．human menopausal gonadotropin（hMG）+ human chorionic gonadotropin（hCG）による排卵誘発で OHSS を発症しやすい症例に対しては，糖尿病治療薬を併用すると hMG 投与量も減少し OHSS の頻度も低下する．多囊胞性卵巣症候群に対する手術として，腹腔鏡下手術も選択肢のひとつとなる．以前は楔状切除が施行されたが，最近は腹腔鏡下に，電気メスやレーザーにより多数の小囊胞を潰す多孔術が行われている．また，GnRH パルス療法や低用量の FSH 漸増法が OHSS の発生率を低くする目的で用いられることもある．

3　体重減少性無月経

体重減少性無月経の原因として神経性食欲不振症，ストレス，環境の変化，本人の意思による減食などがある．体重減少性無月経では体重が標準体重の85%まで増加すれば月経も回復することが多いが，体重が回復しても無月経が続くこともある．無月経が持続する場合には，Kaufmann療法や排卵誘発法が必要となる．

4　肥満

多囊胞性卵巣症候群でも述べた，肥満は単純性肥満と症候性肥満に分類される．症候性肥満による排卵障害では原疾患の治療を優先する．単純性肥満は，内分泌環境が大きく変化する思春期，産褥期および更年期に起こりやすい．単純性肥満の治療は食事療法，運動療法，薬剤を用いた排卵誘発法が用いられる．多囊胞性卵巣症候群のように，高インスリン血症が存在する場合は，食事療法，運動療法を優先するが，糖尿病治療薬を用いる場合もある．

5　下垂体性無月経

下垂体性排卵障害は腫瘍性と非腫瘍性に大別される．下垂体腺腫は頭蓋内腫瘍の10%を占める．プロラクチン産生腫瘍は下垂体腺腫の約30～40%を占める代表的な疾患で，症状としてはしばしば無月経とともに乳汁分泌を伴う．その他のホルモン産生腫瘍としてGH産生腫瘍，ACTH産生腫瘍，その他蛋白ホルモンの産生腫瘍も認められる．これに対して明らかなホルモン産生を認めない腫瘍も下垂体腺腫の25%に認められる．腫瘍性下垂体性排卵障害の治療は原因疾患の治療を原則とする．非腫瘍性疾患としてはSheehan症候群が有名である．治療はゴナドトロピン投与による排卵誘発を行う．

6　黄体機能不全

黄体機能不全の原因，要因は多岐にわたっており，診断基準はいまだ確立されているとは言い難い．しかし臨床的概念としては黄体からプロゲステロン等の性ステロイドホルモンの産生低下，あるいは黄体存続の短縮により不妊・不育あるいは機能性子宮出血などの症状を呈する病態として定義するのが一般的である．黄体機能不全の治療が必要な疾患としては不妊症，機能性子宮出血，月経周期の異常，習慣流産もその対象となる．黄体機能不全の治療は卵胞発育過程の治療として clomiphene citrate や hMG あるいは FSH を用いた卵胞発育刺激法が用いられる．排卵過程の治療では hCG の投与のタイミングが重要である．黄体期の治療に関しては hCG またはプロゲステロンによる補充が行われる．また，健全な卵胞発育のために全身性に影響を与える疾患である高プロラクチン血症や甲状腺機能障害またはインスリン代謝異常の改善も重要である．

7　黄体化未破裂卵胞

黄体化未破裂卵胞 luteinized unruptured follicle（LUF）は卵胞の黄体は認められるものの卵胞液の破裂，卵の放出が認められない病態をいう．LUF の原因は今なお不明な部分が多いが，排卵期におけるステロイド・非ステロイド性消炎鎮痛薬によるプロスタグランジンの合成障害や，LH サージが不充分なことが多い．また卵巣周囲の癒着や卵胞壁の肥厚などが卵胞破裂をしにくくしていることもある．子宮内膜症によるサイトカイン分泌環境などの影響も考えられる．LUF の発生頻度は，自然周期では 5〜10% 報告されている．不妊症患者では 13%，また子宮内膜症や PID を合併する不妊症では，おのおの 24.7%，18.3% と高くなっている．LUF が毎周期繰り返される症例はわずかに 2.8% にすぎないと報告されている．治療としては排卵期に非ステロイド性消炎鎮痛薬の服用を避けたり，卵巣周囲の癒着剥離，子宮内膜症病変の除去，排卵期の hCG 投与などが考えられるが，LUF を繰り返す長期不妊では体外受精胚移植などの配偶子操作も考慮する．

B　排卵誘発法

排卵障害のある症例に用いる排卵誘発法は，生殖補助医療における多数の卵を採取する目的とは異なり，卵胞を発育させるができるだけ少ない数の卵胞を発育させることを目的とする排卵誘発法である．

1　種類

排卵誘発法には大きく分けてステロイドを投与し，消退出血後に自然排卵を期待する方法や clomiphene citrate（CC）を単独で用いる方法，gonadotropin（Gn）〔urinary Gn［human menopausal gonadotropin（hMG），pure follicle stimulating hormone（pure FSH）］，または recombinant Gn［recombinant FSH（r-FSH）］〕を単独で用いる方法，CC＋Gn 併用療法，gonadotropin releasing hormone agonist（GnRH agonist）＋Gn 併用療法，gonadotropin releasing hormone antagonist（GnRH antagonist）＋Gn 併用療法がある．

2　ステロイド投与法（図 2-12）

無排卵周期症や第一度無月経の症例に対し，プロゲステロン製剤を投与し，消退出血を起こす，Holmstrom 療法や，前半期にエストロゲン製剤を投与し後半期にエストロゲンとプロゲステロン製剤の両剤を投与し消退出血を起こす Kaufmann 療法がある．この消退出血後に自然排卵が起こることが少なくない．しかし，挙児を希望する症例では，さらに積極的な排卵誘発剤を使用することが多い．

3　CC 法

CC は月経周期の第 3〜5 日目より投与を開始する．用量は 1 日 1 錠（50 mg）から，3 錠まで卵胞発育の反応性に応じて用いることができる．また，投与日数も基本は 5 日であるが，卵胞が多数発育する症例や子宮内膜が薄くなる症例では，投与期間を 3 日ぐらいまで短くすることや，1 日の用量を半

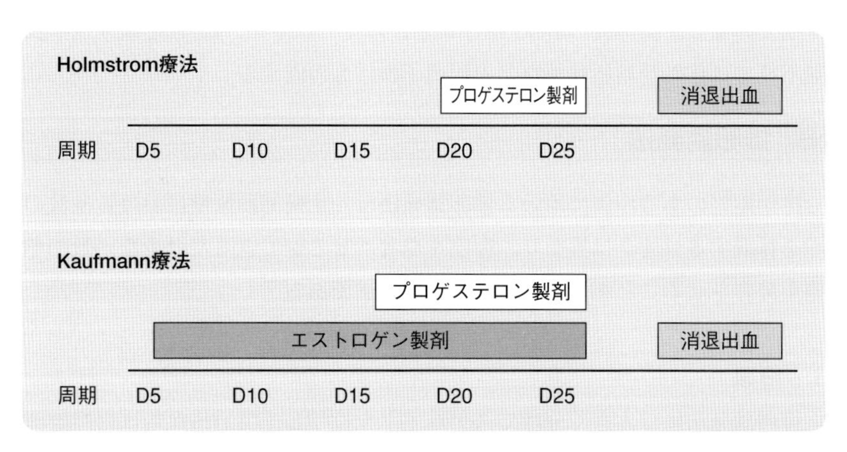

図 2-12　ステロイド療法

錠（25 mg）とすることもある．投与量が多い時や投与期間を長くすると，CC の血漿中の半減期が 5〜7 日であるので，作用が持続し子宮内膜が厚くならないことがあるので注意が必要である．子宮内膜が薄くなりやすい症例は短期間低用量がよい場合がある．充分卵胞が発育したら，hCG（5000〜10000 IU）を投与し当日または翌日にタイミング療法や人工授精を行う．最近は hCG の代わりに GnRH agonist である，スプレキュアなどを自ら鼻腔に噴霧し排卵誘起を行う場合もある．

CC 法のバリエーションとして，CC にプレドニゾロンやブロモクリプチンを併用して，卵胞発育を誘起する場合もある．また，CC を投与すると，頸管粘液が著しく減少する症例には，CC のかわりにタモキシフェンを使用する場合もある．

4 Gn 療法

Gn の開始日は消退出血後，第 3 日目あたりから開始するのが一般的である．最近開発された r-FSH は以前から用いられた hMG よりは少ない用量

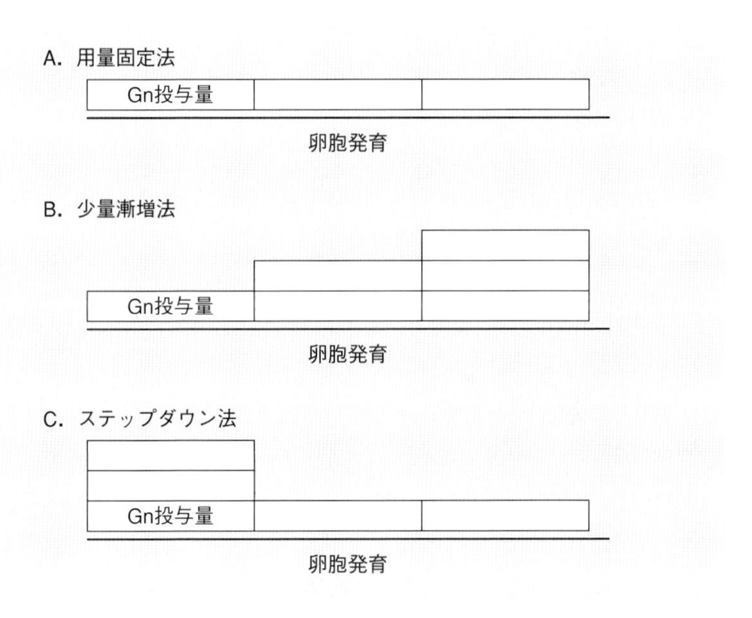

図 2-13 ゴナドトロピンの投与法

で充分な卵胞発育が得られている．また，製剤の均一性や安全性の面から，今後，r-FSH が汎用されると考えられる．

Gn 療法の利点は CC のような子宮内膜に対する影響がないことである．しかし，多数の卵胞が発育すると，個々の卵胞がまだ小さいうちに血中の estradiol が高値となり premature LH surge を引き起こす可能性がある．しかし，排卵障害のある症例に用いる排卵誘発は，発育卵胞数を少なくするように排卵誘発を行うことが基本であるので premature LH surge を引き起こす可能性は少ないと考える．排卵誘起は CC 療法と同様，hCG または GnRH agonist で行うことができる．

Gn の投与法を大きく分けると，用量固定法，少量漸増法，ステップダウン法の 3 つに分けられる（図 2-13）．また，特殊な方法としては，排卵誘発に初期には FSH を投与するが発育卵胞径が 11 mm を越えた日より携帯用ミニポンプを用いて GnRH をパルス投与する FSH-GnRH パルス療法がある．これは単一卵胞発育を目的とした，排卵誘発法である．

5　CC＋Gn 併用療法

CC は一般的には月経周期第 3 日目より開始し，Gn は同時に開始する場合や 2〜3 日遅れて開始する場合がある．CC を投与することにより，視床下部にて premature LH surge が生じるのを抑制し，かつ，内因性 Gn を上昇させ，かつ外因性に Gn を投与し卵胞発育を促す．CC の半減期は 5〜7 日であるので，子宮内膜の発育と卵胞発育の状態をよく確認しながら，CC や Gn の投与量や期間を調節することが大切である．

6　GnRH agonist（または GnRH antagonist）＋Gn 併用療法

排卵障害の症例に対する排卵誘発は生殖補助医療の際の排卵誘発とは異なり，少ない数の卵胞を発育させる目的で行うので，これらの療法を排卵障害の症例に用いることは少ない．しかし，症例によっては，Gn 療法では多数の卵胞が発育して premature LH surge を起こしやすい症例がある．これを防ぐために，GnRH agonist や antagonist を Gn に併用する療法がある．GnRH agonist の刺激を受けると下垂体ではダウンレギュレーションが起こり，GnRH receptor が減少し，GnRH の作用による premature LH surge を防ぐことができる.

最近，GnRH antagonist が開発され，排卵誘発に用いられている．GnRH antagonist が GnRH receptor に作用し，レセプター以降のシグナル伝達が行われない．これにより，Gn 療法の際の premature LH surge を防ぐことができる.

7 その他

症例によっては，高プロラクチン血症，甲状腺疾患や多嚢胞性卵巣症候群でインスリン抵抗性がある症例がある．このような症例には，それぞれの疾患に奏効する薬剤で治療する．それでも卵胞発育が認められない場合には上に述べた誘発法に併用することが，よりよい調節卵胞刺激法となる.

高プロラクチン血症では，カバサールやテルロンを併用し，甲状腺疾患ではそれぞれの状態に応じた投薬等を行うことにより甲状腺機能を正常化させ，多嚢胞性卵巣症候群でインスリン抵抗性がある症例では，メトホルミンやアクトスなどのインスリン抵抗性改善薬を併用する.

また最近，乳癌などの治療に用いられているアロマターゼインヒビターの letrozole を排卵誘発剤として使用し，CC に匹敵する排卵効果が得られている[1]．本邦においては，この薬は排卵誘発剤として承認されてはいないが，CC に比較し子宮内膜が薄くなったり，頸管粘液が減少したりする副作用が少なく，同等の排卵誘発効果があり，流産率も少ないと文献的には論じられている．しかし，本邦において排卵誘発剤として認可されていない現状では，臨床応用にあっては充分なインフォームドコンセントが必要となる.

C 副作用

排卵誘発の主な副作用には，卵巣過剰刺激症候群と多胎妊娠がある.

1 卵巣過剰刺激症候群

排卵誘発を行い，排卵を促す hCG 注射後，数日して卵巣が腫大し，過剰なエストロゲンの分泌がみられる．このような状態になると血液中の水分が組織内や腹腔・胸腔内に移行し，むくみや腹水や胸水が溜まり，腹部膨満，呼吸困難がでてくる．一方で血管内では血液が濃縮して流れにくくなり，時には血管内で血液が凝固し，血栓症（脳梗塞，心筋梗塞など）を起こすこともある．

排卵誘発を行うときは卵胞発育の経過観察を頻繁に行い，また多嚢胞性卵巣症候群などの排卵誘発剤に過剰に反応しやすい人や以前に卵巣過剰刺激症候群を起こしたことのある人に対しては，排卵誘発剤の量を減らすことでその発生を予防するよう努めることが大切である．FSH の low dose step up 法や，FSH-GnRH パルス療法に切り替える方法などがある．

しかしこのような方法で予防しても卵巣過剰刺激症候群が発生した場合は，患者を入院させ，まず，最も重大な副作用である血栓を予防することが大切であり，点滴により血液の濃縮を解除する．その後，血栓予防薬・利尿薬の使用により，症状の改善を図ることが大切である．

2　多胎妊娠

排卵誘発では複数の卵が排卵することが多く，多胎妊娠になりやすい．多胎妊娠は，早産になりやすく，低出生体重による障害も起こしやすい．また，出産時の周産期死亡率も単胎に比べて高くなる．

最も大切なことは，多胎妊娠にならないように予防することで，卵巣過剰刺激症候群でも述べたように，FSH の low dose step up 法や，FSH-GnRH パルス療法などを用いて，慎重に卵胞発育をモニターして，なるべく単一排卵にもっていくことである．

また，それでも多胎になった場合には，慎重な産科管理が必要である．

むすび

排卵誘発は排卵が障害されていた症例にとっては福音であるが，排卵誘発の方法を慎重に選択し，排卵誘発中も卵胞の発育を注意深くモニターし，単一排卵・単胎妊娠となるよう心がけるべきである．

■文献

1）Tulandi T, Martin J, Al-Fadhli R, et al. Congenital malforlmations among 911 newborns conceived after infertility treatment with letrozole or clomiphene citrate. Fertil Steril. 2006; 85: 1761-5.

【齊藤英和】

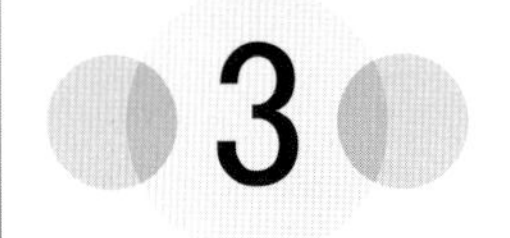

卵管異常

A 卵管不妊の原因と新たな卵管鏡下卵管形成法の意義

女性の不妊原因のなかで最も多いのが卵管因子であり，卵管の検査と治療は不妊症の診療のなかできわめて重要である．

しかし，卵管の病態を確実に調べることはなかなか難しいと考えられてきた．その理由は，卵管が腹腔内にあって，細長く蛇行した管状の臓器であり，妊娠成立のための微細な環境を創りだしている重要な役割を担っているにもかかわらず，その内腔側の病変を直接観察することができなかったことが原因である．その一方で，子宮・卵管が女性の体腔の内外を結びつけていることから頻度が高い．

卵管の機能を厳密に分類すると配偶子の出会いと成長の場を提供しており，卵管通過性や卵子採取，受精と胚成長の環境，そして卵子の運搬などの多様な機能を持ち合わせている．この障害は卵管内腔側の病態の多くは，*Chlamydia trachomatis* などの感染症に起因し，卵管外方の癒着については，感染症または子宮内膜症などによって生じることが多い．

卵管機能を評価する方法として，卵管の通過性を造影剤や生食水（腹腔鏡下ではインジゴ生食），ガスなどを通すことで確認すると同時に，その注入の抵抗や拡がりなどから状態を間接的に評価する方法が行われてきた．また，卵管外面の癒着などの病変に対しては腹腔鏡の検査および腹腔鏡下手術が行われてきた．しかし，卵管内腔の観察やとくに病的状態の評価は卵管全域を観察できる内視鏡の開発が行われるまで技術的に困難であった．

卵管鏡下卵管形成 falloposcopic tuboplasty（FT）システムの開発により卵管内全域に卵管鏡の挿入が可能となり，卵管内腔の観察と卵管通過障害の治療を同時に行うことができるようになった．この方法の開発によって，卵管内に存在する多発性病変や潜在する病態を含め，卵管通過障害の病態を解明することに重要な情報を提供することにつながった．この方法は，低侵襲であり，外来診療でも軽度の麻酔で実施できるために日帰り治療が可能である．その一方で卵管通過性回復成績はきわめて高く，とくに従来の開腹手術によって良好な成績が得られなかった間質部閉鎖を含め，卵管近位部の閉鎖に高い成績を有する．これによって，体外受精の主たる適応とされてきた卵管不妊治療に新たな選択肢を提供することとなった．

B FT システムの基本構造と治療の概念

FT システムは円筒状の伸長性バルーンカテーテル〔linear eversion（LE）catheter〕とその内側に微細でフレキシブルな卵管鏡（falloposcope）を組み込んだ基本構造をもつシステムで，当初は卵管内の観察を目的として開発されたが，本邦では卵管通過障害の治療目的として導入された[1]．その後，日本で研究開発が行われ，現在の機器に至っている．

卵管内を伸長して安全にスコープを卵管内へ導入するバルーンカテーテルは外径 1.2 mm であり，その中に挿入する卵管鏡システムは，現行では 0.6 mm 径の 6000 画素からなるファイバースコープとそれに接続する CCD ビデオカメラ，テレビモニター，光源装置，灌流ポンプから構成されている．

構造を図 2-14 に示す．カテーテル本体は内筒・外筒の二重構造を有し，この間がバルーン構造を形成している．卵管形成の際には内筒を前方へ押し込むことでバルーン部分が内側より卵管内へ伸長し，卵管内腔面を傷つけることなく前進することができる．外筒についた 2 つのポートのうち，片方にバルーンを水で加圧するための拡張器に接続する．卵管内へバルーンを伸長する時には 6〜9 気圧の高圧に調整し，カテーテル内に挿入した卵管鏡を前後に動かす際には 2 気圧の低圧に調整する．もう 1 つのポートは灌流ポンプへの接続ポートで，卵管内腔の観察を補助し，また，卵管鏡を動かす時の滑り

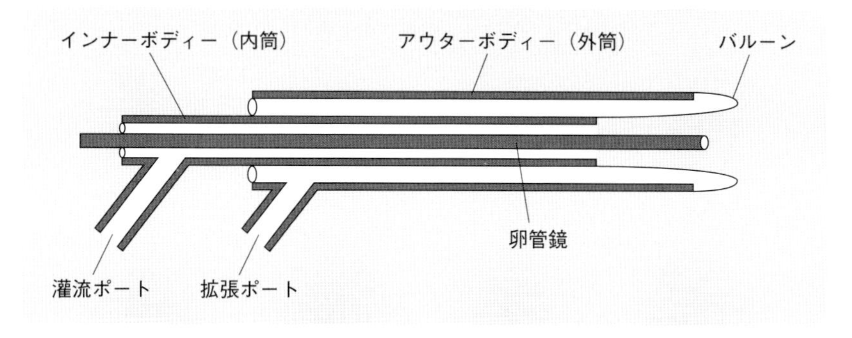

図 2-14 FT 法に用いるバルーンカテーテルの構造図

をよくする目的で，乳酸リンゲル液の灌流液を注入するためのものである．

C 操作方法

基本操作は，まず，子宮の頸管からカテーテルを子宮腔内に挿入した後，子宮卵管口にカテーテル先端を押し付けておき，次いで卵管鏡を用いて子宮卵管口で確認する．カテーテル外筒を専用腟鏡（スペキュラム）と単鉤鉗子（タナキュラム）に固定し，前進操作を開始する．基本的にはバルーンカテーテル部分を1目盛ずつ前進させるが，スコープがカテーテルよりも2倍の距離で同時に前進するため，スコープを引き戻しながらカテーテルの前進操作を行う．子宮側ですでに閉塞しているために子宮卵管口を確認できない時は，子宮卵管角部の陥凹部にカテーテル先端を当てて，抵抗感の程度を目安に前進操作（blind eversion）を開始する．

バルーンの拡張内圧は，バルーン前進時には6気圧以上，卵管鏡を動かす際は2気圧に調節して操作を行う．カテーテル前進時に閉塞が強固で卵管内を通過できないためにカテーテルがつぶれる現象（バンチング）が生じた時は，2気圧のままスコープを前進させながらカテーテルを引き戻すように操作する“バンチングの解除操作”を行ったうえで再度前進操作を施行する．また，バンチングを繰り返す時は，カテーテル内圧を漸次増加させて前進操作を行う[2)]．

卵管内腔の観察はカテーテル前進時に断続的に行うことも可能であるが，主に前進終了後にカテーテルを後退させる際に連続的に観察（retrograde

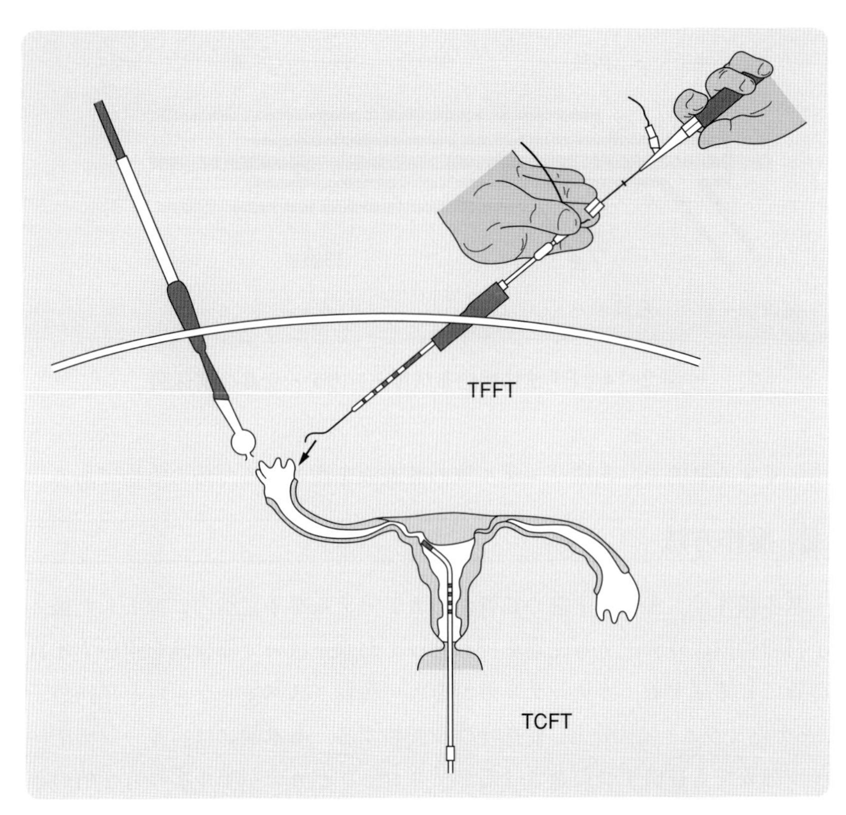

図 2-15 TFFT 法と TCFT 法のアプローチ模式図

imaging）を行う．

FT 法のアプローチとして経頸管的にカテーテルを挿入する方法を trans-cervical FT（TCFT）とよぶ．カテーテル長が 10 cm であることから，卵管が延長するような病変，とくに卵管留水症などに対応できない．そのために腹腔鏡の補助を必要とするが腹壁側から FT カテーテルを挿入し，逆行性に前進させる経卵管采（transfimbrial）FT（TFFT）も行われる（図 2-15）.

D 治療の効果

子宮卵管造影によって両側の卵管閉塞と診断され，次いで子宮鏡下選択的卵管通水を行って，攣縮による機能的卵管閉塞を除外した器質的癒着による卵管内腔閉塞患者に対して FT を行った卵管通過性回復成績は，卵管ベース

表 2-4 FT 法による卵管通過性回復成績

	評価時	実数	回復率（%）
卵管別	術中	1732/1807	95.8
患者別	術中	932/951	98.0

で 95.8%を示し，このうち術後 1～3 カ月後に施行した子宮卵管造影によって再閉塞が確認された例は約 10%である．少なくともいずれかの卵管の通過性を回復した患者ベースの治療成績は FT 術中には 98%に達している（表 2-4）．卵管の病変部位による通過性回復の治療成績の差は認められない[3)]．

卵管閉鎖症の部位としては，間質部閉塞が最も高頻度に発生し，次いで峡部，膨大部の順である．単一の部位のみならず，多発性の卵管内病変を有する例は，確認されたものだけでも卵管閉鎖症例の少なくとも半数以上を占め，そのことからも従来の端々吻合手術では多発性病変の治療は困難であり，FT 治療は有効である．

対象患者におけるクラミジア抗体陽性者は 35.9%であり，高い罹患率である．クラミジア抗体陽性者と陰性者間の通過性回復成績に差は認めないが，陽性者に再閉塞発生率が高い傾向を示している．

この治療によって成立した妊娠例を分析すると，治療後 2 年以上を経過した例でその妊娠率は約 30%であった．非妊娠例と比較して患者年齢や不妊期間にも有意な差はなく，また，内腔所見の質的な特徴も明確に示されるべきものはない．前述したように卵管内癒着は卵管間質部，峡部，膨大部の順に多く，間質部・峡部をあわせた卵管近位部で多く発生しているが，妊娠例では両側の卵管通過障害部位の組み合わせが，①間質部・間質部（75%），②間質部・峡部（16%），③峡部・膨大部（9%）の順に多く成立し，遠位部病変では低い妊娠率を示している．近位部の通過障害の頻度は高いが，通過性の改善によって良好な妊孕性の回復が得られ，一方，遠位部の病変では妊孕性の回復が得づらいことを示している．治療によって，内腔所見の改善が認められるが，卵管膨大部の内腔構造である卵管ひだの再生能力は認められないことからも遠位病変の妊孕性回復は近位部よりも困難なことが多い[4)]．

E　卵管内腔の正常所見と病変

卵管内腔所見を観察し，評価できることは，治療状況を確認するばかりでなく，病態から妊孕性の回復への予後を評価する上でも重要である．

1　子宮卵管口・卵管間質部

月経後の卵胞期の初期であれば増殖期の子宮内膜の肥厚がまだ充分にみられず，正常の子宮卵管口は円孔状に観察される（図 2-16A）．黄体期になると分泌期の子宮内膜は肥厚して，子宮卵管口の位置や所在を見つけづらいことがある．

これに対し，卵管閉鎖の場合は，子宮卵管角が平坦か，または，子宮卵管口の痕跡状の凹みが観察される（図 2-16B）．この閉鎖を解除した後の所見は，子宮卵管口では裂孔状または円孔状に亀裂が観察されることが多い（図 2-16C）．

2　卵管峡部

峡部内腔の観察断面は円形であり（図 2-17A），内膜の肥厚はない．癒着を剥離すると癒着組織の剥離断片が観察される（図 2-17B）．癒着組織の形状から肉芽性，線維性，膜状に分類する．峡部は子宮側から約 2.5～5 cm ほどの距離に多くが位置する．色調は正常では淡桃色を呈するが，癒着組織は白色ないしは黄白色を示す．

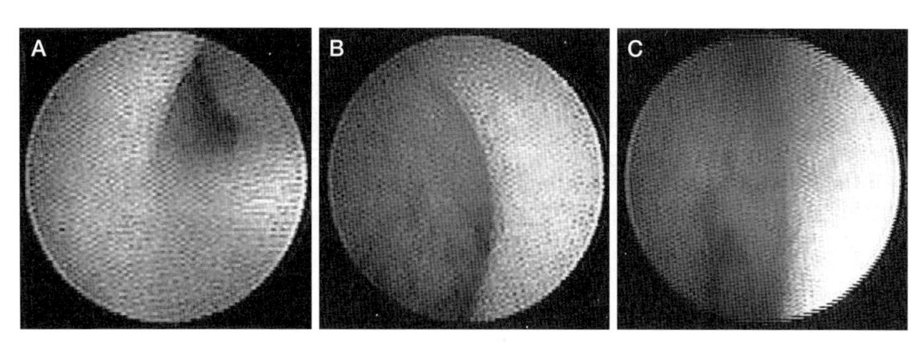

●図 2-16●子宮卵管口の卵管鏡所見
A: 正常子宮卵管口，B: 閉鎖の子宮卵管口，C: 開口後の子宮卵管口

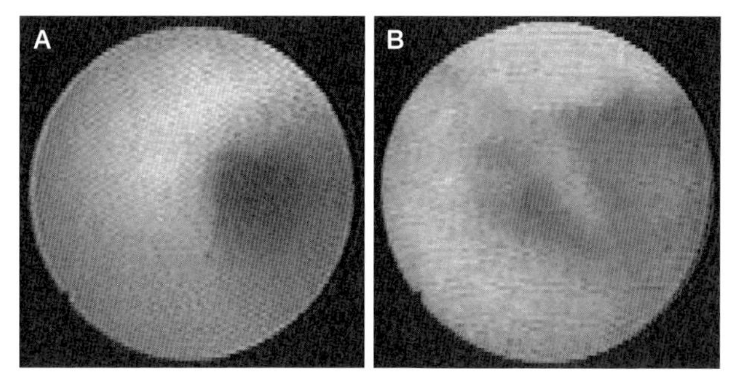

図 2-17 卵管峡部の卵管鏡所見
A: 正常の卵管峡部, B: 癒着組織の遺残

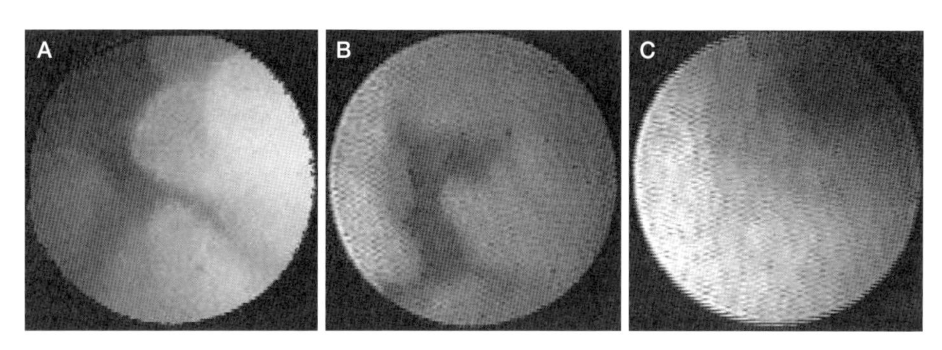

図 2-18 卵管膨大部の卵管鏡所見
A: 柔軟波動型の良好な卵管ひだ, B: びまん硬化型のひだ, C: 平坦硬化型のひだ

3 卵管膨大部

膨大部の内腔は他の部位よりも拡大し, 壁には卵管ひだが密に並び, 灌流に対して柔軟に波動状の動きを示す特徴的な所見を有している. 色調は淡桃色で, 時に血管像を観察することがある (図 2-18A).

卵管留水症では膨大部の内腔は拡張し, 暗い視野として観察されることが多い. 異常所見として卵管ひだが部分的ないしは全体に硬化 (図 2-18B), 消失, または平坦化, 硬化 (図 2-18C) がみられることがあり, その際には血管像をより明瞭に観察することができる.

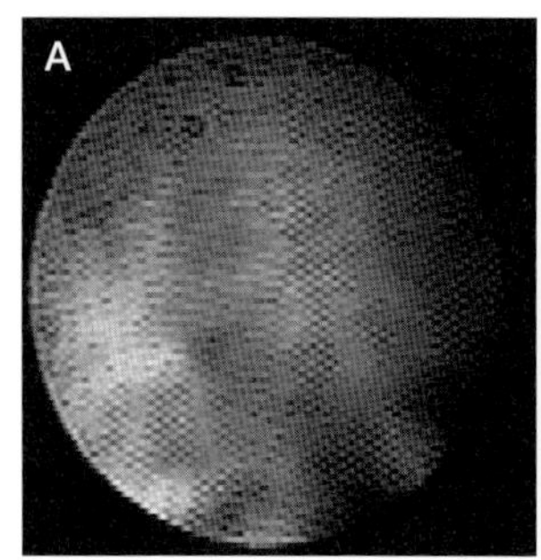

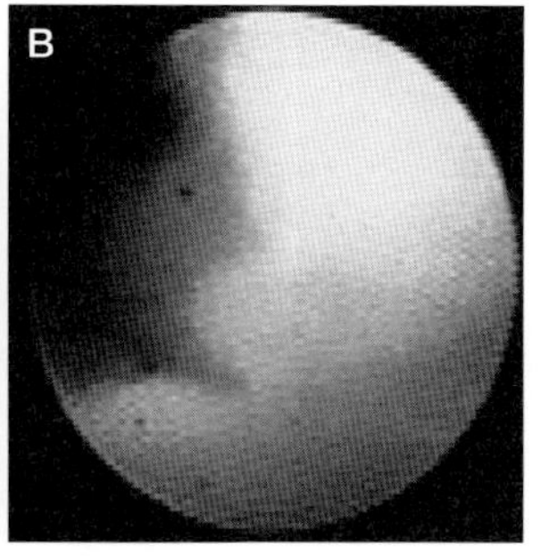

●図 2-19●Second look 卵管鏡による内腔所見
卵管形成時（A）と術後 3 カ月目（B）の同一卵管部位.

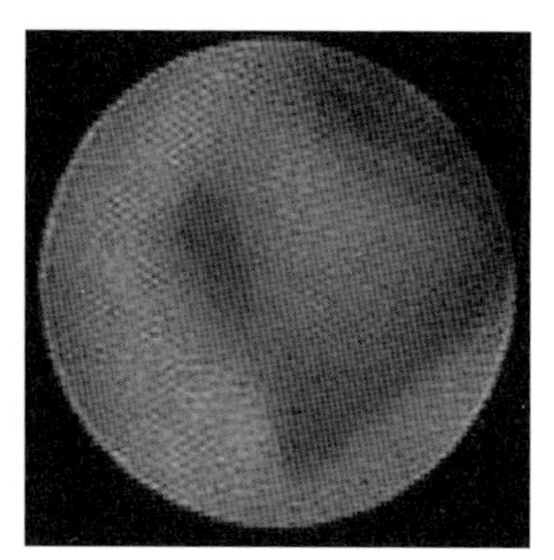

●図 2-20●潜在性の卵管内の狭窄

4　卵管形成後の内腔回復所見

治療後，月経数周期以降の second look 卵管鏡による内腔所見として，再度閉塞を来した症例について検討してみると，回復した部の内腔所見は治療時に存在した癒着組織の断片は消失し，線維性の癒着部も再上皮化されるが，膨大部の卵管ひだ構造については柔軟なひだの再生はみられず，ひだの欠損，硬化の状態がみられる（図 2-19）．膨大部病変のひだ構造の障害の範囲が広い場合は，卵管妊孕性は低いことが示唆される．

5　潜在的病変の発見と治療

子宮卵管造影などの従来の方法によって卵管通過性が確認されていても，FT の前進操作時に断続的に観察される内腔所見として剥離前の卵管内腔に癒着による狭窄が確認されることがある．また，内膜の癒着は単一であるばかりでなく，多発性病変を観察することも半数以上のケースでみられる．このように潜在性の卵管内病変が妊孕性に深く関わり，後に完全閉鎖に到達する病変となることも考えられる．この狭窄は異所性妊娠の一因としても否定できない．図 2-20 に，部分的に狭窄した卵管内癒着所見を示す[5]．

F　卵管不妊に対する検査と治療の指針

卵管不妊に対する FT 法は，原因の検索と治療を同時進行させる低侵襲な手段として有効であるばかりでなく，健康保険の適用になり，患者への貢献性は高い．また，卵管内腔病変の把握が可能となり，その高い治療効果，低

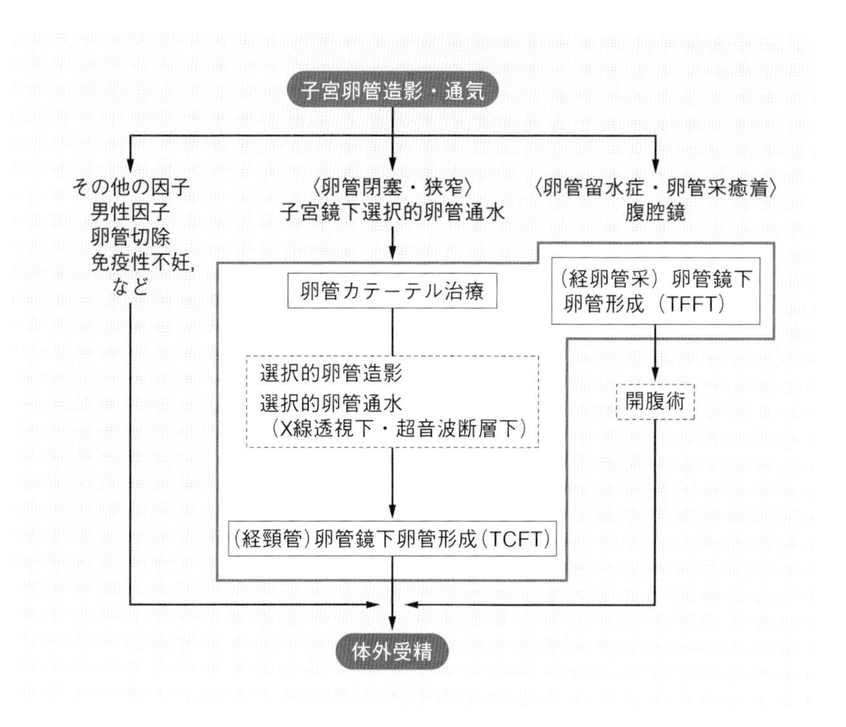

図 2-21 卵管不妊の治療指針

侵襲性, 汎用性, 経済性から広く普及する治療法として位置づけられている. その結果として卵管不妊に対する治療大系が大きく改変された. 図 2-21 に卵管不妊の治療指針の図譜を示す.

体外受精を優先させるべきかについての判断は特に遠位部病変, 卵管留水症に対しては腹腔鏡下の卵管形成が必要となるが, 原病の治療を行うことなく体外受精を選択しても, 貯留した卵管液の子宮内流入が妊娠の成立を妨げる可能性もあり, 卵管治療を優先させて行うべきで, その意味からも FT 法は有意義である.

スクリーニングで指摘された卵管閉鎖や狭窄など, 卵管内腔病変の確認と治療が必要な患者に対して低侵襲で, 有効な検査・治療法としての意義が今後ますます高まることが期待される.

G Q&A

Q　FT 治療で効果の高い病態と低い病態は？

FT 治療は卵管間質部および峡部の近位部卵管に有効性がきわめて高い．卵管膨大部や采部の遠位部病変は，卵管ひだの再生が困難なことや，腹腔鏡での癒着剥離などの治療が必要となること，卵管の末梢まで，主として感染などの原因が及んだために生じる重い病態であることなどから妊娠に至る効果は近位部病変に比べて低い．

子宮卵管造影などで卵管通過性が確認されていても，FT の前進操作時に潜在的な狭窄が確認されることがある．潜在性の卵管内病変や多発性病変に対して FT は連続的に治療ができることから効果が高く，狭窄による異所性妊娠の予防効果も期待できる．

Q　体外受精との適応の相違は？

体外受精は卵管不妊に対しても効果が高い方法であるが，病態自体を治療するものではない．また，健康保険適用でないため高額の治療費を自己負担としなくてはならない．これに対して，FT 操作は原因の検索と治療を同時進行させる低侵襲な手段として有効であり，また，健康保険の適用になり，患者への貢献性は高い．卵管不妊のうち通過障害症例に対しては，優先させて FT を施行することで不利益はない．とくに近位部病変に対してはきわめて有効である．一方，遠位部病変，とくに卵管留水症に対しては，腹腔鏡下の卵管形成が必要となると同時に，卵管ひだの障害が著明である場合には卵管の妊孕性の回復が得られないこともある．しかし，原病の治療を行うことなく体外受精を選択しても，貯留した卵管液の子宮内流入が妊娠の成立を妨げる可能性もあり，優先させて卵管治療を行うべきである．

体外受精と FT 法のどちらを優先させるかについては，個々の条件によって適応を単純に考えることは難しい．しかし，FT 法は低侵襲であり，不妊原因となる卵管内腔病変を治療することができ，体外受精の着床環境へ悪影響を及ぼす卵管内病態もあることから，卵管不妊を疑う場合は優先して早い時期から施行すべきである．また，FT による妊孕性の判定は，妊娠例の多くが治療後 1 年以内に妊娠が成立している事実から，FT による妊娠の経過観察期間は1～2年以内が望ましい．多角的な治療によってより早い妊娠成立を望む場合は，体外受精の治療の間に自然妊娠や人工授精による妊娠成立のためにFTを行うことも現実的な選択である．

■文献

1）末岡　浩, 小林俊文, 野澤志朗, 他. 卵管鏡下卵管形成（FT）システムの臨床評価. 基礎と臨床. 1994; 28: 3001-13.
2）末岡　浩. 卵管鏡. In: 改訂第2版 産婦人科内視鏡下手術スキルアップ. 東京: メジカルビュー社; 2010. p.158-66.
3）末岡　浩, 渡邊広是, 前田太郎, 他. 不妊症の治療. 卵管・子宮因子—卵管鏡の適応と実際—. 産婦人科の実際. 2003; 52: 1975-81.
4）末岡　浩. 日本産科婦人科学会 研修コーナー. E. 婦人科疾患の診断・治療・管理. 10. 8)卵管鏡. 日産婦誌. 2009; 61(11): N-580-N-584.
5）末岡　浩. 卵管鏡による卵管機能の評価. 日本不妊学会誌. 2001; 46: 37-42.

【末岡　浩】

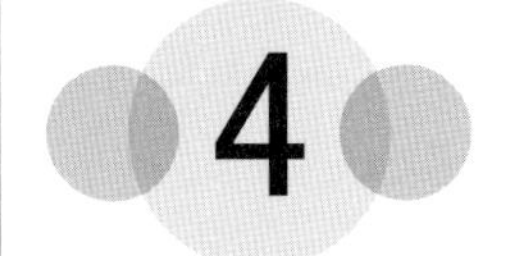

4 男性不妊

挙児を希望するカップルの約10%が不妊であり，その原因の比率は，女性因子のみ41%，男性因子のみ24%，男女に原因あり24%，原因不明11%と，男性側にも約半数の原因があると言われている[1]．近年における，精巣内精子採取術（TESE）-卵細胞質内精子注入法（ICSI）などの生殖補助医療（ART）の進歩は，従来治療困難と考えられてきた無精子症患者にも挙児を得ることを可能としたものの，未だ男性不妊症の診断・治療が抱える課題も多い．

この項では男性不妊症の診断および非ART治療について述べる．

A 男性不妊症の診断

1 原因

男性不妊症はその原因により造精機能障害，精路通過障害，性機能障害などに診断分類され（表2-5）[2]，その原因に応じた治療がなされている．

精路通過障害の原因としては先天性精管欠損症や精巣上体炎後の炎症性閉塞，Young症候群，精管切断術後，ヘルニア手術後などがある．また性機能障害も男性不妊の一因であり，勃起障害，射精障害の症例も増えている．

2 診断手順

医療面接→身体診察→内分泌検査・精液検査の順に行う．ルーチンに行う検査，精液所見によって追加する検査を表2-6，2-7に示す．

表 2-5 男性不妊症の原因

造精機能障害	83.0%	
原因不明		56.1%
精索静脈瘤		35.9%
その他		8.0%
精路通過障害	13.7%	
性機能障害（射精障害，勃起障害）	3.3%	

〔平成 10 年度厚生省分担研究（白井班）より〕

表 2-6 初診時にルーチンで行う検査

1. 精液検査
2. 内分泌検査: テストステロン，LH，FSH
3. 精巣容積測定
4. 精索静脈瘤検査
5. 陰嚢超音波検査

表 2-7 追加で行う検査

1. 染色体検査
2. 遺伝子検査
3. 血清プロラクチン
4. 精巣吸引細胞診，精巣生検
5. 精管精嚢造影
6. 経直腸超音波断層法
7. 抗精子抗体
8. 精子の電子顕微鏡
9. 精子機能検査
10. 精液一般細菌培養

a）医療面接

問診票を使用し記入してもらうのが便利である．当科で使用している問診票を示す（図 2-22）．男性側だけでなく，パートナーの年齢，過去の避妊法，精査の有無，既往歴の有無や，性生活の問題の有無も重要である．

b）身体診察

陰茎，陰嚢内容，前立腺のほかに体型や恥毛・鬚の生え具合などを診察する．また精索静脈瘤の有無にも注意する．

①精巣

容積・硬度をみる．容積は orchidometer（図 2-23）で測定する．精巣容積は造精機能を反映する．

②精巣上体

頭部から尾部，精管移行部までの連続性，各部の緊満や結節，圧痛の有無をみる．

男性不妊外来問診用紙　関西医科大学枚方病院　腎・泌尿器科外来

氏名（　　　　　　　　　　）年齢（　　　　）

これからの質問はあなたの診断・診療を行うのに必要な事柄です。個人的秘密は厳重に守りますので、安心して正確にお答えください。

1、身長（　　　　　）体重（　　　　）出身地（　　　　）

2、あなたが生まれたときの　父の年齢（　　　　）歳

　　　　　　　　　　　　　母の年齢（　　　　）歳

3、あなたを入れて兄弟姉妹は何人ですか。　合計（　　　　）人

（　　　　　）番目・死産の兄弟姉妹は、（ ない・ある<　人> ）

結婚して子供のない兄弟姉妹は、（ ない・ある<兄・弟・姉・妹　> ）

4、家族に遺伝的な病気は（ ない・ある ）「 病名　　　　　」

血族結婚は（ ない・ある ）

5、子供の頃かかった病気・治療に○を付け、その時の年齢も記入してください。

停留睾丸の手術　（ 右・左 ）（　　）歳

陰嚢水腫の手術　（ 右・左 ）（　　）歳

鼠径ヘルニアの手術　（ 右・左 ）（　　）歳

睾丸の外傷　（ 右・左 ）（　　）歳

その他陰嚢部の病気・手術など　「 病名　　　　」（　　）歳

梅毒（　　）歳　淋病（　　）歳　結核（　　）歳

糖尿病（　　）歳　蓄膿（　　）歳

気管支喘息（　　）歳　慢性気管支炎（　　）歳

おたふく風邪（　　）歳　この時睾丸が（ 腫れた・腫れない ）

放射線治療　（　　）歳　「 病名　　　　」

抗癌療法　（　　）歳　「 病名　　　　」

6、その他に今までに病気や手術をしたことがあれば、病名・手術名・その時の年齢を、記入してください。（　　　　　　）

7、最近3ヶ月の健康状態について、当てはまるものに○をしてください。

（　）　全く健康である

（　）　病気がある。「 病名　　　　」

（　）　現在薬を服用している。（薬の名前　　　　）

（　）最近3ヶ月以内に高熱や体調不良があった。

8、仕事の上で以下の物質や環境に接するコトがありましたか。該当するものがあれば○で囲んでください。

亜鉛　鉛　ヒ素　一酸化炭素　カドミュウム　高温環境　低温環境

放射線　酸素不足環境　（ 職業：　　　　　）

9、タバコを吸われますか。（ 吸う・吸わない ）<1日　本・　　年間>

アルコールを飲みますか。（ 飲む・飲まない・少し飲む・多量に飲む ）

10、初めて陰毛が生え、声変わりした年齢は　（　　歳・覚えてない ）

初めて射精した（夢精）を経験した年齢　（　　歳・覚えてない ）

結婚した年齢は（　　）歳< 初婚・再婚・復縁>

結婚してからの年数（　　年　　ヶ月）子供は（ いる・いない ）

もし避妊していたならその期間（　　年　　ヶ月）

奥様は流産・死産を経験なさったことが（ ある・ない ）< 流産・死産 >

ヒゲは（ 毎日そる・週　回そる・ほとんどそらない ）

11、夫婦のセックスに問題が（ ある・ない ）「問題：　　　　」

夫婦生活は月に何回くらいですか。（　　　回）

勃起しますか。（ する・勃起しにくい・全く勃起しない ）

射精しますか。（ する・射精しにくい・全く射精しない ）

12、今までに精液検査を受けたことがありますか。（ ある・ない ）

検査を受けたのは（　年　ヶ月前 ）「病院名：　　　　」

検査の結果は（ 正常・精子が少ない・精子がいない・不明 ）

今までにホルモン治療を受けたことがありますか。（ ある・ない ）

（ホルモン薬の名前：　　　　　）

13、奥様にお尋ねします。氏名（　　　　　）年齢（　　）

今までに大きな病気をしたことがありますか。（ ある・ない ）

「病名：　　　　」（　　）歳の頃

現在婦人科に受診していますか。（ 以前受診していた・現在受診中 ）

異常がありましたか。（ ある・ない ）「病名：　　　　」

14、血液型についてお尋ねします。

夫（　　）型RH（ ＋・－ ）　妻（　　）型RH（ ＋・－ ）

図 2-22 問診票

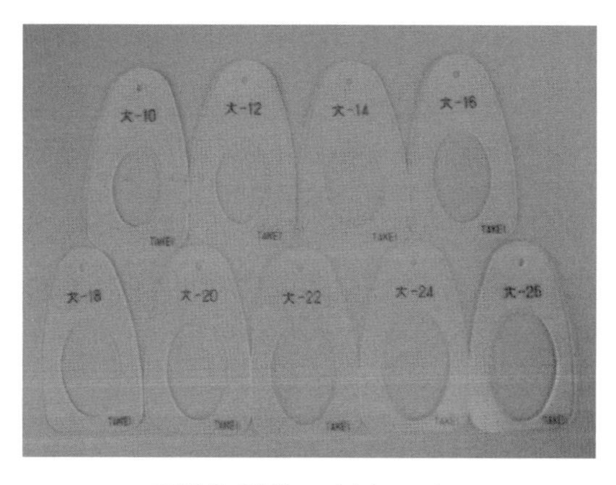

図 2-23 orchidometer

③精管

精管の有無，肥厚の状態，結節の有無，連続性をみる．

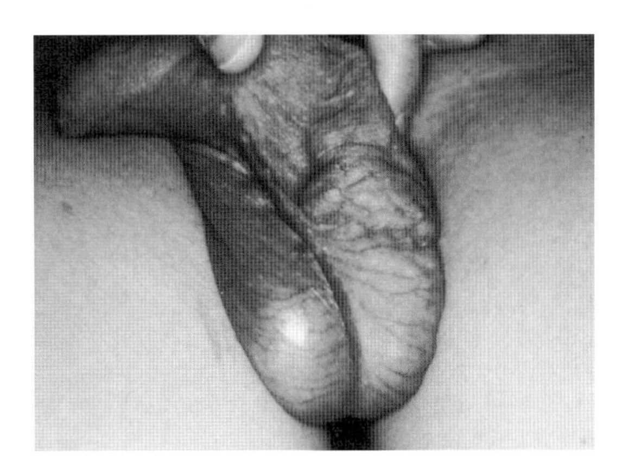

図 2-24 精索静脈瘤

表 2-8 精索静脈瘤の Grade 分類

Grade 1	立位腹圧負荷ではじめて静脈の怒張に触れる
Grade 2	立位で容易に触診可能
Grade 3	陰嚢・精索の視診で診断が可能

④精索

精索静脈瘤（図 2-24）の有無をみる．程度による Grade 分類がなされている（表 2-8）．解剖学的理由により，大部分が左側に生じる．精索静脈瘤を診断するには暖かい部屋で診察することが重要である．また仰臥位ではわかりにくいので，立位で腹圧をかけると診断が容易となる．

c）精液検査

2003 年に日本泌尿器科学会監修のもと精液検査標準化ガイドライン[3]が発刊され，それにしたがった検査が望ましい（表 2-9，2-10）．精液所見の判定には WHO 基準[4]を用いる（表 2-11）．

※無精子症の診断法

精液全量を 500xg（ローターの半径 15 cm では約 1800 rpm，半径 10 cm では約 2100 rpm）15 分遠沈し，沈殿を検鏡して精子を認めなければ無精子症と診断する．

d）内分泌検査

精子形成や男性ホルモンの産生は，視床下部-下垂体-精巣系のホルモン調

●表 2-9●精液採取法

禁欲期間	2日以上（48時間）7日以内としている.
採取回数	1カ月以内に少なくとも2回行う. 2回の結果に大きな相違がある場合はさらに検査を行う. 2回の場合はその平均値. 3回以上の場合はその中央値を採用する.
採取場所	1時間以内に持参可能なところで採取する. 1時間以内に持参できない場合は施設内で採取する.
採取容器	清潔で口径の広いガラスかプラスチック容器を用いる.
採取方法	自慰（マスターベーション）による採取を原則とし, 全量採取する. コンドームの使用や性交による採取は原則禁止である.
搬送法	採取した検体は室温から37℃に保温した状態で搬送する.

●表 2-10●精液検査法

精液の液化	室温または37℃にて約15〜60分間静置する.
肉眼的所見	血精液症, 膿精液症の有無をみる.
精液量	重量法を用いる. 精液量が1 ml未満では逆行性射精や射精管閉塞を疑う.
pHの測定	1時間以内に測定. 精液1滴をpH試験紙に落とし30秒後に判定する. 無精子症ではpH 7.0未満の場合, 射精管閉塞症や先天性精管欠損症などの閉塞性無精子症を疑う.
精子濃度	Burker-Turkまたは改良型Neubauer血球計算盤を用いる. 頭部および尾部を持つ精子のみを計測する.
精子運動率	スライドグラスに精液10 μlをのせカバーグラスで覆う. 400倍で観察し4つに分類する. A：速度が速く, 直進する精子 B：速度が遅い, あるいは直進性が不良な精子 C：頭部あるいは尾部の動きを認めるが, 前進運動していない精子 D：非運動精子 運動率はA+B（%）で示す.
精子正常形態率	Papanicolaou染色法, Diff-Quik法を用いる.

節によって支配されている. したがって内分泌検査はこれらのホルモン調節の状態を知る上で必須である.

・FSHが最も造精機能を反映しており, 精巣機能障害が高度になるとLHも上昇する.

・プロラクチンは, テストステロン低値や性欲減退, 性機能障害, 頭痛,

表 2-11 精液検査の基準値

項目	基準値
精液量	1.5 ml 以上
pH	7.2 以上
精子濃度	15×10^6/ml 以上
総精子数	39×10^6以上
精子運動率	40%以上
精子正常形態率	4%以上
白血球数	1×10^6/ml 未満

視力障害，乳汁漏出，女性化乳房などの症状がみられた場合に測定する．

・フリーテストステロン，E_2の初診時スクリーニングの有用性は明らかでない．

ホルモン負荷試験は，ホルモン異常の原因を検索するための検査である．クロミフェンテストは negative feedback を遮断し視床下部の反応をみる．LH-RH 負荷試験は，下垂体を刺激しその反応をみる．HCG 負荷試験は精巣のライディッヒ細胞を刺激し精巣の分泌予備能をみる検査である．しかし成人不妊症男性においては負荷試験をしなくても病態の把握はほぼ可能である．

e）染色体検査

男性不妊症の原因の1つとして染色体異常がある．無精子症および高度乏精子症の患者では，特に重要な検査である．無精子症では 47,XXY，46,XX male などの性染色体異常が多く認められる．X 染色体過剰の Klinefelter 症候群をはじめとする無精子症の患者でも，ART の進歩により妊娠が可能になったことは周知の事実である．また，乏精子症ではロバートソン転座，逆位，相互転座などの常染色体異常が多く認められる．このように男性不妊症と染色体異常は密接な関係があり無精子症および高度乏精子症患者において，末梢血染色体検査は臨床上重要である．これらの染色体異常症例では，挙児が得られた場合の児の染色体構成について，カウンセリングが必要となる．

f）遺伝子検査

Y 染色体微小欠失が代表的であり，無精子症患者の数～10%程度を占めると考えられている．Y 染色体長腕遠位側にある AZFa，b，c 領域の微細欠失により乏精子症または無精子症を呈する場合があることが明らかとなっている．カウンセリング体制が整った施設で検査が施行されるべきである．

g）超音波検査

外来で簡便にでき，非侵襲的な検査である超音波検査は，補助診断として有力な情報を与えてくれる．

・カラードプラ検査: 精索静脈瘤の診断に有用である．color change があり，逆流速度 10 ml/sec 以上を陽性とする．拡張血管径 3.0 mm 以上の補助基準を設けている報告もある．

・経直腸的超音波検査: 閉塞性無精子症を疑う場合には，精嚢および射精管の異常の有無を確認しておく．

h）精管造影

閉塞性無精子症の診断目的に施行されるが，既往歴，触診所見，精液検査，経直腸的超音波検査からほぼ診断がつくことから，精管造影の意義は少なく，むしろ精管および精巣上体管の二次的閉塞を起こす可能性があり行うべきでない．

精管造影は，射精管閉塞に対する経尿道的開放術の術中のモニタリング，精管精管吻合術や精巣上体精管吻合術の際に吻合部より末梢の通過性の確認に用いられる．

i）精巣生検

閉塞性無精子症が強く疑われた場合，精子形成の確認が必要である．この場合，精子の確認は吸引細胞診で十分であり第一選択とする．確認できない場合に精巣生検を行うが，診断目的だけでなく ART（TESE＋ICSI）を考慮する．

j）免疫学的検査

男性不妊症の 10～15％に免疫性不妊の関与があると言われ，特に抗精子抗体の問題がある．精路の閉塞や外傷は抗精子抗体の産生に関係がある．精管結紮後の男性における抗精子抗体陽性率は，結紮後 6～12 カ月にピーク（50～80％）になり，その後減少し数年後には 30％となる．一度，抗精子抗体が産生されてしまった後に精路再建をしても，自然妊娠の予後は不良である．先天性精管欠損でも抗精子抗体の産生は認められるが，その頻度は必ずしも高くない．精巣外傷では高率に抗精子抗体の産生がみられ，精巣生検を反復すると抗精子抗体の出現率を高めると報告されている．精巣捻転症では妊孕性は低下するがそれに抗精子抗体が関与しているかどうかは明らかでない．しかし二次性徴発現以前の捻転では抗体産生は認められない．精索静脈瘤と抗精子抗体産生については，いまだ明らかでない．

B 治療（非 ART 治療）

自然妊娠に至る治療法が最も勧められるが，どの治療法を選択するかは患者カップルの希望による．いずれの場合も，既存の治療で妊娠しない場合は，最終的に ICSI を中心とする ART の適応となる．治療に際しては妻の年齢・妊孕性も重要な因子である．妻が 35 歳以上では，治療期間の短縮をめざして夫から精子採取を行い，その後 ICSI を行うのが望ましいとする意見もある．

1 薬物療法

精子が形成されるまで 74 日とされているので，その後の射出までの期間も考慮に入れて，最低 3 カ月間治療を行った上で有効性の評価を行う．

a）内分泌療法

①低ゴナドトロピン性性腺機能低下症（視床下部・下垂体の障害）の治療

精子形成を目的とするときは，ゴナドトロピン製剤または LHRH の投与を行う．ゴナドトロピンの間歇投与が簡便で広く行われている（表 2-12）．有効率は 50～100％と高い．

②特発性乏精子症の治療

薬物により性腺刺激ホルモンを増加させ精子形成を刺激する．薬剤としてはクエン酸クロミフェン（クロミッド®）を第一選択として，効果がみられなかったときにゴナドトロピン療法を追加する．ゴナドトロピン療法が自然妊

表 2-12 内分泌療法

ゴナドトロピン療法	hCG　1500～5000 単位×2～3/週　24 週間
精子形成不十分なら FSH 製剤	75～150 単位×2～3/週追加　24 週間
LHRH 療法	LHRH　5～20 μg/90～120 分（皮下注）

●表 2-13● 非内分泌療法

カリクレイン	精子膜透過性亢進による精子エネルギー代謝改善 精巣への血流増加作用
ビタミン B_{12}	精巣組織の代謝活性化
ビタミン E	精子細胞膜の酸化的障害に対する防御 卵細胞質への結合能上昇
ATP	精子エネルギー代謝改善
Co-Q10（ノイキノン）	ATP 産生上昇，精子運動能改善
アミノ酸製剤	DNA 合成促進
漢方製剤（補中益気湯など）	抗ストレス作用，末梢血管拡張作用，DNA 合成促進

娠率をわずかに上昇させることが示されている．

b）非内分泌療法

さまざまな薬剤が経験的に用いられてきた．それぞれ有効性が報告されてはいるが，プラセボとの比較試験で妊娠に対して有効性の証明されたものはない（表 2-13）．

c）膿精液症に対する抗菌剤治療

精液中に細菌が検出される場合は，感受性のある抗菌薬を菌消失まで投与する．検出されない場合は，2〜4 週間広域スペクトラム抗菌薬を投与して効果を判定する．起炎菌は同定できないことが多く治療が遷延することも多い．この場合，白血球が混入する前の精巣精子を用いた ICSI も考慮される．

●表 2-14● 精索静脈瘤に対する各術式の比較

術式	麻酔	特殊技術・器具	動脈温存	リンパ管温存	両側例
高位結紮術	腰椎	なし	やや難	困難	
低位結紮術	局所	顕微鏡手術	可能	可能	
経皮的塞栓術	なし	Interventional radiology	100%	100%	右側困難
腹腔鏡下手術	全身	腹腔鏡手術	やや難	困難	よい適応

d）抗精子抗体に対する免疫抑制剤治療

抗精子抗体による運動率低下がある場合にはステロイド剤が試みられる．一般にはARTが行われることが多い．

2　手術療法

手術療法により妊孕性の改善が期待できるのは，精索静脈瘤手術と閉塞性無精子症に対する精路再建術である．

a）精索静脈瘤手術

明確な適応や治療効果に関しては未だ結論が出ていないものの，男性不妊症患者に対する精索静脈瘤手術は古くから行われ，その有用性が報告されている．①手術により多くの症例で精液所見が改善すること，②手術により妊孕性が改善すること，③手術のリスクが少ないこと，からGrade 2以上で不妊が明らかなカップルに対して手術が考慮される．

［適応］

- 2年以上の不妊期間
- 妻に異常がない
- 精液所見に異常がある
- 他に原因がない

［手術方法］

- 精索静脈瘤に対する各術式の比較を表2-14に示す．

その他の長所	その他の短所	陰嚢水腫発生率	再発率	妊娠率
手術が容易 動脈結紮可	創が大きく疼痛が強い	8%	15%	38%
疼痛少ない 外精索静脈の結紮も可能	精巣萎縮の危険	1%	1%	42%
切開創がない 精索静脈瘤の診断もかねる	塞栓不能 再発例が多い 放射線被曝	0%	12%	33%
疼痛少ない	合併症の危険 高価	3%	4%	30%

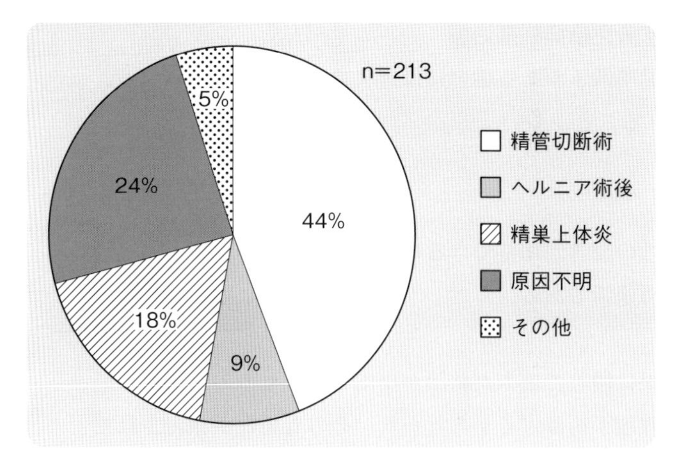

図 2-25 閉塞性無精子症に対する精路再建術の閉塞原因
（文献 5 より改変）

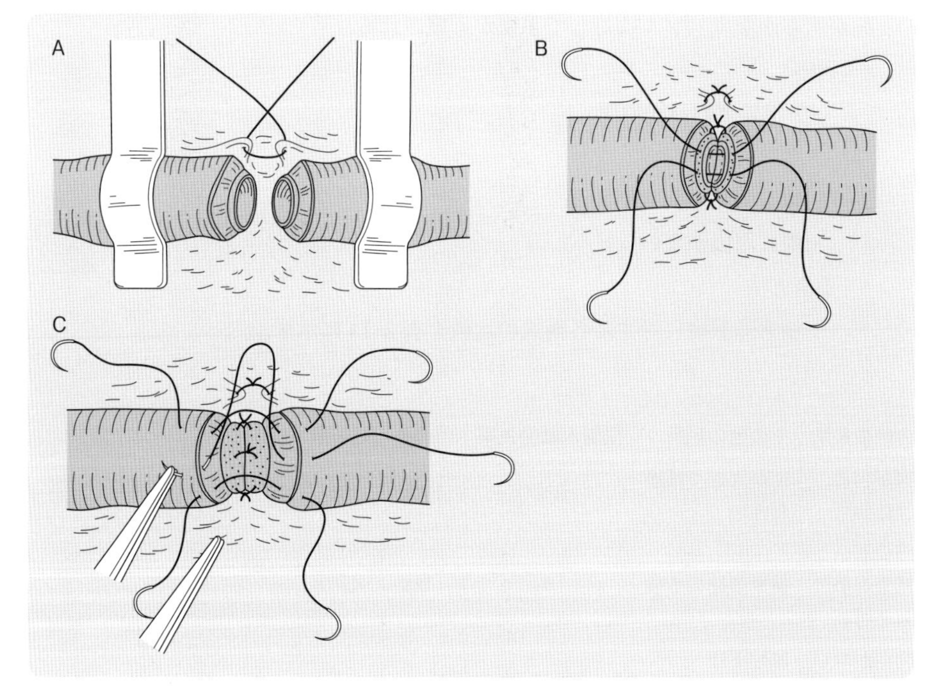

図 2-26 精管精管吻合術

A：精管周囲組織の縫合：吻合部が近接するようにあわせておくと吻合が容易
B：精管粘膜の縫合
C：精管筋層の縫合

・顕微鏡下低位結紮術: 疼痛が少なく，局所麻酔で行うことができる．再発・精巣水瘤の合併が少なく，現在主流となっている．
・高位結紮術: 鼠径部手術の既往，低位結紮術の再発がよい適応である．
・経皮的塞栓術: 低侵襲であるが再発率が比較的高い．手技的に塞栓できない症例もある．
・腹腔鏡下手術: 高度肥満，両側例がよい適応となる．しかし全身麻酔を要すること，気腹操作に伴う合併症等が問題点である．

b）精路再建術

精路再建術は自然妊娠が可能で女性への侵襲がない．しかし，閉塞原因によっては精子出現率・妊娠率が低い．2013 年に閉塞性無精子症の全国調査が行われた[5]．本邦の ICSI の成績（2010 年）[6]と比較すると，本調査における精路再建術の成績は同等，閉塞原因によっては良好と考えられ，考慮されうる

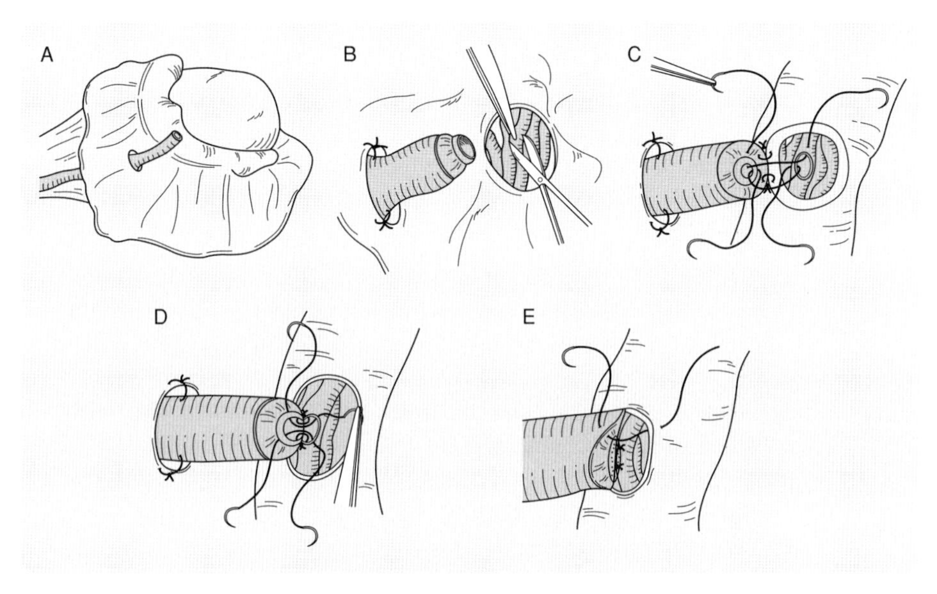

図 2-27 精巣上体精管吻合術
A: 精管を精巣上体体部に緊張なく近づける
B: 精巣上体管の剥離と側孔作成
C: 精管周囲組織と精巣固有漿膜を一部固定後に粘膜吻合
D: 粘膜縫合
E: 漿膜筋層縫合

べき治療法であると考えられる.

閉塞性無精子症の閉塞原因を図2-25[5]に示す.

①精管精管吻合術（図2-26）

精管切断術後や小児期鼠径ヘルニア手術後の精管閉塞が対象となる. 多くは手術用顕微鏡下に粘膜と筋層の二層吻合が行われている. 本邦の全国調査では術後の精子出現率は全体で53.8%, 精管切断術後では73.6%であった. 自然妊娠率は精管切断術後で27.5%であった. 一般に術後の成績は閉塞期間に比例して悪化する.

②精巣上体精管吻合術（図2-27）

精巣上体炎, 長期の精管閉塞による二次的精巣上体閉塞, あるいは先天性や原因不明の精巣上体閉塞などが適応となる. 手術用顕微鏡下に精巣上体管と精管粘膜の側端吻合を行う. 全国調査では精巣上体炎後における開通率は38.9%, 自然妊娠率は精巣上体炎後症例で32.3%と報告されている.

③射精管開放術

射精管の閉塞による閉塞性無精子症が適応となる. 国内では治療成績のまとまった報告はない. Schlegelによる報告では, 精液所見改善率は49%, 自然妊娠率は25%と報告されている[7].

■文献

1) Comhaire FH. Definition of infertility, subfertility, and fecundability: methods to calculate the success rate of treatment. In: Comhaire FH, editor. Male infertility. London: Chapman & Hall Medical; 1996. p. 123-31.
2) 白井将文. 男性不妊症の実態及び治療に関する研究: 平成9年度不妊治療の在り方に関する研究. 厚生省心身障害研究. 1997. p. 227-39.
3) 精液検査標準化ガイドライン作成ワーキンググループ. 精液検査標準化ガイドライン. 東京: 金原出版; 2003.
4) World Health Organization, Department of Reproductive Health and Research. WHO laboratory manual for the examination and processing of human semen, 5th ed. 2010.
5) Taniguchi H, Iwamoto T, Ichikawa T, et al. Contemporary outcomes of seminal tract re-anastomoses for obstructive azoospermia: A nationwide Japanese survey. Int J Urol. 2015; 22: 213-8.

6) 平成 23 年度倫理委員会 登録・調査小委員会報告. 日産婦誌. 2012; 64(9): 2110-40.
7) Schlegel PN. Testicular sperm extraction: microdissection improves sperm yield with minimal tissue excision. Hum Reprod. 1999; 14: 131-5.

【谷口久哲・松田公志】

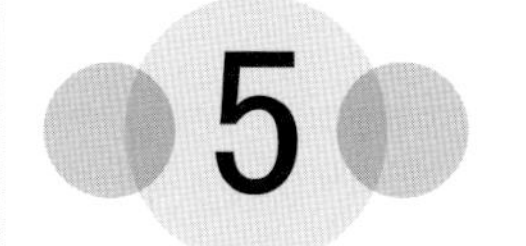

子宮・頸管因子

A 子宮性不妊とは

胚が着床し発育する場所である子宮内膜と，それを取り巻く子宮に起因する不妊を総称して，子宮性不妊という．子宮の形態異常，子宮筋腫や子宮内膜ポリープなどの腫瘍，子宮内膜の器質的・機能的異常などさまざまな病態が含まれる．近年の晩婚化と挙児希望年齢の高齢化に伴い，初診時に大きな子宮筋腫や進行した子宮腺筋症などが発見されることが珍しくなくなった．したがって，子宮性不妊が占める比率は確実に高まりつつある．

子宮や子宮内腔の形態は，不妊症の1次スクリーニング検査においては経腟超音波断層法 transvaginal ultrasonography（TV-USG）や子宮卵管造影 hysterosalpingography（HSG）で評価し，必要に応じてMRIなどの画像検査や子宮鏡検査を追加する．排卵周辺期になっても子宮内膜が厚くならない増殖期子宮内膜非薄化も子宮性不妊に含まれる．

子宮や子宮内膜の機能的異常は評価が難しい．子宮内膜の組織学的日付診は診断的意義が否定されたうえ，黄体機能不全が独立した不妊の病態として重要視されなくなってきたため，現在はほとんど行われていない．

B 子宮筋腫は必ず不妊の原因になるか

生殖年齢女性の20〜40％が子宮筋腫を有する．子宮筋腫の位置と大きさによって症状はさまざまであり，多くは無症状である．子宮筋腫の妊孕性に対する影響は過小評価されがちで，有症状になるまで放置されることが多かったが，不妊外来を訪れる女性が高齢化している現在，評価を見直さなくてはならないと思われる．

子宮筋腫が不妊の原因になっているかを評価するのは難しい．子宮腔の変形や拡張があれば，胚の着床や精子の侵入が障害される可能性がある．また，子宮頸管の偏位は射出精子の侵入を障害し，卵管の偏位は卵のピックアップ障害を引き起こす可能性があるし，子宮筋腫の位置によっては卵管口の閉塞も起こり得る．まず，TV-USG で子宮筋腫の大きさと位置を評価することが必須である．粘膜下筋腫が疑われたら，TV-USG 観察下で子宮腔に少量の生理食塩水を灌流する sonohysterography（SHG，図 2-28）を施行する．治療方針の決定には子宮ファイバースコピー hysterofiberscopy（HFS）が有用である．子宮腔の変形や拡張については HSG で評価する．大きな筋腫，靭帯内発育筋腫，多発筋腫，変性が疑われる筋腫では MRI 検査を行い，子宮

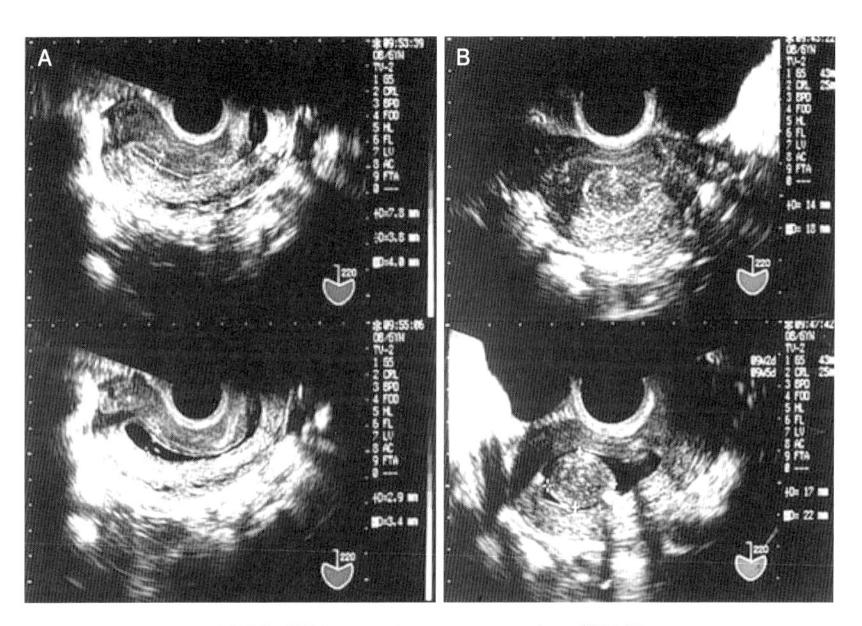

図 2-28 sonohysterography（SHG）
子宮頸部にバルーンカテーテルを固定し，子宮腔に少量の生理食塩水を注入する．A: 正常子宮，B: 子宮粘膜下筋腫．

肉腫と鑑別を要する場合は血清マーカー（LDH アイソザイム）も調べる．

不妊女性における手術適応は必ずしも明確ではない．ある程度コンセンサスが得られている適応は以下のものである[1)]．

- 粘膜下筋腫
- 子宮腔の変形・拡張を伴う筋層内筋腫
- 有症状の子宮筋腫（過多月経，月経困難症，他臓器圧迫症状など）
- 子宮筋腫によると考えられる流早産の既往

これ以外でも一定以上の大きさがあれば手術適応となるが，具体的な基準は定まっていない．現時点では，長径 4 cm を超える筋層内筋腫は手術を考慮するのが一般的である．さらに，不妊女性では妊娠転帰も考慮しなくてはならない．子宮筋腫は妊娠第 1 三半期に増大しやすく，子宮収縮の増加や筋腫核の変性による流早産や前期破水のリスクが高まる可能性がある．そのため，非妊時に積極的に手術を勧める基準に該当しなくても，予防的に筋腫核出術が行われることもある．

C 手術以外に治療法はあるか

GnRH アゴニストやアロマターゼ阻害薬などの薬物療法による縮小効果は一時的で，治療を終了すると元の大きさに戻ってしまう．子宮動脈塞栓術 uterine artery embolization（UAE）は，卵巣機能の廃絶や炎症性の子宮性不妊を引き起こすことがあるため，妊娠を希望する女性には推奨されていない．集束超音波治療 focused ultrasound surgery（FUS）は，筋腫の位置や個数に制限があるうえ，治療後の妊孕性が評価されていない．基本的には外科的治療が第一選択で，大半は侵襲が少ない内視鏡（腹腔鏡または子宮鏡）下手術で核出可能である．不妊治療を再開するまでのインターバルを考えても，外科的治療が最も効率的と思われる．

D 子宮腺筋症とは

子宮内膜様組織が筋層内で増殖し，子宮が腫大する病態である．エストロゲン依存性に進展し，高率に子宮筋腫や外性内膜症を合併する．子宮腺筋症は，異所性の子宮内膜増殖という点では外性子宮内膜症と似ているが，病因や病態は異なると考えられている．発症年齢は 30 歳代後半から 40 歳代が

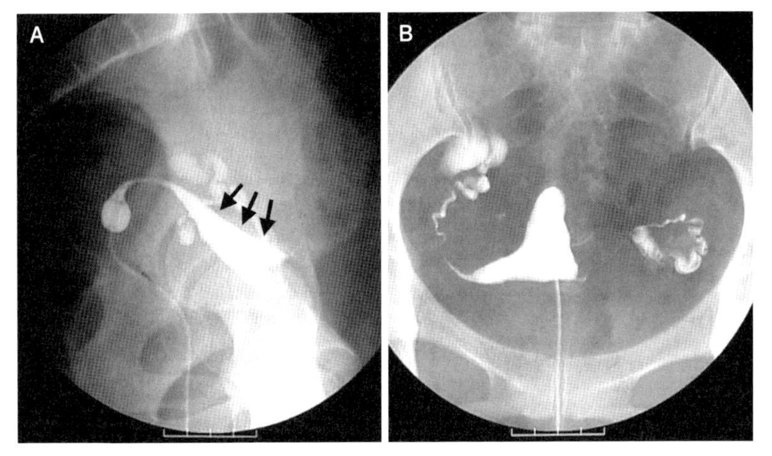

図 2-29　子宮腺筋症の子宮卵管造影（HSG）
後壁（矢印）の病巣により子宮腔が拡張し，辺縁が不整になっている．
A: 側面像，B: 正面像．

ピークで，摘出子宮の約 20％に発見されると報告されている．主な症状は月経困難症と過多月経で，月経困難症は激烈で救急搬送されることもまれではない．慢性貧血に陥り日常生活に支障をきたすこともある．

病巣が小さく症状も軽ければ経過観察が可能だが，進行性の疾患なので次第に妊孕性は低下する．漫然と対症療法を続けるのは勧められない．

子宮が腫大して子宮腔の変形や拡張も伴う状態（図 2-29）であれば，妊孕性が損なわれ，保存的治療では対処できないほど月経随伴症状が重症化してくる．また，子宮腫大があれば，妊娠しても流早産や弛緩出血をきたしやすいと報告されている．

E　子宮腺筋症の治療

薬物療法には，GnRH アゴニストやダナゾール（ボンゾール®）による偽閉経療法，低用量ピル，プロゲスチン（ディナゲスト®）療法などがある．いずれも一時的に病巣を縮小して症状を緩和できるが，腺筋症を根本的に治癒させるものではなく，治療を終えると間もなく元の状態に戻ってしまう．しかし，偽閉経療法後に自然妊娠が成立することもあり，保存的治療を希望すれば試みてもよい．

高周波切除器や超音波メスを用いて病巣を核出する手術治療も行われている．病巣と正常筋層との境界は不明瞭なことが多く，完全に除去しようとすると妊娠可能な子宮を残せなくなってしまうため，根治ではなく減量が目的である．術後に高率に妊娠が成立するとの報告もあるが，核出部の筋層はどうしても薄くなり血流が低下してしまうため，妊娠中の子宮破裂，胎児発育遅延，癒着胎盤などのリスクが高まる可能性がある．分娩は原則的に帝王切開となる．

F 子宮奇形も不妊の原因になるか

子宮奇形による不妊は比較的まれである．妊孕性，特に不育症との関連が強く示唆されているのは中隔子宮である．中隔子宮では子宮底部筋層の突出による子宮腔長の短縮と子宮腔の狭小化があり，底部の筋層は血流が低下する．底部の突出の程度が少ない場合はTV-USGやHSGでは見逃されることがあり，診断にはMRI検査やHFSが有用である．流産を反復する場合は，子宮鏡下中隔切除術（図2-30）や開腹または腹腔鏡による子宮形成術が行われる．

G 子宮内膜菲薄化の治療

子宮内膜はエストロゲンの影響を受け，増殖期に厚みを増す．月経周期の4日目頃から1 mm/日ずつ厚くなり，9日目頃にプラトー（約10 mm）に達

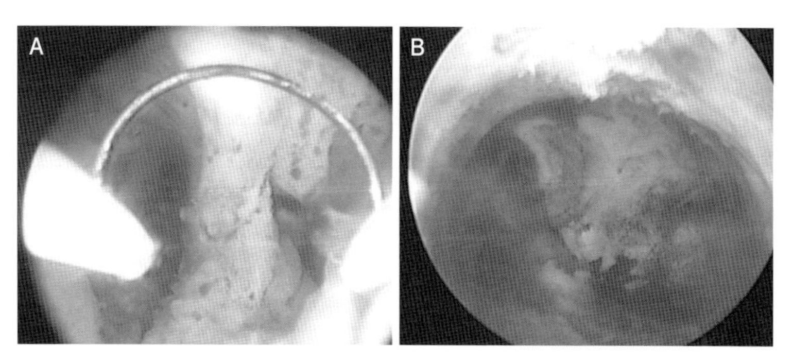

●図2-30●中隔子宮に対する子宮鏡下手術（TCR）
A: 切除前，B: 切除後．術後2周期目に避妊を解除し，直後に妊娠が成立し，正期産した．

し，厚さは血中エストラジオール値に相関する．子宮内膜厚が極端に薄い症例は子宮内膜炎や子宮内膜掻爬術の既往を有することが多いが，原因不明の症例も少なくない．シルデナフィル（バイアグラ®）の経腟投与，エストロゲン製剤，ビタミンEなどさまざまな治療が試みられているものの，有効性が確立された治療法はない．

H 頸管因子とは

子宮頸管は精子にとって女性生殖器官における最初の関門である．排卵期には卵胞由来のエストロゲンにより，ルーズな頸管粘液の分泌が増加し，精子が侵入しやすくなる．頸管腺の器質的異常や頸管粘液の異常は不妊の原因になる．頸管粘液と精子の相互作用を調べるのが性交後試験 post-coital test（PCT）で，同時に頸管粘液検査 cervical mucus test（CMT）も行う．

I PCTとCMTはどのように行うか

PCTは，考案者の名前を冠してHuhner（ヒューナー）テストともよばれる．性交後に子宮頸管粘液中の運動精子を調べ，頸管因子，男性因子，免疫因子をスクリーニングする．非侵襲的で治療的意義もあるのでスクリーニング検査として全例に行うが，性交障害例と明らかにARTの適応となる重症男性不妊では省略できる．精液検査の代用にはならない．PCTの実施に際しては，エストロゲンにより頸管粘液が十分に成熟していることが必須条件で，実施時期は排卵前の数日間に限られる．

PCTの結果はさまざまな因子に左右されるので，客観性と再現性を高めるためにはCMTも同時に施行し，異常例は再検査して確認したほうがよい．われわれは，WHOマニュアル（第5版，2010年）[2]に準じた手順で行い，CMTと併せて判定している．

- 2日間以上禁欲し，受診する9～14時間前に性交を行うよう指導（午前中の診療であれば前日の夜）
- 性交の際に潤滑ゼリーを使わず，性交後に腟内を洗わないよう指示（シャワーは可だが入浴は不可）
- 針なしのツベルクリン注射筒などで後腟円蓋の貯留液を吸引（性交が行われたことを確認するために採取）

- 外子宮口の分泌物や粘液を綿球でぬぐった後，針なしのツベルクリン注射筒を約 1 cm 頸管内に挿入して粘液を吸引（腟内の粘液は吸引しない）
- 頸管粘液の量，かたさ，牽糸性を測定し，尿検査試験紙で pH を測定
- 頸管粘液をスライドグラスに置いてカバーグラスをかぶせ，顕微鏡の高倍率視野（400 倍）あたりの前進運動精子濃度と精子以外の細胞濃度を計測
- 自然乾燥させて結晶形成をみて，CMT をスコアリング

表 2-15 CMT と PCT の判定[2]

	点数	0 点	1 点	2 点	3 点
CMT	量	0 ml	0. 1 ml	0. 2 ml	≧0. 3 ml
	かたさ	硬く粘稠	中等度	柔らかい	水様
	結晶形成	なし	非定型的	1～2 次幹	3～4 次幹
	牽糸性	＜1 cm	1～4 cm	5～8 cm	≧9 cm
	細胞濃度	＞20/hpf または ＞1000/mm^3	11～20/hpf または 501～1000/mm^3	1～10/hpf または 1～500/mm^3	0
	合計	点（10 点以上が良好）			
	pH	（7. 0～8. 5 が正常，6. 0 以下または 8. 5 以上は異常）			
PCT	禁欲期間	日間（2 日間以上が望ましい）			
	性交後時間	時間（9～24 時間が望ましい）			
	精子濃度	/hpf または /mm^3			
	高速前進精子濃度	/hpf または /mm^3（1 個以上あれば正常）			
	前進性	IM %	NP %		PR %
MKT	貫通精子長	なし	＜10 個		≥10 個

CMT: cervical mucus test, PCT: postcoital test, hpf: high power field,
IM: 不動精子，NP: 非前進運動精子，PR: 前進運動精子.

CMTとPCTの判定基準を改変してテーブル化したものを表2-15に示した．基本的にPCTは，頸管粘液中の精子の状態によって判定すべきである．子宮腔からの吸引サンプル採取を勧める報告もあるが，判定基準が定まっていないうえ,採取方法によっては検査の侵襲が増し治療的意義が損なわれる．

前進運動精子数のカットオフ値は，自然妊娠の可否という点から400倍視野あたり1個が妥当と報告されている．しかし，PCTの判定基準には前進運動精子の比率が含まれておらず，不動精子が多い場合も正常と判定してよいかは不明である．

頸管粘液のpHはCMTには含まれていないが，6以下では精子の運動が著しく障害され，8.5以上でも精子の生存性が低下するため，診断意義が高い．pHの異常は頸管炎や高アンドロゲン血症との関連が報告されている．

なお，WHOマニュアルでは鏡検時に頸管粘液サンプルの厚さを一定にするため，ガラスビーズを含んだシリコン油やワックス・ワセリンを用いてカバーグラスを支える方法が記載されている．この方法により，精子数や細胞数を濃度（/mm^3）で表現できるが，定量性を高めることにどれほどの意義があるかは不明である．また，性交の9～14時間後という長い時間をおいてから検査することにより，精子の生存性も評価できるとされている．しかし，頸管粘液中の生存性と妊孕性との関連は明らかにされていない．

J 排卵期に性交できなかった場合はどうするか

頸管粘液を冷蔵保存して，in vitroの精子-頸管粘液適合試験，いわゆるMiller-Kurzrok（ミラー-クルツロック）テストを行うことができる．頸管粘液をツベルクリン注射筒に入れたまま，空気を抜いてキャップをして，冷蔵庫（4℃）で5日間は保存できる．凍結保存は推奨されていない．後日，スライドグラス上で頸管粘液と精液とを接触させ，37℃加湿下で30分間静置した後に，頸管粘液に侵入した精子の状態を調べる．侵入精子の運動性と侵入距離（精子数で表現）によって評価し，90%以上が前進し，10個精子長以上侵入していれば正常と判断する．非前進運動精子，いわゆる“shaking”の状態であれば抗精子抗体の存在を疑う．MKテストはin vitro試験であるためPCTほどの有用性はないが，性交のタイミングがとれない場合や，PCTが異常で精子・頸管粘液の適合性を精査する場合など，止むを得ない場合は

PCTの代用にすることができる．客観性を高めたKremer精子侵入測定器を用いた毛細管テストもあるが，方法が煩雑なためあまり行われていない．

希発月経または無排卵周期症例の場合は，結合型エストロゲン（プレマリン®）またはエストラジオール製剤（エストラダーム®）の常用量を7〜10日間投与して頸管粘液が成熟した状態で，PCTを行うことができる．クロミフェン周期では行うべきではない．クロミフェンの抗エストロゲン作用により頸管粘液が量的・質的に影響を受けるからである．

K　PCTの結果からどのように治療方針を決めるか

PCTは非定量的で曖昧な検査であり，スクリーニング検査としての有用性や妊孕性との関連を否定した報告もある．しかし，PCTには以下のような臨床的意義がある．

- **PCT異常はAIHまたはARTの適応である**

PCT異常の原因を表2-16に示した．PCT異常例に対して抗生物質を投与して高率に自然妊娠が成立したとの報告もあるが，腟炎や頸管炎を治療しても頸管粘液の性状やPCT異常は改善しないとも報告されている．性交障害，精液のdeposition障害，男性不妊，頸管の器質的異常，頸管粘液の質的異常のいずれも認められなければ，女性側の抗精子抗体anti-sperm antibody（ASA）の存在を疑う．治療困難な性交障害や男性不妊があれば，配偶者間人工授精artificial insemination with husband semen（AIH），あるいは他の不妊因子の程度に応じて生殖補助医療assisted reproductive technology（ART）を選択する．

- **PCTが正常で不妊期間が短いsubfertilityでは自然妊娠を期待できるが，長期不妊や高齢女性では速やかにARTにステップアップしたほうがよい**

PCTが正常であることは，自然妊娠を期待できる重要な指標である．ゴナドトロピン療法による妊娠率もPCT正常例では高い．しかし，1年以上の不妊期間を有する場合は別である．われわれ[3)]がスクリーニング検査でARTの適応となるような異常を認めなかった症例におけるAIHの累積妊娠率を検討したところ，PCT異常例が48.9％（46/94）であったのに対しPCT正常例は24.6％（47/191）であり，妊娠達成期間に有意差（$p<0.0001$）を認

表 2-16 PCT 異常の原因

	女性因子	男性因子
不適切な検査条件	タイミング不良 排卵障害	ストレス，過労 不十分な禁欲期間
精液の deposition 障害	性交痛 性器脱 解剖学的異常	ED（勃起障害） 逆行性射精 尿道下裂
厳密な PCT 異常	頸管の器質的異常 　頸管炎 　腫瘍（ポリープ，子宮筋腫） 　円錐切除後 　重度の頸管狭窄 頸管粘液の質的異常 　粘稠性増加 　pH 異常 抗精子抗体（血清，頸管粘液）	精液の異常 　乏精子症 　無力精子症 　奇形精子症 　精液過多症 　精液過少症 　液化異常 抗精子抗体（血清，精漿）

めた．また，PCT 正常と軽度異常精液所見は AIH 不成功の寄与因子であり，PCT 正常例が AIH で妊娠する確率は PCT 異常例の 1/4 に過ぎなかった．PCT が子宮腔に精子が進入できるか否かの指標であるなら，PCT が正常な不妊カップルは卵のピックアップと輸送，受精，胚発生，および着床に問題を抱えていると推測される（図 2-31）．これらをバイパスするには卵管の器質的異常に対する外科的治療や ART が必要であり，AIH では不十分な可能性がある．したがって，PCT 正常の長期不妊や高齢女性に対する AIH は，無駄な時間を費やして妊孕性のさらなる低下を招くだけで，速やかに ART にステップアップすべきである．

PCT は，AIH 以上の治療を前提とした患者に対しては，不要な検査として省略されることがある．また，排卵障害例では未治療周期には行えない点もルーチン化を妨げている．しかし，PCT は結果が異常であった場合はもちろん，正常であった場合も治療方針を決める重要な判断材料になる．何より PCT は簡便，安価，低侵襲で，検査周期での妊娠も期待できるため，必須のスクリーニング検査である．

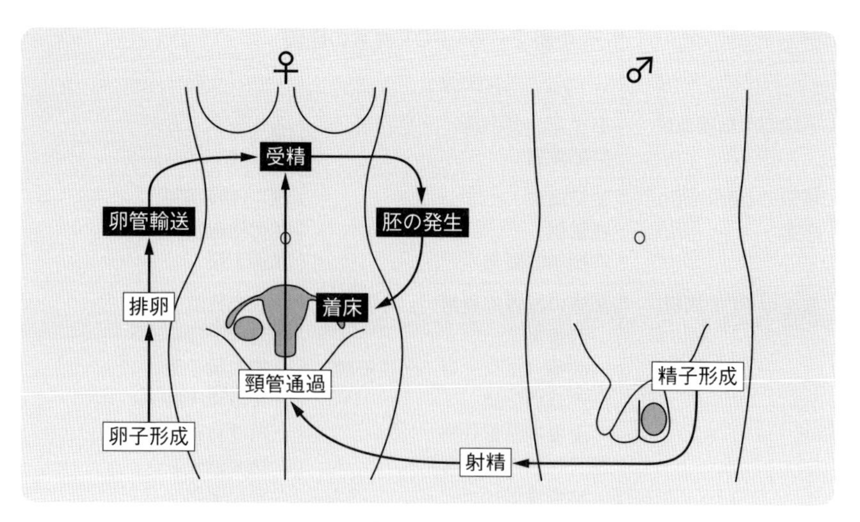

図 2-31 妊娠成立過程における PCT の意義
PCT が正常な長期不妊例は，白抜き文字の過程に問題がある可能性が高く，これらをバイパスするには外科的治療か ART が必要である．

■文献
1) Practice Committee of the American Society for Reproductive Medicine. Myomas and reproductive function. Fertil Steril. 2008; 90: S125-30.
2) WHO laboratory manual for the examination and processing of human semen. 5th ed. Geneva: World Health Organization, 2010.
3) 藤井俊策，木村秀崇，福井淳史，他．性交後試験の臨床的意義．産婦実際．2006; 55: 129-34.

【藤井俊策】

L 子宮移植の現状

1 子宮移植の適応疾患

子宮移植の適応は，先天的に機能性子宮を欠く Mayer-Rokitansky-Küster-Hauser（MRKH）症候群や，後天的に産後出血や子宮癌のため子宮摘出を余儀なくされた子宮性不妊 uterine factor infertility（UFI）患者が対象となる．わが国においては近年の若年性子宮癌患者の増加からも，生殖可能な年代の女性の 6〜7 万人が UFI 患者と推測される．

2　子宮移植研究の経緯と現況

ヒトにおける最初の子宮移植は，2000 年にサウジアラビアにて行われた[1]（表 2-17）．レシピエントは産後出血にて子宮を摘出された 26 歳の女性で，ドナーは 46 歳の両側卵巣嚢腫にて子宮摘出術を施行された第三者生体ドナーであった．移植手術自体は成功したが，術後 99 日にて血栓形成による子宮壊死にて摘出を余儀なくされた．このチームにおいては，基礎的検討の不十分さが指摘され，以降，非ヒト霊長類[2,3]を含む多くの動物種を用いた研究が開始されることとなった．

これらの基礎的研究成果を踏まえ，海外では再び子宮移植の臨床応用が開始され，2011 年にはトルコのグループが脳死体からの子宮移植を行った（表 2-17）．ドナーは交通事故で亡くなった 22 歳の多臓器提供者で，レシピエントは 21 歳の MRKH 症候群患者であった[4]．2013 年には凍結胚-融解移植による妊娠成立が報告されたが，自然流産に終わった[5]．

同時期の 2012〜2013 年には，スウェーデンにて 9 例の生体ドナーからの子宮移植が行われた[6]（表 2-17）．レシピエントは 8 例が MRKH 症候群患者（27〜38 歳），1 例が子宮頸癌術後（33 歳）であった．ドナーは実母などの生体ドナーで，平均年齢は 53 歳（37〜62 歳）であった．移植子宮は血栓症ならびに子宮内感染により 2 例で摘出せざるを得なかった．2014 年 3 月より順次，凍結保存胚が融解移植され[7]，2014 年 9 月には最初の出生児が誕生した[8]．さらに子宮頸癌例を含む 4 例の出産が報告されている（2016 年 1 月現在）．

表 2-17　ヒト子宮移植の臨床成績

国	年	症例数	レシピエント（例数）	ドナー（例数）	移植子宮摘出（例数）	妊娠例	出産例	文献
サウジアラビア	2000	1	産後出血	婦人科手術	子宮壊死	0	0	1)
トルコ	2011	1	MRKH 症候群	脳死		1	0（流産）	4-5)
スウェーデン	2012〜2013	9	MRKH 症候群(8) 子宮頸癌(1)	実母(5) 実姉(1) 叔母(1) 義母(1) 友人(1)	血栓(1) 子宮内感染(1)	6	4	6-8)
中国	2015	1	MRKH 症候群	実母				

さらに中国において，2015年11月にMRKH症候群患者（22歳）へ実母から子宮移植が行われたと報道された．加えてイギリス，フランス，アメリカなど多くの国でも，子宮移植の施行計画が進んでいる．

3 子宮移植の問題点と展望

子宮移植に関しては医学的にも種々の課題が指摘されているが，妊娠・分娩までに至った複数例が存在することからも，現在の移植医療，生殖医療，周産期医療の発展からも，わが国においても可能であると推測される．しかしながら子宮移植を実施するためには，産婦人科医，移植外科医のみならず多くの専門家が携わる必要があり（図2-32），実際の臨床研究に向けて，チーム体制の構築[9]が急務と考えられる．医学的問題点に比して，さらに重要な課題が倫理学的・社会的側面である．当事者であるレシピエント・ドナーの身体的のみならず精神的フォローとバックアップ体制が必要である．また第三者が関わる生殖補助医療として，そのルール作り，社会的コンセンサスの

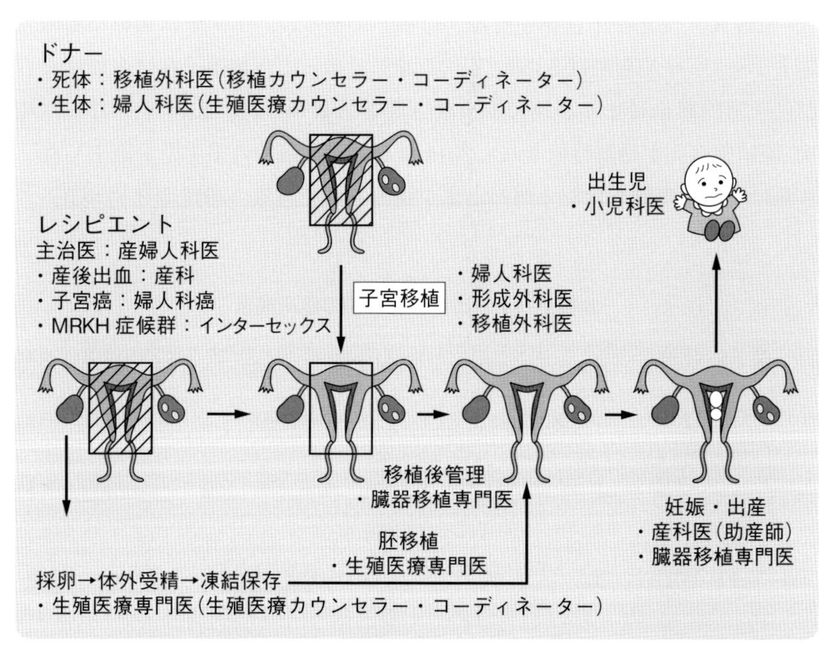

●図2-32●子宮移植の施行プロセスと関与する医療者

確立も必須である[10].

UFI患者に対し子宮移植は可能な治療法となりつつあると推察されるが，UFI患者が児を得る方法としては，子宮移植のみならず代理母による代理懐胎・代理出産も存在する．さらには養子縁組という方法，また「児を持たない」という権利も保障されなければならない．子宮移植はあくまで1つのオプションであり，選択肢を提示するものである．ただし選択肢を提示する以上は，安全かつ効果的な治療法としての確立が必須であることは言うまでもない．

■文献

1）Fageeh W, Jabbad RH, Marzouki A. Transplantation of the human uterus. Int J Gynaecol Obstet. 2002; 76: 245-51.
2）Kisu I, Banno K, Mihara M, et al. Current status of uterus transplantation in primates and issues for clinical application. Fertil Steril. 2013; 100: 280-94.
3）Mihara M, Kisu I, Hara H, et al. Uterine autotransplantation in cynomolgus macaques: the first case of pregnancy and delivery. Hum Reprod. 2012; 27: 2332-40.
4）Ozkan O, Akar ME, Ozkan O, et al. Preliminary results of the first human uterus transplantation from a multiorgan donor. Fertil Steril. 2013; 99: 470-6.
5）Akar ME, Ozkan O, Aydinuraz B, et al. Clinical pregnancy after uterus transplantation. Fertil Steril. 2013; 100: 1358-63.
6）Brännström M, Johannesson L, Dahm-Kählér P, et al. First clinical uterus transplantation trial: a six-month report. Fertil Steril. 2014; 101: 1228-36.
7）Johannesson L, Kvarnström N, Mölne J, et al. Uterus transplantation trial: 1-year outcome. Fertil Steril. 2015; 103: 199-204.
8）Brännström M, Johannesson L, Okström H, et al. Livebirth after uterus transplantation. Lancet. 2015; 385: 607-16.
9）www.pt-ut.org（2016年1月現在）
10）www.js-ut.org（2016年1月現在）

【菅沼信彦・林　文子】

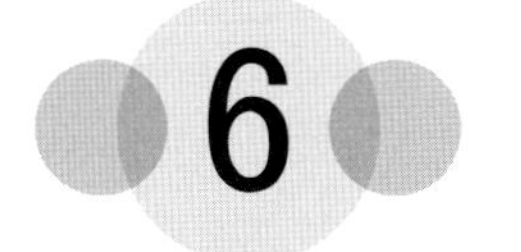

子宮内膜症

子宮内膜症は，月経困難症をはじめとする「疼痛」と「不妊」を主症状とし，女性のQOLを著しく損なう疾患である．近年増加傾向にあるため，少産少子化と相まって社会的問題をも含む疾患として重要視されている．

2010年に日本産科婦人科学会から子宮内膜症取扱い規約（第2部）（以下取扱い規約）[1]が刊行された．また，ESHRE（European Society of Human Reproduction and Embryology）[2]，ASRM（American Society for Reproductive Medicine）[3]からも，子宮内膜症のガイドラインが提唱されており，世界的にも本疾患に対する最新の臨床指針が構築されつつある．

本稿では，本邦の取扱い規約と欧米のガイドラインを基盤として，子宮内膜症の「不妊」に対する臨床指針について，患者さんからの質問（Question）に対応する形式で解説する．

A　子宮内膜症とは

1　子宮内膜症とはどのような疾患か？

子宮内膜症は，「子宮内膜および類似組織が子宮内膜層以外の骨盤内臓器で増殖する」疾患である．主に骨盤腹膜に病巣が形成され，炎症を繰り返し，慢性化すれば癒着が形成される．このため月経時痛・下腹部痛・腰痛・性交時痛・排便時痛などの「疼痛」を生じる．また，腹腔内病変や付属器癒着のため「不妊症」の原因ともなり，女性のQOLを著しく損なう疾患である．

2　子宮内膜症の原因は？

従来，子宮内膜移植説と体腔上皮化生説が提唱されているが，詳細は未だ十分に解明されていない．生殖年齢女性に好発すること，また腹腔内に異所性子宮内膜組織が存在することから，月経血の腹腔内逆流（逆流経血）が病態に関連していると考えられている．近年では，いずれの説にしても逆流経血に対する宿主の免疫能の低下が注目されている．また家族内発症が高いことから，遺伝的要因も考えられている．

3　子宮内膜症の頻度・罹患率は？

子宮内膜症の診断には，腹腔鏡下あるいは開腹手術による所見および組織検査など侵襲的な手技を必要とすることから，正確な罹患率を知ることは難しい．欧米における手術症例の検討では，子宮内膜症の罹患率は生殖年齢女性の 10～15%，不妊患者の 25～35%と推測されている[4]．本邦では 1997 年の厚生省班研究全国調査において，子宮内膜症の受診患者数は約 12 万人と報告された[5]．その結果から統計学的に推測すると生殖年齢女性の約 10%，つまり約 260 万人が子宮内膜症に罹患していると推測された[6]．

逆流経血が子宮内膜症の発症要因とすれば，晩婚化・少産少子の現代では，女性が一生に経験する月経回数が増加するため，罹患率がさらに高くなっていることが危惧される．

B　診断

1　特徴的な症状・理学的所見は？

a）症状

月経時痛は，子宮内膜症患者の約 9 割に認められる症状である[1]．また月経時以外の疼痛として排便痛や性交痛，下腹部痛なども子宮内膜症に特有な症状として認められる．また子宮内膜症患者の 30～50%に不妊も認める[3]．

b）理学的所見

内診で子宮後屈，子宮可動性の制限，ダグラス窩の圧痛や硬結，卵巣の腫大などが特徴的な所見である．

2　特徴的な血液・生化学的検査は？

子宮内膜症の診断に用いられる血清生化学的指標として，腫瘍マーカーのCA125が汎用されている．CA125は，軽症子宮内膜症では陽性率11.6%と低いが，重症では52.8%で陽性となる[7]．CA125は子宮内膜症診断に感度・特異度とも高くはないが，補助診断としてまた高値を示した症例では治療効果判定に有用である．

3　画像診断にはどのようなものが有用か？

a）超音波検査

超音波検査における特徴的所見は，子宮後屈・腹腔内液体貯留・卵巣チョコレート嚢胞などであるが，腹膜病変の描出は困難である．ただし非侵襲的に簡便に行えることから補助診断として有用である．

b）MRI検査

MRIは，卵巣チョコレート嚢胞を他の卵巣腫瘍と鑑別することに優れている．CT検査は，脂肪成分以外はisodensityとなるため卵巣チョコレート嚢胞の診断には劣る．卵巣チョコレート嚢胞と同様に，T1強調像，T2強調画像でともに高信号を示す奇形腫は，脂肪抑制画像で鑑別することが可能である．また，子宮の後屈や卵巣の位置関係を把握することで骨盤内の癒着を推測しうる．

4　腹腔鏡検査の意義は？

子宮内膜症の確定診断には，肉眼的・組織学的に内膜症病巣を確認することが必要である．開腹術より低侵襲でかつ病変部を拡大して詳細に把握できる腹腔鏡は子宮内膜症の診断に極めて有用な方法である．また，腹腔鏡により子宮内膜症の診断と重症度の評価ができるだけでなく，同時に内膜症病巣除去を行えることから，その有用性は高い．

子宮内膜症の重症度は，1997年より国際的に，re-ASRM分類[8]が汎用されている．腹膜病変の拡がり，子宮付属器（卵巣・卵管）の癒着の程度，ダグラス窩閉鎖の有無などにより進行期（Ⅰ～Ⅳ期）が決定される．またこの分類には子宮内膜症の色素性病変の範囲も加味されている．しかしながら，進行期と疼痛・不妊の関連性が明確でないという意見もあり，今後分類方法が見直される可能性もある．

C 不妊症との関連

1 子宮内膜症と不妊との関連については？

不妊症の25〜35%に子宮内膜症が合併し[4]，子宮内膜症症例の30〜50%に不妊が認められると言われている[3]．取扱い規約がまとめたデータからは，無治療の子宮内膜症症例の累積妊娠率（24〜36カ月）はⅠ・Ⅱ期24〜57%，Ⅲ・Ⅳ期5〜10%と，対照群の85〜90%と比較し明らかに低値である[1]．さらにIVF-ET（in vitro fertilization）やICSI（intracytoplasmic sperm injection）に関する報告でも卵管不妊や原因不明不妊に比較し子宮内膜症では有意に妊娠率が低いという報告がある[9]．これに加えて，高齢や長い不妊期間などが妊娠予後を低下させることが指摘されている[10]．

取扱い規約[1]では，子宮内膜症婦人が排卵誘発/人工授精，体外受精で妊娠にいたるオッズ比は非内膜症婦人と比較しそれぞれ0.45，0.56と有意に低く，不妊治療が奏効しにくい状態にあるとしている（表2-18）．

ESHREガイドライン[2]では，軽症・中等症の子宮内膜症に対し，排卵刺激を併用する人工授精は妊孕能回復に有用としている（勧告の強さ：C）（表2-19）．子宮内膜症患者に対する生殖補助医療　assisted reproductive technol-

表2-18 ESHREガイドラインの勧告の強さ

勧告の強さ	根拠とするevidence
A	Meta-analysis, systematic review or multiple RCTs (high quality)
B	Meta-analysis, systematic review or multiple RCTs (moderate quality) Single RCT, large non-randomised trial, case-control or cohort studies (high quality)
C	Single RCT, large non-randomised trial, case-control or cohort studies (moderate quality)
D	Non-analytic studies, case reports or case series (high or moderate quality)
GPP	Expert opinion

表 2-19 子宮内膜症の不妊に対する治療（排卵誘発，人工授精，体外受精）

●子宮内膜症取扱い規約		
この治療は有効か？（比較）		妊娠に対するオッズ比（95%信頼区間）
排卵誘発/人工授精	子宮内膜症*vs 非内膜症	0. 45（0. 27-0. 76）
体外受精	子宮内膜症*vs 非内膜症	0. 56（0. 44-0. 70）
体外受精	重症子宮内膜症*vs 軽症子宮内膜症	0. 60（0. 42-0. 87）

*は有意

●ESHRE ガイドライン	
子宮内膜症に対しこの治療は有効か？	勧告の強さ
人工授精（COH/IUI）	C
生殖補助医療（ART）	GPP

ogy（ART）は，卵管因子や男性因子を合併する症例，また他の治療が無効の症例に対しては推奨されるとしている（GPP）（表 2-18）．

子宮内膜症による妊孕性低下の原因は未だ不明な点が多いが，骨盤内癒着の強い重症子宮内膜症のみならず軽症例でも不妊を認めることから，器質的な原因だけでなく，サイトカインや細胞増殖因子など種々の生理活性物質による卵子や精子，また受精卵の質への影響も指摘されている[11]．

D 治療

1 子宮内膜症に伴う不妊に対する手術療法の有効性は？

腹腔鏡下に施行した保存手術後の妊娠率は，子宮内膜症全般では 23～65% とされている[12]．ただし術後の妊娠率は，年齢，子宮内膜症の病変部位や重症度により差がある．

取扱い規約の後方視的コホート調査[1]では，①手術療法は妊孕性を回復させる（とくに若年者），②活動性の高い腹膜病巣の除去は妊孕性を回復させるが，③高度な卵管癒着を伴う症例では，術後再癒着のため癒着剥離による妊孕性改善は乏しいことから，術後早期の高度生殖医療の導入が推奨されている．

同じく取扱い規約の解析（Cochrane Library）[13]では，子宮内膜症にともなう不妊患者が手術療法で自然妊娠にいたるオッズ比は，無治療および薬物療

表 2-20 子宮内膜症の不妊に対する手術療法

●子宮内膜症取扱い規約	
これらの治療は有効か？	妊娠に対するオッズ比（95%信頼区間）
手術療法*vs 薬物療法/なし	1. 38（1. 28-1. 48）
開腹 vs 腹腔鏡下手術	NS
手術療法 vs 手術＋薬物療法	NS
腹腔鏡下手術*vs 腹腔内観察/洗浄のみ（微症・軽症内膜症）	1. 64（1. 05-2. 57）

*は有意

●ESHRE ガイドライン	
	勧告の強さ
腹腔鏡下手術（微症・軽症子宮内膜症）	A
腹腔鏡下手術（中等・重症子宮内膜症）	B
嚢胞摘除 vs ドレナージ/凝固（子宮内膜症性卵巣嚢胞）	A

法に比べ 1.38 と有意に高かった．とくに微症・軽症子宮内膜症に対する腹腔鏡下手術後のオッズ比は，観察または洗浄だけに対し 1.64 と有意に高かった（表 2-20）．

ESHRE ガイドライン[2]でも，微症・軽症子宮内膜症への腹腔鏡下手術（病巣焼灼と癒着剥離）は，診断的腹腔鏡検査のみと比較し有意に妊孕能を回復するとしている（A）．一方，中等から重症子宮内膜症に対する手術療法も推奨されてはいるが，そのエビデンスレベルは低い（B）（表 2-20）．さらに卵巣チョコレート嚢胞の取扱いについては，4 cm 以上の卵巣チョコレート嚢胞の嚢胞摘出は，ドレナージと凝固に比較して有意に妊孕能を改善するとしている（A）．また嚢胞壁を除去せず凝固やレーザー焼灼のみ施行した場合には嚢胞再発の可能性が高まるとしている（B）．

2 開腹術と腹腔鏡下手術のどちらがよいか？

開腹術と腹腔鏡下手術では，どちらを選択しても妊娠率に差がないエビデンスが示されている[14]（表 2-20）．しかし妊孕性温存を目的とした保存手術を行う場合は，術後癒着を軽減し得ることから腹腔鏡下手術が選択される．高度の癒着が予想される場合や深部子宮内膜症の場合での根治手術は開腹術

表 2-21 子宮内膜症の不妊に対する薬物療法の有効性

●子宮内膜症取扱い規約	
これらの治療は有効か？	妊娠に対するオッズ比（95%信頼区間）
排卵を抑制する薬物	
ダナゾール/MPA/Gestrinone vs placebo/none	NS
ダナゾール vs Gestrinone and OCs	NS
ダナゾール vs GnRH agonist	NS

●ESHRE ガイドライン	
	勧告の強さ
排卵抑制する薬物	A
手術単独に比較し手術＋薬物療法は無効	A
ART 施行前の GnRH agonist	B

でも困難であるが，腹腔鏡下の手術手技および機器の進歩により開腹術に劣らない操作が可能となっており，手術侵襲・術後疼痛の軽減や入院期間の短縮，早期社会復帰という点から腹腔鏡下手術が選択される場合が多くなっている．

3　子宮内膜症に伴う不妊に対する薬物療法の有効性は？

取扱い規約[1]の解析（Cochrane Library）では，GnRHa，ダナゾール，MPA，Gestorinone など排卵を抑制する薬物の投与は妊孕性改善に対して無効であり勧められないとしている（表 2-21）．

ESHRE ガイドライン[2]でも，微小・軽症子宮内膜症に対する卵巣機能の抑制は妊孕能回復に無効であり，また重症子宮内膜症に対する薬物療法にもエビデンスがないとしている．とくに軽症から中等症の子宮内膜症では，妊孕性改善のための排卵抑制は無効で，この単独ホルモン治療は推奨できないとしている（A）．しかし，ART に関しては，実施直前 3～6 カ月間の GnRH agonist 投与で妊娠率が上昇すると報告されている[15]（B）．このため，活動病変を抑えながら積極的に ART を行うことにより，質の高い卵子を得ることができる可能性が示唆されている[16]（表 2-21）．

4　子宮内膜症に伴う不妊に対する手術療法＋術後薬物療法の有効性は？

取扱い規約[1]の後方視的コホート調査では，GnRH agonist およびダナゾールの術後投与は，手術療法のみの自然妊娠率と比べ妊娠の成立を遅らせるのみならず，その期待値も低下させることが示された（図 2-33）．また Cochrane Library の解析からは手術療法と薬物療法の併用による妊娠率は，手術療法単独と有意差はなく薬物療法の効果は得られなかった（表 2-20）．

ESHRE ガイドライン[2]でも，術後の薬物療法（GnRHa およびダナゾール）は，手術単独あるいは手術＋プラセボと比べて，術後のホルモン治療は妊娠率改善に効果はない[17]としている（A）（表 2-21）．

5　子宮内膜症不妊患者の治療方針は？

取扱い規約[1]における子宮内膜症不妊患者の治療方針（図 2-34）と，ASRM Practice Committee に示された conclusions[3]を示す（表 2-22）．

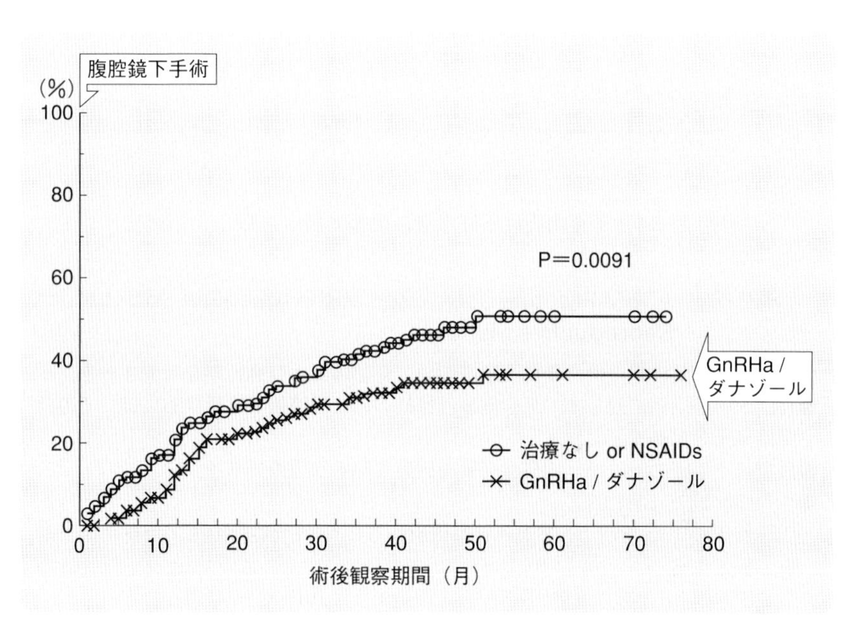

●図 2-33●術後薬物療法の有無による累積自然妊娠率

子宮内膜症治療薬の術後投与は，自然妊娠の成立を遅らせるのみならず，自然妊娠の期待値も低下させる．

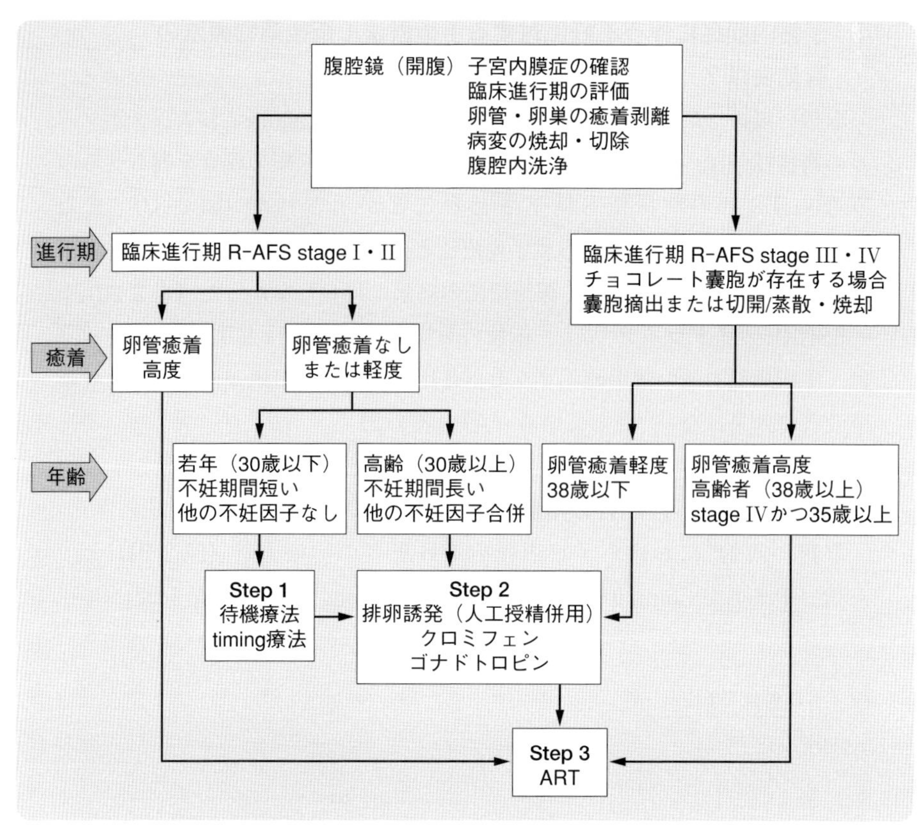

図 2-34 子宮内膜症不妊患者の治療方針（文献 1 より改変）

表 2-22 ASRM Practice Committee of the American Society for Reproductive Medicine

●治療方針決定の際には，年齢，不妊期間，骨盤痛および進行期を考慮すべき．
●軽症〜中等症例に対して，妊孕性改善目的のみで腹腔鏡を推奨するには，その効果は不十分である．
●腹腔鏡下手術の際には，内膜症病巣の確実な除去が重要である．
●Ⅰ/Ⅱ期の不妊症例では， 1）若年者（35 歳以下）であれば待機療法もしくは排卵誘発/人工授精が第 1 選択となる． 2）35 歳以上であれば排卵誘発/人工授精または IVF-ET が考慮される．
●Ⅲ/Ⅳ期の不妊症例では，腹腔鏡下もしくは開腹による保存手術の適応となる．
●Ⅲ/Ⅳ期症例で，保存手術後に妊娠に達しない，もしくは高齢の場合には IVF-ET が一つの有効な選択肢である．

ASRMでは「進行期」と「年齢」の2つの因子で診療方針が選択される形式であるのに対し，取扱い規約では「進行期」と「年齢」に「卵管癒着」因子が加味されており，より個別的な方針が立てられるアルゴリズムとなっている．つまり取扱い規約では，Ⅰ・Ⅱ期でも卵管周囲癒着が強度の場合にはstep 3（ART）が推奨され，逆にⅢ・Ⅳ期でも卵管周囲癒着が軽度の場合にはまずstep 2（OS：排卵刺激/IUI：人工授精）からの開始を推奨している．

むすび

子宮内膜症では，年齢，挙児希望の有無，疼痛の程度，治療歴など症状のみならず個々のライフスタイル・ライフステージを考慮した治療と管理が重要である．とくに不妊と深くかかわっていることから，適切な時期に適切な治療で妊娠成立を目指すことが必要であり，このためARTへの期待は大きい．

最新で質の高いエビデンスに基づいた医療情報を，ARTに携わる医療従事者間で共有し，互いに連携して最適な治療を提供することが重要である．

■文献

1）日本産科婦人科学会，編．子宮内膜症取扱い規約．東京：金原出版；2010.

2）Dunselman GA, Vermeulen N, Beckeret C, et al. ESHRE guideline: management of women with endometriosis. Hum Reprod. 2014; 29: 400-12.

3）Practice Committee of the American Society for Reproductive Medicine. Endmetriosis and infertility: a committee opinion. Fertil Steril. 2012; 98: 591-8.

4）Carter JE. Combined hysteroscopic and laparoscopic findings in patients with chronic pelvic pain. J Am Assoc Gynecol Laparosc. 1994; 2: 43-7.

5）武谷雄二，青野敏博，伊吹令人，他．リプロダクティブヘルスからみた子宮内膜症の実体と対策に関する研究．平成9年度心身障害研究報告書．1998. p.1-17.

6）百枝幹雄．子宮内膜症の疫学．産科と婦人科．2005；72：294-301.

7）Barbieri RL, Niloff JM, Bast RC Jr, et al. Elevated serum concentration of advanced endometriosis, Fertil Steril. 1986; 45: 630-4.

8）American Society for Reproductive Medicine. Revised American

Society for Reproductive Medicine classification of endometriosis 1997. Fertil Steril. 1997; 67: 817-21.

9) Barnhart K, Dunsmmor-Su R, Coutifaris C. Effect of endometriosis on in vitro fertilization. Fertil Steril. 2002; 77: 1148-55.

10) Maruyama M, Osuga Y, Momoeda M, et al. Pregnancy rate after laparoscopic treatment. Differences related to tubal status and presence of endometriosis. J Reprod Med. 2000; 45: 89-93.

11) Mahutte NG, Arici A. New advances in the understanding of endometriosis related infertility. J Reprod Immunol. 2002; 55: 73-83.

12) 鈴木はるか, 村上　節. 子宮内膜症の治療. 産婦人科の実際. 2004; 53: 1475-80.

13) Jacobson TZ, Duffy JMN, Barlow DH, et al. Laparoscopic surgery for subfertility associated with endometriosis. Cochrane Database Syst Rev. 2002; CD001398.

14) Adamson GD, Pasta DJ. Surgical treatment of endometriosis-associated infertility: meta analysis compared with survival analysis. Am J Obstet Gynecol. 1994; 171: 1488-505, Discussion: Am J Obstet Gynecol. 1995; 172: 1937.

15) Sallam HN, Garcia Velasco JA, Dias S, et al. Long term pituitary down-regulation before in vitro fertilization（IVF）for woman with endometriosis（Review）. Cochrane Database Syst Rev. 2006; CD004635.

16) 原田　省. 子宮内膜症合併不妊. 産科と婦人科. 2005; 72: 320-4.

17) Yap C, Furness S, Farquhar C, et al. Pre and post operative medical therapy for endometriosis surgery. Cochrane Database Syst Rev. 2004; CD003678.

【泉谷知明・前田長正】

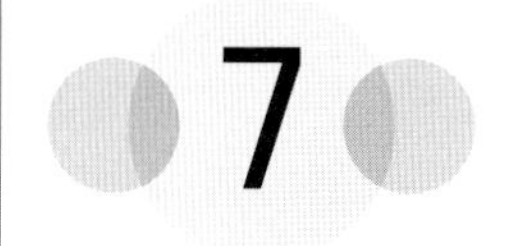

7 免疫性不妊症

抗精子抗体は男性では自己抗体（生体が自己の成分に対し，何らかの病的な免疫反応の結果産生する抗体）として，一方女性では同種抗体（生体が自分にはないが，同種の個体の成分に対し病的な免疫反応の結果産生する抗体）として産生され，ともに生殖の場で抑制的に作用する．

抗精子抗体が存在する場合，一般に自然妊娠あるいは人工授精 artificial insemination with husband's semen（AIH）による妊娠成立の困難な症例が多く，結果的に抗精子抗体による免疫性不妊症は，生殖補助医療 assisted reproductive technology（ART）の適応の1つとなることが多い[1]．もちろん抗精子抗体の存在だけで自動的にARTの絶対的適応と直結する考えではなく，あくまでもAIHの限界によるstep-up，すなわちARTの相対的適応として捉えるべきである．

不妊外来においては，抗精子抗体の検出をできる限り一般検査の段階でのルーチン検査としたい．なお不妊女性の血中に存在する精子不動化抗体，あるいは不妊男性の射出精子上の精子結合抗体は，自験例では各々約3%程度に検出できる[2,3]．

抗精子抗体の検査法および治療指針は，いくつかの点において女性側・男性側で異なる．そこで本稿では，抗精子抗体による免疫性不妊症について，女性と男性の性別に分け解説する．

A　女性の抗精子抗体

1　女性側の抗精子抗体検出に適した方法

女性側においては，精子不動化抗体[4]のように不妊症の発生と密接な関連性が知られる抗精子抗体があり，これを血中で検出する方法が最も実際的である．

精子不動化試験の方法

血清中の精子不動化抗体のスクリーニング法として，表 2-23 に示す半定量的測定法である精子不動化試験 sperm immobilization test（SIT）[4]により，精子不動化値 sperm immobilization value（SIV）を測定する．

SIT で陽性と判定した場合には，引き続き確認試験と抗体価の定量を目的に，図 2-35 に示す定量的精子不動化試験[5]による SI_{50}値（50％精子不動化値）の測定を行う．SI_{50}値には個人差，および周期的変動があり，治療方針決定の上でも重要である．

例えば尿中 hCG 検出による妊娠判定においても，スクリーニングとして半定量法である妊娠判定キットを用いる．これで妊娠の可能性があるか否か程度の診断には有用であるが，その後の流産や異所性妊娠の鑑別，あるいは絨毛性腫瘍の管理のため，改めて定量法による hCG の測定と経時的観察が必要である．同様に精子不動化試験も，陽性の場合には半定量法である SIV の測定だけでは不十分であり，必ず定量法による SI_{50}値を測定しなければならない．SI_{50}値は精子不動化抗体による不妊症の重症度と密接に関係する．

表 2-23　精子不動化試験の方法（礒島法）[4]

試料	量	条件	測定
患者血清（非働化）	10 μl	32℃	
精子浮遊液（40×10^6/ml）	1 μl		精子運動率（T％）
補体（モルモット血清）	2 μl	1，2，3 時間	
患者血清（非働化）	10 μl	32℃	
精子浮遊液（40×10^6/ml）	1 μl		精子運動率（C％）
非働化モルモット血清	2 μl	1，2，3 時間	

精子不動化値（SIV）$= \frac{C}{T}$　≧2：陽性　＜2：陰性

モルモット血清：＞200 C′ H_{50}/ml

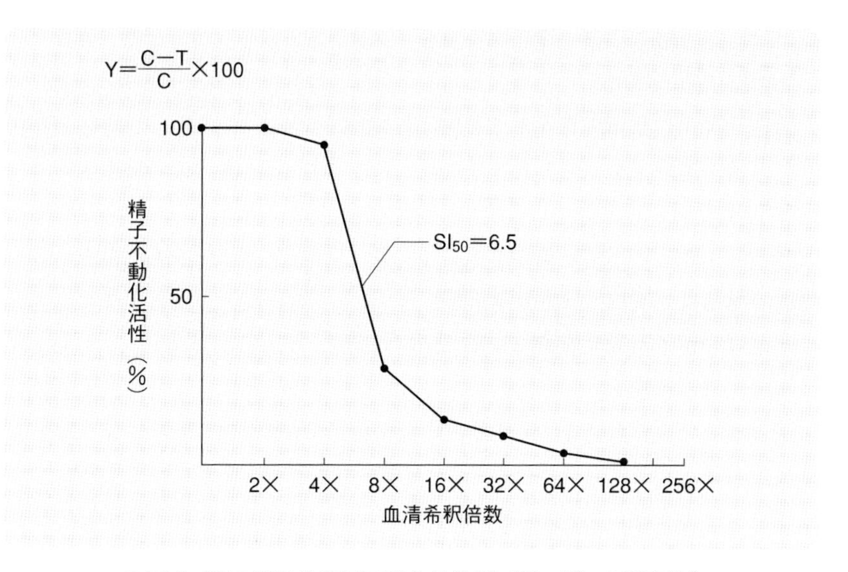

図 2-35 定量的精子不動化抗体価（SI_{50}値）の測定法[5)]

①精子不動化試験（SIT）（表 2-23）

（a）血清の準備

被検患者，および対照として精子不動化抗体陰性の女性から，各々末梢血 2 m*l* を採取し，遠心分離により得られた血清を，56℃の温浴槽で 30 分間充分に非働化を行い，分注して－20℃で保存する．

（b）精子の調整

精液所見が正常で，抗精子抗体が付着していない健康男性の新鮮射出精液から，swim-up などの方法により運動性良好な精子浮遊液（40×10^6/m*l*）を調整する．

（c）補体の準備

補体源としては，“標準モルモット補体”として凍結乾燥したものを入手する．なお各ロットの使用前に，力価（$C'H_{50}$が 200 以上）およびヒト精子に対する毒性がないかの確認は，検査の精度を確保するため必須である．

（d）アッセイ法

被検血清 10 μ*l*，精子浮遊液 1 μ*l*，および補体 2 μ*l* を Terasaki plate（Greiner, Frickenhausen, Germany）上において 32℃で反応させ，1，2，および 3

時間後に顕微鏡下に精子運動率を測定する．

（e）SIV 値の算出

活性を有する補体の存在下での精子運動率を T%，不活化した補体の存在下での精子運動率を C%とし，その比（C/T）を SIV 値として算出する．

（f）判定法

3 時間の測定中に SIV 値が 2.0 以上を示した場合，SIT 陽性と判定する．陽性の血清は，次に SI_{50}値の測定を行う．

②定量的精子不動化試験による SI_{50}値の測定（図 2-35）

（a）血清の希釈

SIT 陽性の被検血清を，抗体陰性の標準血清で順次倍数希釈（2 倍，もしくは 3 倍系列）する．

（b）アッセイ法

各希釈血清 10 μl，精子浮遊液 1 μl，および補体 2 μl を SIT と同様に Terasaki plate 上で，32℃の条件下に 1，2，および 3 時間後に顕微鏡下に精子運動率を測定する．

（c）SI_{50}値の算出と補正

血清を順次希釈し，精子の運動性が 50%回復する時点における血清の希釈倍率をもって，SI_{50}値と定義する．測定毎の検出条件を一定とするため，SI_{50}値が既知である標準血清を毎回陽性コントロールとして準備する．標準血清の SI_{50}値を参考に，被検血清の SI_{50}値を補正する．

2　精子不動化抗体保有不妊女性における不妊症の発症機序

女性側における精子不動化抗体が不妊症の発生に関わる機序として，腟内に侵入してきた精子に対し，女性の性器管内に分泌される抗体が結合して運動機能を障害したり，あるいは仮に精子が卵子に接近できた場合にも，抗体の結合した精子が容易に受精できないよう阻害的な作用が働く．

臨床的には精子不動化抗体は頸管粘液中に分泌され，図 2-36 に示すように性交後試験　post-coital test（PCT）の成績不良の原因となる[6,7]．また子宮腔～卵管内にも抗体は分泌され精子通過障害の原因となりうるため，子宮内人工授精　intra-uterine insemination（IUI）により精子を子宮腔に注入しても，卵管内での精子通過に影響する．この証明として著者らは，図 2-37 に

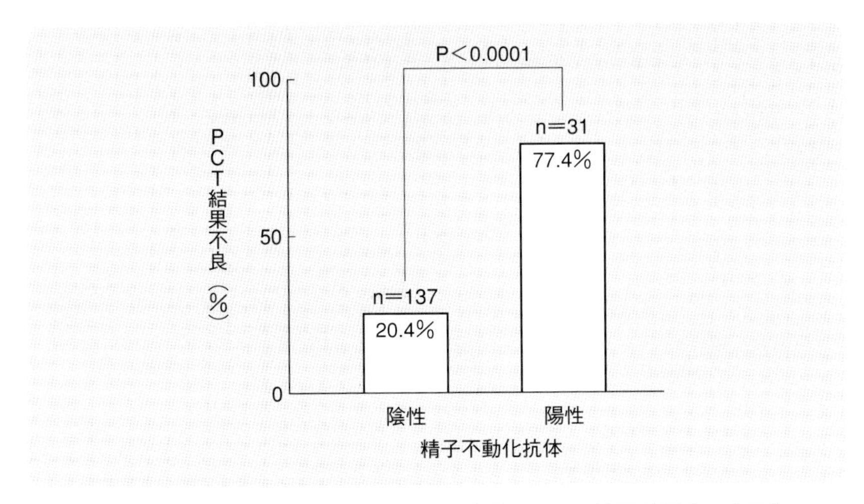

図 2-36 精子不動化抗体保有不妊女性は PCT 結果が不良である[7)]

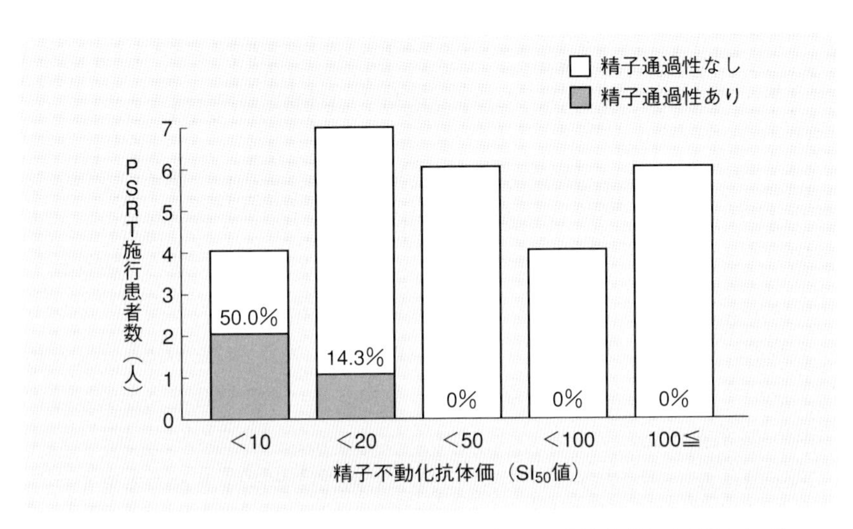

図 2-37 子宮～卵管内精子通過障害は精子不動化抗体価と関連する[8)]

示すように精子不動化抗体価の上昇に伴い，腹腔内精子回収試験 peritoneal sperm recovery test（PSRT）の結果が不良となることを報告した[8)]．このため精子不動化抗体が陽性であっても，抗体価が低ければ IUI による妊娠成立も期待できるが，高い場合は効果を期待しづらい．

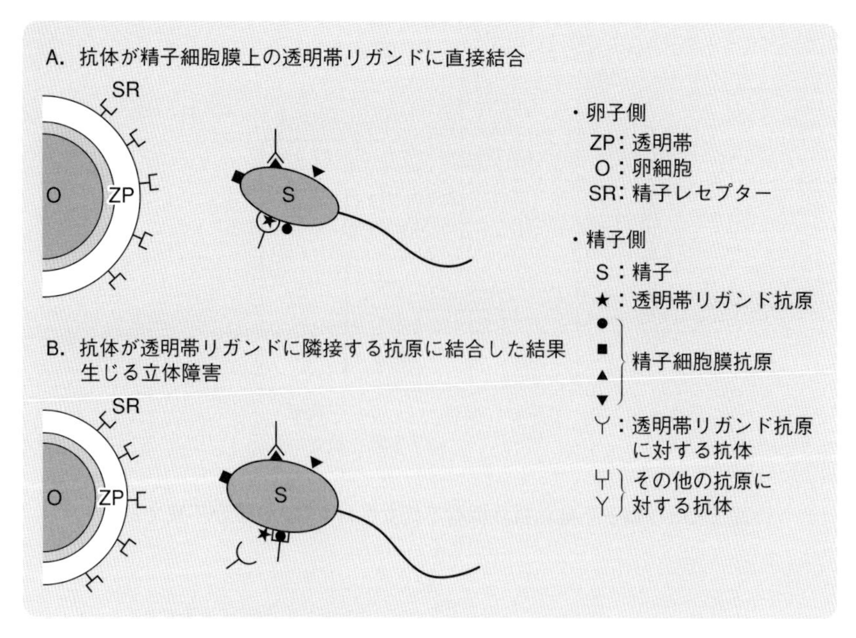

●図 2-38●抗精子抗体による精子-透明帯結合阻害様式

一方，抗精子抗体は受精障害の発生と関わることがあり，精子の受精能獲得[9,10]，透明帯への結合[9,11]・貫通[9,12]，先体反応[13]など，いずれの受精段階でも影響しうる．このうち抗精子抗体の結合した精子が透明帯に結合する部位で阻害作用を受ける場合を例にとると，抗体が精子細胞膜上の透明帯リガンドへ直接的に結合する場合ばかりでなく，透明帯リガンドの近傍に存在する抗原と反応する場合にも，透明帯上の精子レセプターへの結合は立体的に障害されうる（図 2-38）．

臨床的には IVF-ET 用の培養液に精子不動化抗体陽性患者の血清を使用すると，受精率は極めて低率となるが，代用としてアルブミンを使用すると受精率は正常化した（図 2-39）[14]．すなわち精子不動化抗体保有女性の血清中に存在する抗精子抗体は *in vitro* で精子に結合し，受精阻害作用を発揮する．

受精後の胚が発生する段階に対しても，抗精子抗体が影響する可能性がある．われわれもかつては SIT を導入しておらず，しかも IVF-ET 用の培養液に精子不動化抗体陽性の患者血清を添加していた当時の成績を検討した結

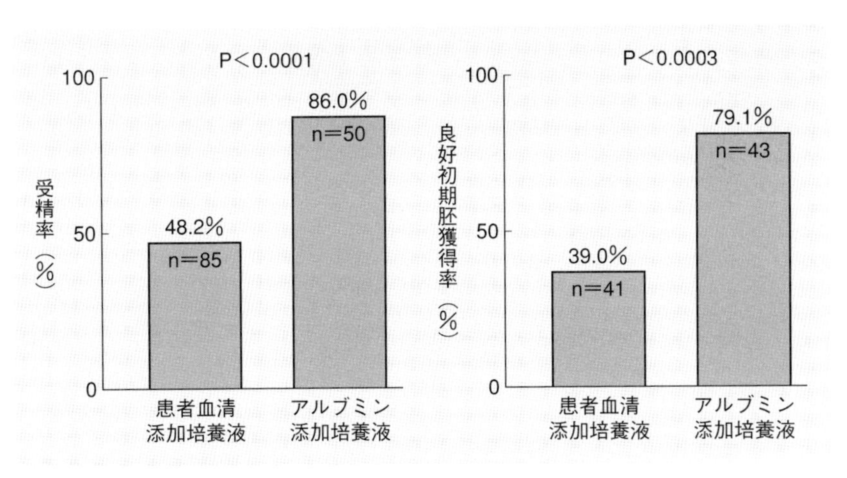

図 2-39 IVF 時の注意点：精子不動化抗体保有不妊女性の血清を培養液に添加した IVF 結果から[14)]

果を図 2-39 に示す[14)]．（受精率不良との理由で患者血清を凍結保管しておき，後日 SIT により陽性と判明したため，この分析を行いえた．）

対照は SIT をルーチン検査として導入後に，精子不動化抗体陽性のため培養液に血清の代用としてアルブミンを添加した IVF-ET（患者血清非添加群）である．受精率は患者血清添加群で 48.2%，患者血清非添加群で 86.0% と，抗体保有女性血清（精子不動化抗体とは限らない）による有意な受精障害作用を認めた．

一方，良好胚の獲得率も，前者で 39.0%，後者で 79.1% と有意な胚発生障害も認めた[14)]．なおこの現象は，その後のマウスの IVF および胚盤胞への発生実験でも再現できた[15)]．

ところで一般には精子不動化抗体を保有する不妊婦人に対する IVF-ET の成績は良好である．しかしながら形態良好胚を移植した場合でも，抗体価である SI_{50} 値が高い症例において，尿中（あるいは血中）に hCG を検出するが胎嚢は確認できない，いわゆる化学的妊娠の頻度が高くなる傾向が伺えた[16)]．有意差を得るには至らず，引き続き検討が必要であるものの，子宮内膜に分泌された精子不動化抗体が胚の着床に影響する可能性が示唆され興味深い．

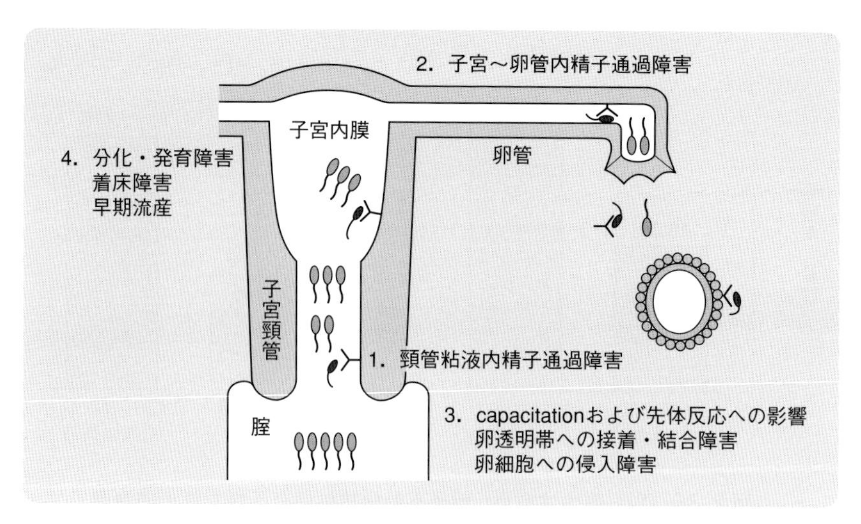

●図 2-40●女性側の抗精子抗体による不妊機序

図 2-40 に精子不動化抗体保有不妊女性における不妊症の発症機序をまとめて記した.

3　精子不動化抗体を保有する不妊婦人に対する治療法

SI_{50}値には個人差があり，患者によりその強弱の程度は様々である．さらに同じ患者においても，自己免疫疾患における緩解・増悪に似た抗体価の自然変動を認める[17]．精子不動化抗体を保有しながら自然妊娠する不妊婦人を非常に稀に経験するが，その場合もともと SI_{50}値の変動が低レベルの患者において，抗体が陰性化もしくはそれに近い状態の時期の妊娠成立であった.

SIT が陽性と判明した場合，血中抗体を検出した時点から 1 カ月毎に患者の抗体価を追跡し，3 回以上の測定結果から治療方針を決定する[1]．すなわち SI_{50}値の強弱の経時変動パターンを参考として，抗体保有不妊婦人を

A 群（高抗体価群: SI_{50}値がつねに 10 以上を示す群）
B 群（中抗体価群: SI_{50}値が 10 前後を変動する群）
C 群（低抗体価群: SI_{50}値がつねに 10 未満を示す群）

の 3 群にグループ分類する．AIH および IVF-ET の結果を詳細に分析した結果から，B 群や C 群の患者に対する AIH および反復 AIH（C-1 項参照）は

JCOPY 498-07682

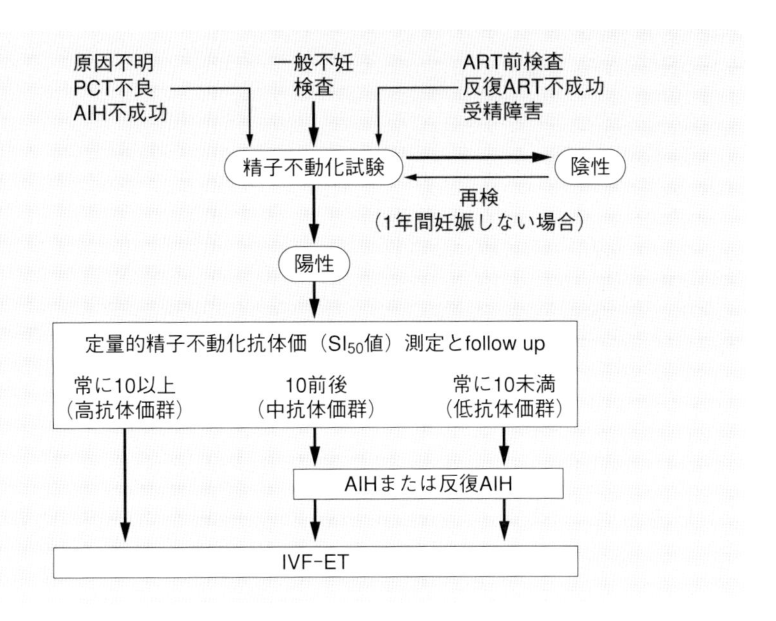

図 2-41 精子不動化抗体保有不妊女性の治療法

数周期試みる価値があり，不成功の場合に限り IVF-ET の適応とする．一方 A 群では反復 AIH でも妊娠成立は極めて困難であり，最初から IVF-ET の適応としてよい（図 2-41）．

B 男性の抗精子抗体

1 男性側の抗精子抗体検出に適した方法

男性側では，射出精子上の精子結合抗体保有者をスクリーニングし，精子通過障害と受精障害の有無を判定することが治療方針決定の上で重要である[2]．

これまで直接イムノビーズテスト（direct-immunobead test: D-IBT）が広く行われてきたが，最近その製造中止に伴い，IBT と同じ原理による抗精子抗体検出法として ImmunoSpheres（IS）（Bioscreen Inc.）が行われている．なお，Centola ら[18]は両者の相関性に関して検討し，IS による抗精子抗体の検出結果は IBT による結果と一致していたと報告している．

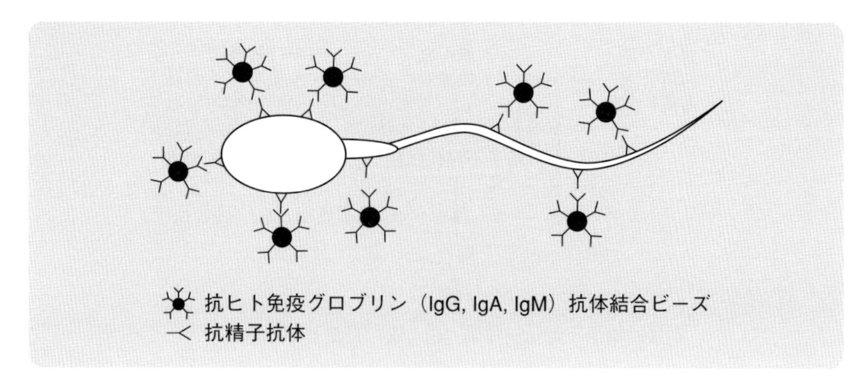

図 2-42 IS の原理

a）直接イムノスフェア direct-ImmunoSpheres（D-IS）の方法

（a）検査の原理

ISの原理を図2-42に示す．射出精子に付着する抗精子抗体は，ヒトの免疫グロブリン（Ig）に相当し，そのクラスはIgAかIgGかIgMである．これに対しウサギに各クラスのヒトIgを注射することにより抗ヒトIg抗体（AまたはGまたはM）を得ることができ，これらの抗体をポリアクリルアミドビーズに結合したものをイムノスフェア（IS）とよぶ．運動精子にISが結合すると，ISの動きにより抗精子抗体陽性の精子数を容易にカウントできる．

（b）精子の調整

採取3時間以内の精液を使用する．液化後，精液検体の2倍量の精子洗浄用の培養液を加えて混和する．600 gで5～10分間遠心し，上澄を捨て，精子沈殿物を精子洗浄用の培養液3 mlで再懸濁する．600 gで5～10分間遠心し，上澄を捨て，精子沈殿物を少量の精子洗浄用の培養液で再懸濁する．最終濃度を運動精子1000万/mlになるよう希釈する．

（c）ISの準備

精子洗浄用の培養液を37℃に温める．HSA（ヒト血清アルブミン）を含む培養液を用いてはならない．

抗IgAビーズの入った容器を，ビーズを再懸濁するため泡立てないように優しく混ぜ，遠心用のチューブ内に，検査する精液検体あたり10 μlを取り分ける．2～3 mlの精子洗浄用の培養液を追加し，1000 gで5～10分間遠

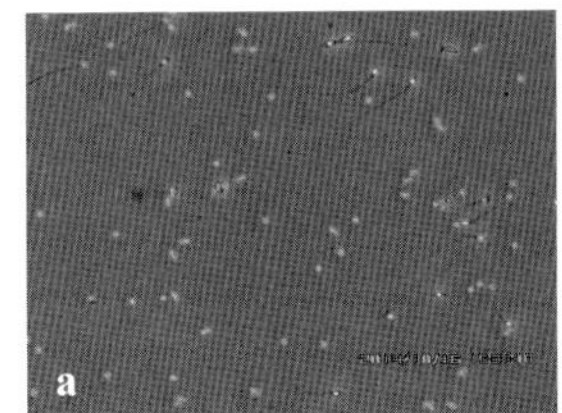
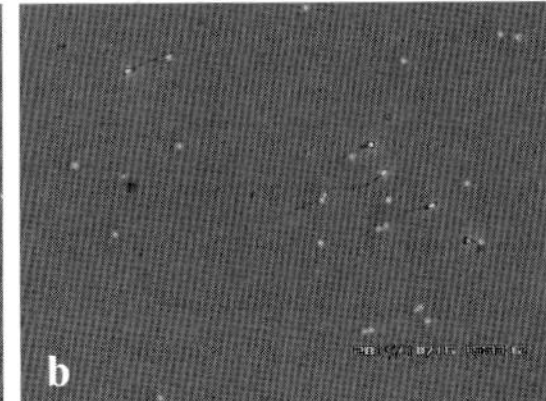
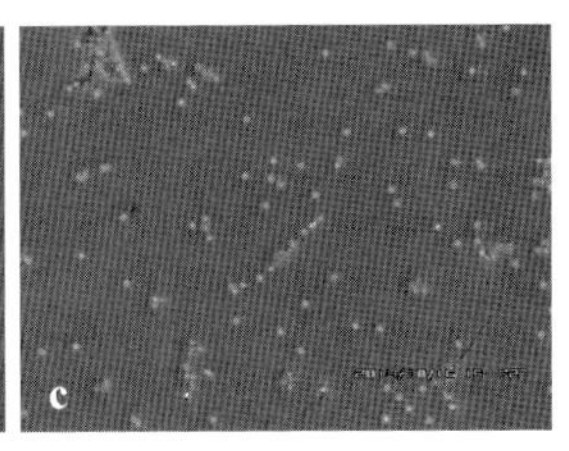

図 2-43 ImmunoSpheres（IS）の判定例

a）精子はビーズの存在と関係なく自由に運動している（陰性）.
b）運動精子の尾部に少数だがビーズが結合している（陽性）.
c）運動精子全体に多数のビーズが結合している（陽性）.

心し，上澄を捨てる．2〜3 ml の精子洗浄用の培養液を追加し，1000 g で 5〜10 分間遠心し，上澄を捨てる．元の溶液量（10 μl）でビーズの沈殿を再懸濁する．このように準備した抗 IgA ビーズは 4℃で 3 日間まで保存できる．

以上の step を，抗 IgG ビーズ，抗 IgM ビーズについても同様に行う．

（d）D-IS のアッセイ法

予め温めたスライドグラス上に精子懸濁液 5 μl と，精子懸濁液上に準備した抗 IgA ビーズを載せる．ピペットの先端で懸濁液を混和し，カバースライドを載せる．1〜2 分後に，顕微鏡下に 100 個の運動精子を数える．精子表面にビーズが結合する運動精子数を決定する．

以上の step を，抗 IgG ビーズ，抗 IgM ビーズについても同様に行う．

（e）判定法

IS 結果の判定例を図 2-43 に示す．陰性例では精子がビーズの存在と関係なく自由に運動している（図 2-43-a）．陽性の場合でも，運動精子の一部に少数のビーズが結合している場合（図 2-43-b）と，運動精子全体に多数のビーズが結合する場合（図 2-43-c）がある．

D-IS の cut-off 値は D-IBT の判定法に順ずる．D-IBT では従来 IB を 1 個でも結合する精子が全体の 20％以上存在すれば，抗精子抗体陽性と判定していた．ところが 1999 年改訂の WHO マニュアル[19]で cut-off 値が 50％に修正された．この変更の根拠に関する記載はないまま，2010 年の改訂版でもこの数値が踏襲されている．最近 Koriyama ら[20]は，post-coital test（PCT）の分析結果から，D-IBT におけるスクリーニングテストとしての cut-off 値は 20％とする方が妥当であると結論し，これを標準値とすべきと報告している．

b）直接法による精子不動化試験（D-SIT）の方法

われわれは，射出精子上に結合する抗精子抗体の多様性に注目し，抗体の中でも精子不動化抗体の検出を目的として，直接精子不動化試験 direct-sperm immobilization test（D-SIT）を開発した[21]．

（a）精子の調整

D-IBT 陽性男性の新鮮射出精液から，swim-up などの方法により運動性良好な精子浮遊液（$40 \times 10^6/ml$）を調整する．

（b）補体の準備

補体源としては，"標準モルモット補体"として凍結乾燥したものを入手する．なお各ロットの使用前に，力価（$C'H_{50}$が 200 以上）およびヒト精子に対する毒性がないかの確認は，検査の精度を確保するため必須である．

（c）アッセイ法

被検精子浮遊液 11 μl と補体 2 μl を Terasaki plate（Greiner, Fricken-hausen, Germany）上において 32℃で反応させ，1，2，および 3 時間後に顕微鏡下に精子運動率を測定する．

（d）SIV 値の算出

活性を有する補体の存在下での精子運動率を T%，不活化した補体の存在下での精子運動率を C%とし，その比（C/T）を SIV 値として算出する．

（e）判定法

3 時間の測定中に SIV 値が 2.0 以上を示した場合，D-SIT 陽性と判定する．

2　抗精子抗体測定上の問題点

抗精子抗体には多様性があり，様々な特徴をもつ抗体の集合であるが，不妊男性が有する抗精子抗体も表 2-24 に示すような多様性に富む[21]．例えば抗体の結合部位（頭部・中片部・尾部），抗体のイムノグロブリン（Ig）クラス（A・G・M），抗体結合精子が全体に占める割合，抗体が精子不動化などの生物活性を有するか，など様々な多様性がある．また射出精子上に抗精子抗体が存在しても，血清中に同一の抗体を検出できる場合と，全くできない場合もある．これらの多様性は，抗精子抗体を有する不妊男性の一部に，直接

表 2-24 不妊男性が有する抗精子抗体の多様性[21]

抗精子抗体	抗体の多様性
Ig class	IgG，IgA，IgM
局在	頭部，中片部，尾部
力価	IB 結合数
生物活性	精子不動化活性
産生部位	局所抗体，循環抗体

不妊発生と関係がない抗体保有者が存在し，精子結合抗体の検出意義を混乱させる原因となっている．

このような多様性を理解した上で抗精子抗体の測定を行うが，抗精子抗体の対応抗原となる精子抗原は，精子細胞膜上に限定しても約100個のタンパクが存在し[22]，精漿や精子に接触した女性が，程度の差はあれいずれかの精子細胞膜タンパクを抗原と認識し，各々に対応する抗精子抗体を産生しても不思議ではなく，抗精子抗体の多様性の一因となる[23]．

また抗精子抗体を有する男性において，抗体の結合しない精子が射出精液中にどの程度存在するか，いわば重症度も，不妊症の発生とも関連しうる．

3 男性側の抗精子抗体による不妊発症

不妊男性において抗精子抗体が臨床的に問題となるのは，射出精子自身に抗精子抗体が結合し，かつ女性の性器管内で運動機能や受精機能が充分に発揮できない場合である．

このうちわれわれが不妊発症との関係で注目するのは，抗体による受精障害の有無である．Ig のクラスを問わず，抗精子抗体結合精子の割合が 80% 以上を示す患者において，IVF や hemizona assay（HZA）による受精率低下を認めた（表 2-25）[24]．すなわち抗体フリーの精子が極めて少ない患者では，受精能力が著しく障害されやすいと予想し，速やかに適切な治療法の選択が必要である．

このほか射出精子に結合する抗精子抗体が生物作用を示すのは，患者のもつ射出精子上の抗体が精子不動化抗体の場合であり，患者は程度の差はあるものの，精子無力症をほぼ必発する[25]．

表 2-25 イムノビーズ（IB）結合数と受精障害の関係[24)]

IB 結合数	D-IBT 陽性不妊男性		検出率（%）
	検査人数	受精阻害あり	
<80% ≧80%	8 7	0 4	0* 57.1*
計	15	4	26.7

*P=0.01

4 抗精子抗体保有男性の治療法

一方，射出精子に抗精子抗体を結合する男性には，引き続き精子の頸管粘液内通過性や受精機能が障害されていないか的確に評価し，AIH あるいは卵細胞質内精子注入 intracytoplasmic sperm injection（ICSI）も含めた ART の適応を検討する．

抗精子抗体を有する不妊男性に対する治療法の選択肢として，

①ステロイドの投与による抗体産生抑制

②抗精子抗体結合精子から抗体除去

③ART（AIH，IVF/ICSI-ET）

がある．

このうち免疫抑制効果により抗精子抗体産生抑制を期待してステロイドを投与する場合，精漿中の抗精子抗体価はステロイド投与により低下するが，妊娠率の改善には至らないとする報告[26)]，ステロイドとの併用では AIH の治療効果[27)]，IVF の治療効果[28)]はともに改善しなかったとの報告があり，副作用も鑑み，エビデンスの伴わない治療法と位置づけてよいかもしれない．

次に，いったん精子に結合した抗精子抗体を除去する試みも行われてきたが，培養液による精子洗浄操作は無効であった[29)]．一方，培養液を満たしたカップに直接射精する方法は，抗精子抗体が結合しない精子回収効率を高める効果が期待できるとの報告もあり[30,31)]，試みてよい手段かもしれない．

最近われわれは，図 2-44 のような抗精子抗体保有男性の治療指針を提案した[2)]．すなわち D-IS により精子結合抗体陽性男性をスクリーニングした後，不妊症との関連が密接であるかを調べるため，精子通過能の判定に PCT を，また受精能の判定に HZA を行う．

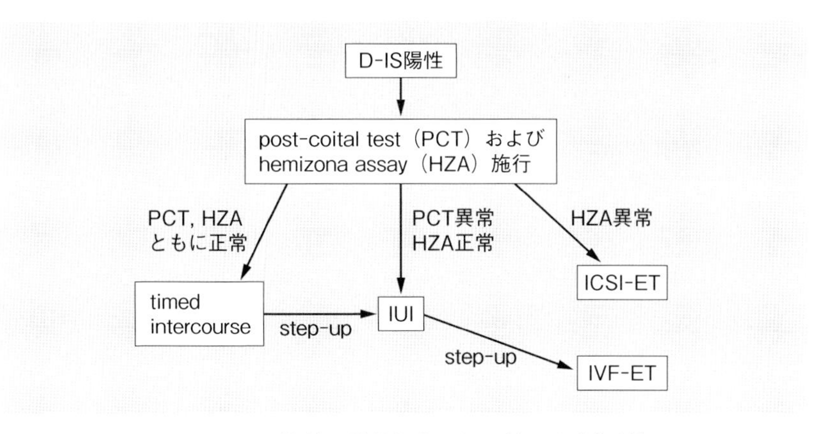

図 2-44 抗精子抗体保有不妊男性の治療指針[2)]

HZA 不良，すなわち抗精子抗体保有男性の中には受精率の低い場合があり，その症例には ICSI が必要となる．なお ICSI により良好な受精率と妊娠率を得ることができる[32)]．HZA が良好，すなわち受精能力を備えることが判明した場合，PCT が不良であれば AIH を選択する．AIH によって妊娠が成立しない場合には，IVF-ET へ step-up する．HZA も PCT もともに良好な患者に対しては，タイミング指導から開始できる．

C よくある質問

1 AIH の適応と方法について教えてください．

回答 抗精子抗体が陽性という検査結果だけから，治療の選択肢から AIH の適応を除外する理由はありません．

精子不動化抗体を有する不妊女性には，PCT による頸管粘液内精子通過障害の程度から AIH の適応を検討し，数周期の AIH を試みて無効の場合，IVF-ET への step-up が推奨されます．ただし SI_{50}値が常に 10 以上の高レベルを示す女性の場合，PSRT の結果不良，および受精障害も示す可能性から，AIH による妊娠成立はほぼ期待できません．従って早期に IVF-ET への step-up としてよいでしょう．

AIH は排卵期に計画しますが，精子不動化抗体保有女性に対して夫精液の子宮腔内への反復注入（反復 AIH）が行われます[1)]．方法は同一日に約 3 時

●表 2-26●精液採取法別の IVF 受精率・妊娠率の比較[33]

精液採取法		A	B	P
治療患者数	(人)	30	38	
治療周期数	(周期)	59	54	
採卵数	(個)	489	462	
受精卵数	(個)	106	202	
受精率	(%)	21.6	43.7	<0.01
対周期妊娠率	(%)	5.1	24.1	<0.05
対患者妊娠率	(%)	10.0	34.2	<0.05

・対象: 精漿中の抗精子抗体陽性男性（MAR test による）
・精液採取法
A: 常法により滅菌容器に採取
B: 50%血清を含む Earle's medium 中へ採取

間の間隔をあけ，子宮腔内へ精子を 2 回に分けて注入しますが，1 回目に注入した精子および精漿成分により，子宮〜卵管内に分泌する抗体を吸収する役割を期待し，2 回目に注入した精子が妊娠に結びつくという理論に基づきます．治療成績は通常の AIH よりも，反復 AIH のほうが良好との報告があります．

一方，射出精子に抗精子抗体を結合する男性には，引き続き精子の頸管粘液内通過性や受精機能が障害されていないかを評価し，AIH の適応を判定します．いったん精子に結合した抗精子抗体を除去することは困難ですが，精漿中の抗精子抗体陽性男性の精液採取に際し，直接的に滅菌容器へ射精する場合と比べ，予め容器に培養液を入れておき，その中へ射精した場合の体外受精率ならびに妊娠率は，表 2-26 に示すように有意に良好であったとする報告があり[33]，AIH の精子調整でも試みてよいかもしれません．

2　ART の媒精方法を教えてください．

回答　AIH が奏効せず，ART に step-up する場合，女性と男性で対応は異なります．

精子不動化抗体保有女性から得た卵胞液中には，図 2-45 に示すように血中と同程度の抗体が存在します[34]．従って卵子洗浄用の培養液を通常以上に準備し，卵子および卵丘細胞に付着する血液や卵胞液を充分に洗い流し，そ

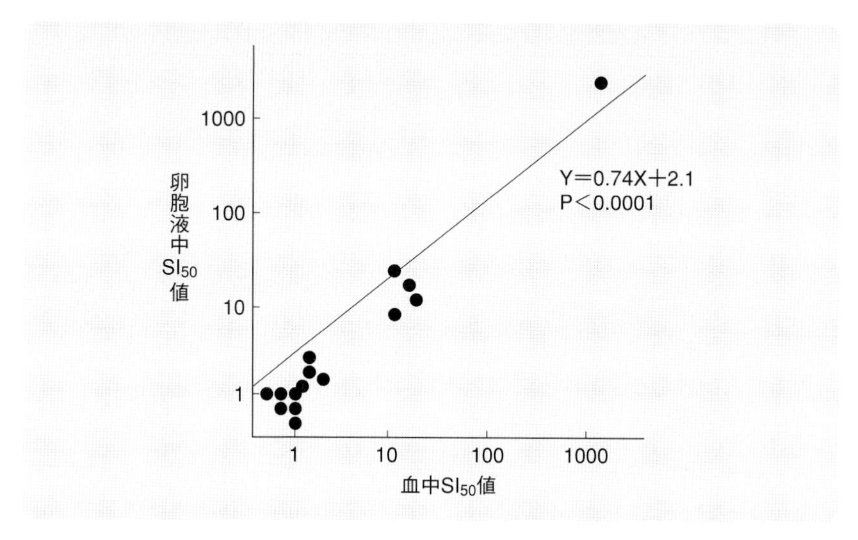

図 2-45 不妊女性血中および卵胞液中の精子不動化抗体価（SI_{50}値）の比較[34]

の後の培養系にも一切の患者血清を添加することなく，通常の媒精，受精確認，胚培養を行うべきです．

一方，射出精子に抗精子抗体を結合する男性で，予め受精機能障害が確認されている場合は，ICSI の適応となります．受精障害がない抗体保有男性における AIH からの step-up の際には，IVF でよいでしょう．

3 どのような条件で抗精子抗体は産生されるのか教えてください．

回答 女性にとって精子抗原は性交によりはじめて接触するものです．この非自己抗原に対する免疫防御機構が破綻すると，抗精子抗体が産生されます．ただし全ての女性が抗精子抗体を産生するような事態は種の滅亡にも通じることから明らかなように，むしろその頻度は低いようです．まだすべてが解明されたわけではありませんが，その理由の 1 つとして遺伝的素因があり，特定の疾患感受性遺伝子（HLA-DRB1*0901 および HLA-DQB1*0303）が存在することが推定されています[35]．

一方で，精子不動化抗体を産生するに至るには，一定の精子濃度に暴露される必要性があり，すなわち女児や，夫の精液所見が ICSI を要する妻には抗体検出例がないことがわかっています（表 2-27）[36]．さらに精漿中の免疫抑

表 2-27 不妊女性および未婚女児の血中精子不動化抗体検出率の比較[36)]

	検査人数（人）	陽性人数（人）	検出率（%）
女児	1013	0	0[a]
不妊女性，ただし夫が			
無精子症または重症乏精子症	160	0	0[b]
精液所見正常	221	7	3.1[a, b]

a: $p < 0.0001$，b: $p < 0.05$

制因子が，抗体産生調節に何らかの役割を担う可能性もあります．

抗体保有女性のリンパ球をSCID（severe combined immunodeficient）マウスに移植し，洗浄したヒト精子を接種することにより，同マウス血中にヒト精子を不動化する抗体が産生されたことから，患者の免疫系は確かに精子に反応していることがわかります[37)]．さらに精子不動化抗体の対応抗原候補は，精子細胞膜上に存在する複数の（糖）タンパクであると推定しています[38)]．

男性においては，精子抗原は血液-精巣関門により免疫系から隔絶されます．また思春期になりはじめて出現する抗原であり，充分な免疫学的寛容が誘導されていないため，たとえば精管結紮後に精子抗原が免疫系に暴露されると，自己免疫応答により抗精子抗体が産生されることになります．一方，他の臓器組織に対する自己免疫疾患を持つ男性において，ポリクローナルなB細胞活性化が原因となり，精子に対する自己抗体を産生する場合が知られています[39)]．

4 SIVの結果から治療方針を決めることはできますか？

回答 不可です．必ずSI_{50}値を測定して下さい．

この質問は今更のように最近目立ってきてしまいましたので，改めてお答えします．

すでに1974年に礒島，香山らは精子不動化試験を実施するに際し，半定量法であるSIVだけでは臨床的意義が完全でないため，必ず定量法であるSI_{50}値を測定するよう提唱してきました[5,17)]．その後，SI_{50}値により図2-41に示すような治療方針を示すことができました[1)]．

■文献

1) Kobayashi S, et al. Correlation between quantitative antibody titers of sperm immobilizing antibodies and pregnancy rates by treatment. Fertil Steril. 1990; 54: 1107-13.
2) Shibahara H, et al. Diagnosis and treatment of immunologically infertile males with antisperm antibodies. Reprod Med Biol. 2005; 4: 133-41.
3) Shibahara H, et al. Infertile women without sensitization to an appropriate amount of sperm do not produce sperm-immobilizing antibodies in their sera. Reprod Med Biol. 2003; 2: 105-7.
4) Isojima S, et al. Further studies on sperm-immobilizing antibody found in sera of unexplained cases of sterility in women. Am J Reprod Immunol. 1972; 112: 199-207.
5) Isojima S, et al. Quantitative estimation of sperm immobilizing antibody in the sera of women with sterility of unknown etiology: the 50% sperm immobilization unit (SI_{50}). Excerpta Med Int Cong Ser. 1974; 370: 10-5.
6) Koyama K, et al. Effect of antisperm antibodies on sperm migration through cervical mucus. Excerpta Med Int Cong Ser. 1980; 512: 705-8.
7) Shibahara H, et al. Relationship between level of serum sperm immobilizing antibody and its inhibitory effect on sperm migration through cervical mucus in immunologically infertile women. Am J Reprod Immunol. 2007; 57: 142-6.
8) Shibahara H, et al. Sperm immobilizing antibodies interfere with sperm migration from the uterine cavity through the Fallopian tubes. Am J Reprod Immunol. 1995; 34: 120-4.
9) Shibahara H, et al. Diversity of the blocking effects of antisperm antibodies on fertilization in human and mouse. Hum Reprod. 1996; 11: 2595-9.
10) Myogo K, et al. Sperm-immobilizing antibodies block capacitation in human spermatozoa. Arch Androl. 2001; 47: 135-42.
11) Shibahara H, et al. Effects of sperm immobilizing antibodies on sperm-zona pellucida tight binding. Fertil Steril. 1993; 60: 533-9.
12) Kamada M, et al. Blocking of human fertilization in vitro by sera with sperm immobilizing antibodies. Am J Obstet Gynecol. 1985; 153: 328-31.
13) Zouari R, et al. Effect of sperm-associated antibodies on the dynamics of sperm movement and on the acrosome reaction of human spermatozoa. J Reprod Immunol. 1992; 22: 59-72.
14) Taneichi A, et al. Sperm immobilizing antibodies in the sera of infertile

women cause low fertilization rates and poor embryo quality in vitro. Am J Reprod Immunol. 2002; 47: 46-51.
15) Taneichi A, et al. Effects of sera from infertile women with sperm immobilizing antibodies on fertilization and embryo development in vitro in mice. Am J Reprod Immunol. 2003; 50: 146-51.
16) Shibahara H, et al. Effects of sperm immobilizing antibodies on pregnancy outcome in infertile women treated with IVF-ET. Am J Reprod Immunol. 1996; 36: 96-100.
17) Koyama K, et al. Application of the quantitative sperm immobilization test for follow-up study of sperm-immobilizing antibody in the sera of sterile women. Int J Fertil. 1988; 33: 201-6.
18) Centola GM, et al. Comparison of the immunobead binding test (IBT) and ImmunoSpheres (IS) assay for detecting serum antisperm antibodies. Am J Reprod Immunol. 1997; 37: 300-3.
19) World Health Organization. WHO laboratory manual for the examination of human semen and sperm-cervical mucus interaction. 4th ed. Cambridge: Cambridge University Press; 1999.
20) Koriyama J, et al. Toward standardization of the cut-off value for the direct immunobead test using the postcoital test in immunologically infertile males. Reprod Med Biol. 2013; 12: 21-5.
21) Shibahara H, et al. Diversity of antisperm antibodies bound to sperm surface in male immunological infertility. Am J Reprod Immunol. 2002; 47: 146-50.
22) Naaby-Hansen S, et al. Two-dimensional gel electrophoretic analysis of vectorially labeled surface proteins of human spermatozoa. Biol Reprod. 1997; 56: 771-87.
23) Shibahara H, et al. Two-dimensional electrophoretic analysis of sperm antigens recognized by sperm immobilizing antibodies detected in infertile women. J Reprod Immunol. 2002; 53: 1-12.
24) Shibahara H, et al. Diversity of the inhibitory effects on fertilization by anti-sperm antibodies bound to the surface of ejaculated human sperm. Hum Reprod. 2003; 18: 1469-73.
25) Shibahara H, et al. Effects of sperm-immobilizing antibodies bound to the surface of ejaculated human spermatozoa on sperm motility in immunologically infertile men. Fertil Steril. 2003; 79: 641-2.
26) Robinson JN, et al. A comparison of intrauterine insemination in superovulated cycles to intercourse in couples where the male is receiving steroids for the treatment of autoimmune infertility. Fertil Steril. 1995; 63: 1260-6.

27) Grigoriou O, et al. Corticosteroid treatment does not improve the results of intrauterine insemination in male subfertility caused by antisperm antibodies. Eur J Obstet Gynecol Reprod Biol. 1996; 65: 227-30.
28) Lahteenmaki A, et al. Low-dose prednisolone does not improve the outcome of in-vitro fertilization in male immunological infertility. Hum Reprod. 1995; 10: 3124-9.
29) Haas GG, et al. Effect of repeated washing on sperm-bound immunoglobulin G. J Androl. 1988; 9: 190-6.
30) Bronson RA. Immunity in sperm and in vitro fertilization. J Vitro Fertil Embryo Transfer. 1988; 4: 195-7.
31) Elder KT, et al. Seminal plasma anti-sperm antibodies and IVF; the effect of semen sample collection into 50% serum. Hum Reprod. 1990; 5: 179-84.
32) Nagy ZP, et al. Results of 55 intracytoplasmic sperm injection cycles in the treatment of male-immunological infertility. Hum Reprod. 1995; 10: 1775-80.
33) Elder KT, et al. Seminal plasma anti-sperm antibodies and IVF: the effect of semen sample collection into 50% serum. Hum Reprod. 1990; 5: 179-84.
34) Shibahara H, et al. Effects of in vivo exposure to eggs with sperm-immobilizing antibodies in follicular fluid on subsequent fertilization and embryo development in vitro. Reprod Med Biol. 2006; 5: 137-43.
35) Tsuji Y, et al. HLA-DR and HLA-DQ gene typing of infertile women possessing sperm-immobilizing antibody. J Reprod Immunol. 2000; 46: 31-8.
36) Shibahara H, et al. Infertile women without sensitization to an appropriate amount of sperm do not produce sperm-immobilizing antibodies in their sera. Reprod Med Biol. 2003; 2: 105-8.
37) Shibahara H, et al. Production of human sperm-immobilizing antibodies in severe combined immunodeficient (SCID) mice reconstituted with human peripheral blood lymphocytes from infertile women. Am J Reprod Immunol. 1996; 35: 57-60.
38) Shibahara H, et al. Two-dimensional electrophoretic analysis of sperm antigens recognized by sperm immobilizing antibodies detected in infertile women. J Reprod Immunol. 2002; 53: 1-12.
39) Shiraishi Y, et al. Incidence of antisperm antibodies in males with systemic autoimmune diseases. (Submitted)

【柴原浩章】

原因不明不妊

A 原因不明不妊の定義

日本産科婦人科学会では，生殖年齢の男女が妊娠を希望し，ある一定期間，性生活を行っているにもかかわらず，妊娠の成立をみない状態を不妊と定義している．その一定期間については1年というのが一般的である．なお，妊娠のために医学的介入が必要な場合は期間を問わない．

この定義は平成27（2015）年に改正され，海外の諸機関に合わせて一定期間が従来の2年間から1年間に短縮されたことが大きな変更点であった．近年の女性の晩婚化・晩産化を考慮して，不妊症の定義変更により女性がより早期に適切な不妊治療を受けることにつながると期待されている．

自然妊娠がまず期待できないと考えられる不妊原因を表2-28に示した．現在の医療レベルでは治療が極めて困難な原因も一部含まれているが，表2-28に該当する場合には直ちに不妊治療を開始すべきであろう．不妊外来では，こうした明らかな不妊原因の検索を最初に行っていく必要があり，詳細な問診と内外診による身体的状況の把握後，精液検査および子宮卵管造影法を早期に実施すべきである．

不妊症を分類するにあたり，不妊症の原因が表2-28のように明らかで，かつ診断可能である不妊症を器質性不妊症という．これに対し，不妊症の原因が明らかではないか，診断不可能な場合を機能性不妊症という．機能性不妊

表 2-28 自然妊娠が期待できない原因

1. 卵巣性無月経
   - 卵巣摘出後
   - 早発閉経
   - 卵巣形成不全
2. 両側卵管因子
   - 卵管閉塞・狭窄
   - 卵管留水腫・留膿腫
3. 子宮因子
   - 子宮摘出後
   - 子宮腔内癒着症
   - 子宮形成不全
4. 男性因子
   - 精巣摘出後
   - 無・乏精子症
   - 精子無力症
   - 奇形精子症
   - 精子死滅症
   - 精管閉塞・欠損

表 2-29 原因不明不妊で想定される要因

1. 配偶子因子
   - 卵子の質の低下
   - 卵成熟障害
   - 精子受精能獲得障害
   - 染色体異常
2. 卵管因子
   - 卵子捕捉（pick up）障害
   - 卵管輸送能障害
3. 子宮因子
   - 子宮内膜ホルモン感受性低下
4. 頸管因子
   - 頸管粘液分泌不全
5. 免疫因子
   - 抗透明帯抗体
   - 卵巣自己抗体

症は，最近では原因不明不妊 unexplained infertility とよばれることも多く，同義であると考えてさしつかえない．原因不明不妊には妊孕能はほぼ正常に保たれてはいるものの，一定の期間内で妊娠が成立しなかったケースも含まれるが，不妊期間が長期に及ぶ場合には全く原因がないということは考えがたく，現在の診断技術では原因を同定することが困難であるケースが大部分を占めていると推測される．

表 2-29 に原因不明不妊で想定される不妊要因を挙げておく．抗透明帯抗体については，*in vitro* で受精障害，発生障害が確認されているが，臨床的意義に関しての詳細は不明である．実際は表 2-29 で提示した以外にも不妊要因は数多く存在するであろう．

一般的に原因不明不妊は全不妊症の 10〜20％を占めるとされているが，施設間によって報告に大きな差がある．原因不明不妊は本質的に除外診断であるために，統一された明確な診断基準はなく，どこまでの検査を行い，どの程度の異常がなければ「原因不明不妊」と診断するのかは，個々の施設に委ねられているのが実情である.

例えばHart[1]は「卵管通過性が保持されており，精液所見，黄体期中期のプロゲステロン値，そして子宮内腔の形態が正常である不妊症」が原因不明不妊であると述べている．しかし，この定義によれば高プロラクチン血症や抗精子抗体，さらには腹腔鏡でしか同定しえない軽度の子宮内膜症などの異常があった場合も原因不明不妊と診断される結果になる.

特に，腹腔鏡検査を行うことにより，原因不明不妊の占める割合は10%未満まで低下すると報告されているほど，軽度の子宮内膜症や卵管および卵管采周囲癒着を有する原因不明不妊症例は多い．また，腹腔鏡検査の所見により原因不明群と軽症子宮内膜症群とに分け，待機療法による妊娠率を比較した検討[2]では，原因不明群で3年間の累積妊娠率が55%であったのに対し，軽症子宮内膜症では36%と有意に低いことが示されている．さらに，卵管・卵管采周囲癒着に対し腹腔鏡下に癒着剥離術を行うことによって，妊娠率が改善したという報告もある．腹腔鏡検査および腹腔鏡下手術は原因不明不妊に対して有用と考えられるが，侵襲的であり麻酔管理や入院管理も必要になることから，すべての不妊治療施設で行えるわけではないという問題がある．初婚年齢の上昇から近年は高齢の不妊症患者が増加しているという背景もあり，時間的観点から腹腔鏡検査を省略してARTにステップアップするケースも増えている.

B 非ART治療

上述してきたように，原因不明不妊と診断された場合は，自然妊娠が期待できない卵管性不妊や男性不妊，排卵障害などは除外されているわけであるから，非ART治療が第一選択となる．非ART治療を行うに際しては，個々の症例によって重症度が異なっているという認識を持つことが重要である．特に，初診時の患者年齢とそれまでの不妊期間が不妊症の予後に関連する重要な因子としてあげられる．不妊期間については，必ずしも排卵前の最適な時期に夫婦生活がもたれていない場合や性交障害などが背景にある場合もあり，詳細な問診を行う必要がある.

原因不明不妊の夫婦が治療開始後2年以内に妊娠する割合は，初診時年齢が35歳未満の場合は75%であったのに対し，35歳以上になると50%に低下するという報告[3]があり，加齢による卵子の質の低下が最も大きな原因と考えられる．特に初診時年齢が高く，AMH 値や FSH 基礎値が顕著に上昇している症例は卵子の質のみならず卵巣予備能力の著しい低下が疑われるため，早急に ART 治療へステップアップしていくべきであろう．

また，初診時において不妊期間が 3 年以内の原因不明不妊では，その 80% がなんらかの治療により 2 年以内に妊娠が成立するのに対し，不妊期間が 3〜5 年の場合では 55%，5 年以上の場合では 30% まで妊娠率が低下する．これらのことを踏まえると，初診時の年齢が 35 歳よりも若く，不妊期間が 3 年以内の不妊症例では，超音波による卵胞径計測や血中・尿中ホルモン値により推定した排卵時期に夫婦生活を指導するタイミング療法がまず選択される．特に，メタアナリシスによって，脂溶性の造影剤による卵管フラッシング後は，無処置群に比較し妊娠率が改善することも報告されているので，子宮卵管造影法施行後少なくとも 4〜6 カ月間は，タイミング療法を行っていくべきであろう．

タイミング療法を行う際に，排卵誘発剤を用いた過排卵刺激を行うべきかどうかについては，いまだ統一された見解はない．過排卵刺激で妊娠率が向上する理由としては，排卵数を単純に増加させること以外にも，原因不明不妊の中には臨床的に診断できない排卵障害や黄体機能不全を有しているものもあり，排卵誘発によってこれらが改善されることもあげられる．過排卵刺激で使用頻度の高いクエン酸クロミフェン（以下，クロミフェン）については，その抗エストロゲン作用によって頸管粘液量が減少するため，タイミング療法では精子の運動性への悪影響が危惧される．実際，クロミフェン使用群では，クロミフェン非使用群と比較し周期あたりの妊娠率は高い傾向を認めるものの，有意な上昇を認めなかったとする報告が多い．過排卵刺激の有無にかかわらず，6 カ月以上にわたるタイミング療法が奏効しない場合は，人工授精へと速やかに治療をステップアップすべきであろう．

人工授精 artificial insemination with husband's semen（AIH）とは，配偶者の精液を遠心洗浄濃縮して，排卵日周辺期に人工授精針あるいはカテーテルを用いて精子浮遊液を 0.1〜0.3 m*l* 女性生殖器内に注入する方法の総称である．AIH の中でも子宮腔内に遠心洗浄濃縮精子浮遊液を注入する方法は IUI（intrauterine insemination）とよばれる．人工授精は卵子に向かう精子の出発点をより近くするという意味を持つが，先に示した不妊原因のうち，卵子成熟障害や受精障害などの頸管因子以外の不妊原因は改善できない．当院で実施したIUI 1周期当たりの妊娠率は約7〜9％であり，IUI後妊娠成立患者の累積妊娠率をみると，3回で70％，6回で90％を超えた（図2-46）．これは，原因不明不妊に対し7回以上IUIを実施してもそれ以降新たな妊娠はほとんど期待できないことを示している．若年不妊症患者であってもAIH 6回を目安にARTへのステップアップを考慮するべきであろう．

初診時年齢が35歳以上または不妊期間が3年以上の症例の場合は，最初からIUIを開始すべきであろう．タイミング療法とは異なり，IUIでは過排卵刺激を併用すると妊娠率の改善につながるという報告が多い（表2-30）．過排卵刺激に使用する排卵誘発剤では，クロミフェンよりもhMG製剤の方が高い妊娠率を得られる一方で，多胎妊娠や卵巣過剰刺激症候群 ovarian hyperstimulation syndrome（OHSS）の発症リスクも上昇することが指摘さ

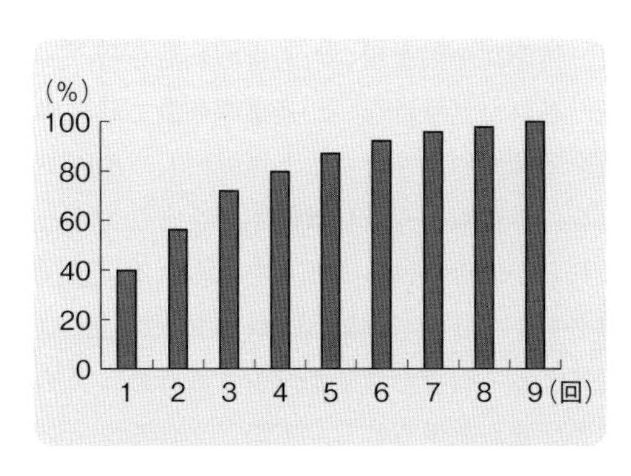

図2-46 累積妊娠率（%）

表2-30 原因不明不妊に対する非ART治療の成績[4)]

	妊娠率（%）	OR（95% CI）
1．IUI/OH：TI（周期あたり）	13.0： 3.6	4.05（0.39〜41.9）
2．IUI/OH：TI（全周期）	34.8：14.3	3.20（0.82〜12.5）
2．IUI/OH：TI/OH（周期あたり）	15.5：11.0	1.48（0.71〜3.11）
3．IUI/OH：TI/OH（全周期）	35.1：15.6	1.68（1.13〜2.50）
4．IUI/OH：IUI（全周期）	24.8：13.9	2.07（1.22〜3.50）

IUI: intrauterine insemination, OH: ovarian hyperstimulation（過排卵刺激），TI: timed intercouse（タイミング指導）

れている．ART 治療へステップアップする前に，過排卵刺激を併用した IUI を 3～4 カ月間トライする意義は充分あると思われるが，事前に多胎妊娠と OHSS の発症リスクについて充分説明した上で，排卵誘発のインフォームドコンセントを得ておく必要がある．

OHSS の発症が危惧された場合，ART 治療では全胚凍結というオプションが用意されており，治療周期中の妊娠成立によって OHSS がさらに重症化するという事態は回避可能である．さらに，最近注目されている単一胚移植 single embryo transfer（SET）のように移植する胚数を制限することによって，多胎妊娠の発生も予防することができる．しかし，過排卵刺激による IUI においては，多胎妊娠や OHSS を回避するためには IUI そのものをキャンセルするしか方法がなく，それまでの排卵誘発が全く無駄になってしまう．その一方で，IUI を強行した場合には品胎妊娠の発生や OHSS の重症化など予期せぬ事態へ進行する可能性もあり，慎重な対応が望まれる．16 mm 以上

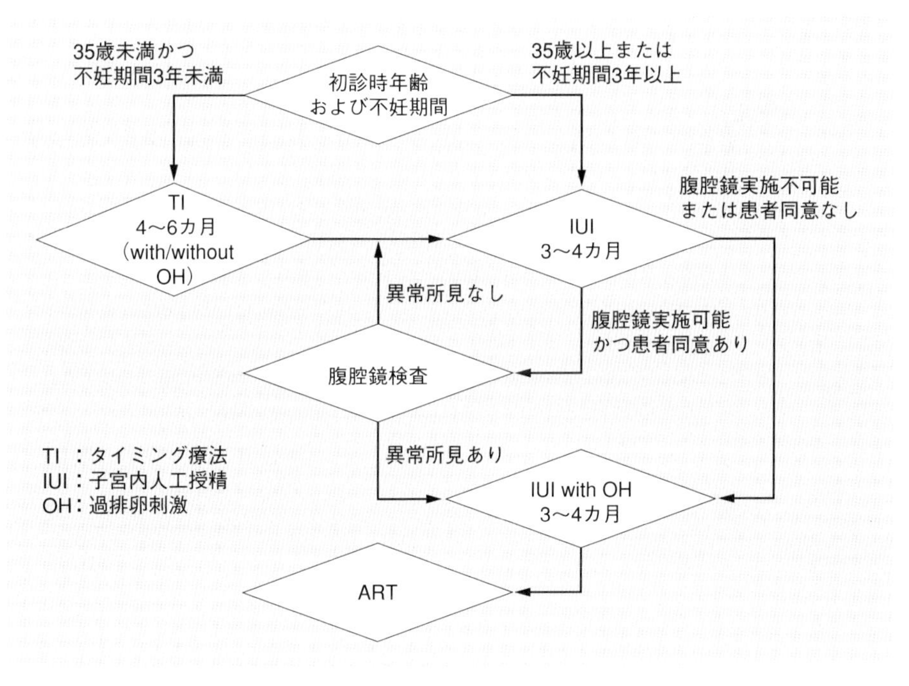

図 2-47 非 ART 治療のフローチャート

の卵胞が4個以上存在する場合は，hCGの投与を避けIUIをキャンセルすべきであろう．

最後に，原因不明不妊に対する非ART治療をフローチャートにまとめた（図2-47）．原因不明不妊に対する腹腔鏡検査は，不妊予後の推定や癒着剥離術による妊娠率の改善という点で有用であることは前述した．ただ，ART治療の成績が向上し，新生児の27人に1人がARTによって誕生している今日では，可能な限り非ART治療での妊娠を目指すという風潮も徐々に和らぎつつある．また，入院設備をもたない不妊治療施設が増加している現状から，腹腔鏡を診断・治療過程に組み入れること自体が困難になってきており，原因不明不妊に対する腹腔鏡の位置づけは以前ほど高くはないとも考えられる．

しかしその一方で，腹腔鏡という選択肢を完全に消去することは，不妊治療の進歩を妨げる結果になる可能性がある．いずれにしても，非ART治療によって一定期間に妊娠が成立しない場合，ART治療に進むか腹腔鏡手術を行うかという選択肢は，informed choiceとして提案されるべきであろう．

■文献

1）Hart R. Unexplained infertility, endometriosis, and fibroids. BMJ. 2003; 327: 721-4.
2）Akande VA, Hunt LP, Cahill DJ, et al. Differences in time to natural conception between women with unexplained infertility and infertile women with minor endometriosis. Hum Reprod. 2004; 19: 96-103.
3）Crosignani PG, Collins J, Cooke ID, et al. Unexplained infertility. Hum Reprod. 1993; 8: 977-80.
4）Verhulst SM, Cohlen BJ, Hughes E, et al. Intra-uterine insemination for unexplained subfertility. The Cochrane Library. 2007; Issue 1.

【伊藤啓二朗・森本義晴】

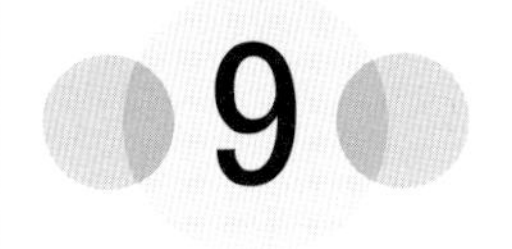

AIH と AID

A 原理

人工授精とは妊娠を目的に人工的に運動形態良好精子を女性の生殖器内に注入することをいう．なんらかの原因で卵管膨大部の卵子への到達精子濃度が低い場合にその濃度を高めようとするものである．

人工授精は注入する精子の由来により，(1) 配偶者間人工授精（AIH）と (2) 非配偶者間人工授精（AID）に分けられる．また 精子を注入する部位によって，①子宮頸管内授精（ICI），②子宮腔内授精（IUI），③腹腔内授精(DIPI)，④卵胞内授精（DIFI），⑤子宮鏡下卵管内精子注入法（HIT）に分けられるが，一般に妊娠率や簡便性から IUI が行われている．

人工授精を行う場合，適応，妊娠率，リスクについて患者に説明し，同意(図 2-48～2-50) を得る責務がある．とくに AID に関しては日本産科婦人科学会の「提供精子を用いた人工授精に関する見解」(2015 年改定)[1]に従って実施している．

B AIH（配偶者間人工授精）

1 適応

軽度乏精子症，軽度精子無力症，Huhner テスト不良，射精障害，性交障害，頸管粘液不良症例，機能性不妊，男性の長期不在が適応となる．

人工授精(ＡＩＨ)同意書

医療法人社団レディースクリニック京野　　　　理事長　京野廣一殿

我々夫婦は、人工授精について、医師やスタッフからの説明および文書によって、下記の事項について充分に理解し、貴院において挙児希望のため、納得した上で人工授精を受けることを同意します。(☑で確認)

□配偶者間人工授精（以下、AIH）の位置づけ、および実施方法について
□AIH の適応について
□戸籍謄本の提出について
□術前検査について
□AIH の費用について
□本治療により妊娠しなかった場合も、実施分の料金はお支払いいただくこと
□AIH による妊娠率と先天異常の発生、遺伝カウンセリングについて
□卵巣刺激により、多胎妊娠と卵巣過剰刺激症候群という副作用が出現する可能性があること
□お子様連れでの来院はできないこと
□治療による心理的負担の可能性と、治療に関する相談窓口として生殖医療カウンセラーのカウンセリングの利用ができること
□治療中における本治療の同意取り消しについて
□AIH により妊娠した場合、日本産科婦人科学会への報告義務のため、妊娠分娩後の経過について京野アートクリニックより分娩施設へ問い合わせがあった際、情報の提供に同意すること
□AIH に使用する精液所見は、夫婦間で共有すること。共有しない場合、AIH 前にスタッフに連絡すること
□当院における個人情報の使用目的について
□児のフォローアップ調査への協力について

説明日

理事長　**京野　廣一**　印　説明医師

採精場所：自宅(精液持参)・当院・凍結精子使用

住所

緊急連絡先

夫 ID　　　夫氏名(直筆)　　　　　　印　同意日

妻 ID　　　妻氏名(直筆)　　　　　　印　同意日

署名・捺印について：必ずそれぞれご本人が直筆で署名し、ご自身の手により捺印をお願いします。
ご自身以外の方が本人の了解なく署名・捺印すると有印私文書偽造として刑事罰をうけることがあります。

同意書控えお渡し者：　　　　/

様式 013-14.03.11[S]

●図 2-48●AIH の同意書の書式例

非配偶者間人工授精(AID)同意書

医療法人社団レディースクリニック京野　京野アートクリニック　理事長　京野　廣一殿

私達夫婦は「非配偶者間人工授精(AID)説明書(様式 014-11.12.10)」について、医師やスタッフからの説明と文書によって下記の事項について十分に理解し、納得した上で、AID を受けることに同意します。治療にあたっては十分な成果が得られるよう、貴院の方針に従います。また、副作用の出現時や不測の事態が生じた場合、適宜必要な処置を受けることにも同意します。治療に当たっては充分な成果が得られるよう、必要な医療行為の施行に関して、医療従事者と我々夫婦は協力関係にあることを理解し、治療に取り組んでいくことをお約束します。

＊非配偶者間人工授精(AID)説明書とともに下記事項を 1 つずつ振り返り、質問や再確認したいことがなければ、左端の□欄に☑を入れ、下記に署名して下さい。質問・確認事項がある場合は、同意書の提出時に必ずスタッフにその旨をお伝え下さい。

□非配偶者間人工授精(以下、AID)の位置づけ、および実施方法について
□AID の適応について
□AID を希望の夫婦は、戸籍謄本により夫婦関係を証明する必要があること
□当院の AID は日本産科婦人科学会の会告に則って実施されていること
□AID の費用について
□本治療により妊娠しなかった場合も、実施分の料金はお支払いいただくこと
□AID では第三者からの提供精子を使用し、精子提供者に関する情報は一切与えられないこと
□精子提供者は感染症及び血液型の検査を受けていること
□精子提供者と夫とは血液型のみを一致させ、その他の外的要因は選択できないこと
□近親婚を避けるため、提供できる夫婦の数は制限されること
□被実施者夫婦の個人情報も厳守されること
□人工授精により妊娠・出産した子供は、被実施者夫婦の嫡出子と認め、育てること
□出自を知る権利と諸外国の状況や、自助グループ活動について
□AID による妊娠率と先天異常の発生、遺伝カウンセリングについて
□卵巣刺激により、多胎妊娠と卵巣過剰刺激症候群という副作用が出現する可能性があること
□子宮外妊娠の確率について
□治療による心理的負担の可能性と、治療に関する相談窓口として心理カウンセリングの利用ができること
□AID 当日のお子様連れはできないこと
□治療中の本治療の同意取り消しについて
□AID 以外の選択肢について
□AID により妊娠した場合、日本産科婦人科学会への報告義務のため、妊娠分娩後の経過について京野アートクリニックより分娩施設へ問い合わせがあった際、情報の提供に同意すること
□当院における個人情報の使用目的について

施設長：**京野　廣一** 印　説明医氏名

必ずどちらかにチェックをお願いします

説明日：

患者記入欄　「非配偶者間人工授精(AID)」に　□同意します　□同意しません

夫 ID　夫署名(直筆)　印　同意日

妻 ID　妻署名(直筆)　印　同意日

署名・捺印について：必ずそれぞれご本人が直筆で署名し、ご自身の手により捺印をお願いします。
ご自身以外の方が本人の了解なく署名・捺印すると有印私文書偽造として刑事罰をうけることがあります。

同意書控えお渡し者：　様式 014-12.03.01

図 2-49　AID の同意書の書式例

精子提供者の同意書

医療法人社団レディースクリニック京野
京野アートクリニック　理事長　京野　廣一　殿

1. 提供された精子は無精子症の不妊患者夫婦に提供されます。
   その他、不妊治療発展の研究のために用いられます。
2. 提供された精液が基準に満たない、感染症を有している、提供者の2親等以内の家族に遺伝的欠陥があるなど提供される基準に満たない場合、提供できないことがあります。
3. 提供にあたり感染症、血液型、その他必要な検査を受けるものとし、更に6ヶ月後に感染症の再検査を受けるものとします。6ヶ月を経過するも連絡が取れない、再検査の申し出がないときなど再検査の意志が明らかにならないときは所有権を放棄したものとみなしその所有権は当該施設に帰属するものとします
4. 提供された精子により出生した子は被提供者夫婦の嫡出子として認め、提供された夫婦への情報は一切開示されません。また、出生した子に関する情報も開示されません。
5. 凍結保存の期間は原則5年間とし、凍結されている提供前の精子について廃棄の申し出がある場合には、相談の上対応し廃棄処分とします。凍結期間を5年経過し申し出がない場合はその所有権は当該施設に帰属するものとします。
6. 提供者に関する情報は一切開示されません。提供にあたり必要な情報は当該施設にて厳重に保管されます。
7. 商業主義目的での精子提供の斡旋や仲介は禁止する事とします。
   また、当院で知り得た情報特にプライバシーに関しての情報は外部への漏洩は禁止する事とします。
8. 提供した後に起こる事項に関しては医療機関に責任を委ね、提供者には責任がないものとします。

以上の説明を受け、私は貴院において行われる不妊治療のための精子提供者になることに同意しました。

平成　　　年　　　月　　　日

署名＿＿＿＿＿＿＿＿＿＿印

図 2-50 精子提供者の同意書の書式例

2　禁忌

1）感染症，2）両側卵管閉塞である．

女性側は事前に子宮卵管造影で子宮・卵管の状態を，基礎体温で排卵の有無・時期を，男性側は精液検査で精子の状態（異常の場合は数回検査を要する）を把握しておくことが肝要である．当院では事前に夫婦ともに血液型，感染症の有無も調べている．

3　排卵日の特定

a）自然周期

基礎体温を目安に，来院する日程を決め，子宮頸管粘液，尿中LH，超音波断層法による卵胞径により実施日を確定する．

b）クロミフェン周期

月経3〜5日目より1日1〜3錠を5日間内服する．内服終了後5〜7日目に排卵することが多い．その他，セキソビットやフェマーラ（アロマターゼ阻害薬）を使用することもある．

c）rFSH-hCG周期

rFSH投与は単一卵胞の発育をめざし，25〜50 IUより漸増法を採用している．多胎妊娠防止のため，排卵すると思われる大きな卵胞が多数存在する時はキャンセルするか，大きい卵胞を2個だけ残し，他は卵胞穿刺してから実施している．早期LHサージを抑制するためGnRHアゴニストやアンタゴニストを使用し，妊娠率が高まったとする報告もある．

4　性交・AIHのタイミング

一般に卵管内での精子の生存および受精能力期間は48〜72時間で，排卵後の卵子の生存期間は12〜24時間であることを考慮して，排卵予想日およびその直前の2日間に性交や人工授精の指導を行うと妊娠の確率が高くなる．

5　培養液

当院では原則として培養液はU-IVF（ORIGIO）を使用している．精液採取から処理までの時間やpH，浸透圧，温度にも気を配る．精子も特に

Hepes緩衝系培養液を用いた場合，採取後の時間の経過（2時間以上）とともに，精子の構造的染色体異常が有意に高くなることも考慮する．

6 凍結

凍結融解することにより運動率が低下し，妊娠率が下がる．男性長期不在の場合や悪性腫瘍患者の治療前に精子凍結を行っている．精子所見が悪い場合はICSIを勧めている．

7 実施方法

まず超音波断層法により卵胞や子宮内膜厚を測定し，タイミングが適切であることを確認し，子宮頸管粘液を吸引する．その後に人工授精用カテーテルに1 m*l* シリンジを接続し，0.3～0.5 m*l* に調整した精子希釈液を吸って，子宮内に静かに注入する．その際，出血させないことが重要で，子宮頸管や子宮内膜を傷つけないカテーテル（図2-51）を使用し，ゆっくり注入する．

8 AIH用精子処理手順

SepaSperm（北里コーポレーション）を用いた連続密度勾配法を表2-31に示す．

人工授精後の管理として2～4日後に来院させ，人工授精のタイミングの適否や副作用の有無，黄体化未破裂卵胞（LUF）をチェックし，必要な場合は同一周期2回目の人工授精をする．

9 妊娠率

報告によりばらつきがあるが，全体の妊娠率は5～20％である[2)]．累積妊娠率は5～6回でプラトー（90％以上）に達し，それ以降は確実に妊娠率が低下する．ソフトカテーテルとハードカテーテルでは妊娠率の差がない．

10 多胎妊娠

卵巣刺激した場合でも単一卵胞発育をめざすことが重要となる．ARTのように多数の卵胞を発育させ，移植胚を1個にしてコントロールすることができない．

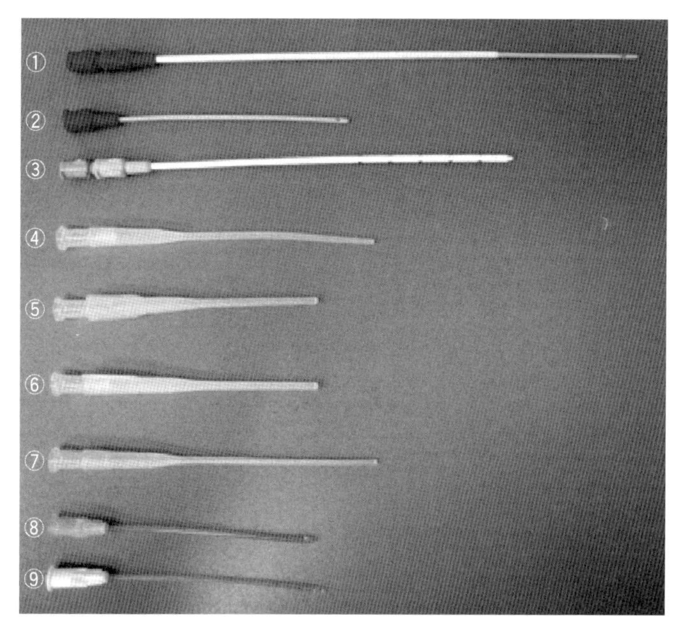

図 2-51 人工授精カテーテル

①アーティフィシャルインセミネーションカテーテル AIC18 (Wallace 社)
②アーティフィシャルインセミネーションカテーテル AIC8 (Wallace 社)
③AIC 専用スタイレット 18165T (Wallace 社)
④ニプロ AIH キャス ロングタイプ スタイレットなし(ニプロ社)
⑤ニプロ AIH キャス ロングタイプ スタイレット付き(ニプロ社)
⑥ニプロ AIH キャス スタイレットなし (ニプロ社)
⑦ニプロ AIH キャス スタイレット付き (ニプロ社)
⑧フレスポイト FS-A007 (北里サプライ社)
⑨フレスポイト FS-A007FT (北里サプライ社)

11 累積妊娠率

累積妊娠率はおよそ5回でプラトーに達する．5回までに妊娠しない時は，人工授精で解決できないところに不妊原因があると判断し，女性年齢，不妊期間も考慮しステップアップする．

表 2-31 AIH 用処理手順: SepaSperm を用いた連続密度勾配法

①精液採取後 30 分室温にて液化させる.
②3 ml スポイトにて精液を撹拌後マクラーに 5 μl 載せカウント（運動精子, 不動精子, 奇形精子, 白血球数）し, 1 ml あたりの精子濃度, 白血球数濃度, および運動率, 奇形率を算出し記録する（観察は×150）. また, 精液量, 粘稠性, ゼリーの有無, 色調も観察し記録する. また, 精子運動解析装置（CEROS, Hamilton Thornet 社）を用いて精液所見を解析する場合もある.
③精液全量を培養液 5 ml にて希釈する. 希釈精液約 4 ml を SepaSperm 3 ml の上に重層し, 下層の SepaSperm 約 0.7 ml を吸い上げ上から流し込む操作を 2 回行い, 連続密度勾配を作製する.
④400 *g*, 20 分の遠心処理を行う.
⑤ペレットの大きさに合わせて上清を除去し, 培養液（U-IVF）5 ml にて洗浄する（400 *g*, 10 分）.
⑥上清を除去, 0.5 ml の精子調整液とし, カウント（精子濃度, 運動率）する. 精子調整液は AIH 使用までインキュベーターにて保存する.

12 副作用

a）出血

多くは子宮頸管内からの出血であり, 確実に子宮腔内に注入することが重要である.

b）疼痛

子宮腔内への過量の注入を避け, ゆっくり注入する.

c）感染

感染の可能性は少ないが（1000 件あたり 1.8〜6.8), 抗生物質の予防投与が望ましい. HIV に罹患した夫から採取した精液を用いた人工授精を行う場合は, 充分なインフォームドコンセントを得るとともに, 実施するにあたって施設内倫理委員会で審査を受けることが望ましい.

13 人工授精の有効性

人工授精の有効性については Duran HE ら[2]によると, 妊娠率は, ①自然性交に比較して有意に高い, ②HMG の使用は高める, ③同一周期のなかで 2 回実施した方が高い.

Guzick DS ら[3]は原因不明不妊症に対する周期ごとの妊娠率について検討し, タイミング法のみ 1.3〜4.1%, 人工授精のみ 3.8%, クロミッドとタイミング法5.6%，クロミッドと人工授精8.3%，ゴナドトロピンとタイミング法7.7%，ゴナドトロピンと人工授精17.1%，IVF 20.7%と報告している．ただし多胎妊娠やOHSSの発生率については言及していない．

C AID（非配偶者間人工授精）

1 背景

1948年より慶應義塾大学の安藤画一教授が臨床応用し，現在までその出生数は1万人とも2万人とも言われている[4]．日本産科婦人科学会は「提供精子を用いた人工授精に関する見解」(2015年改定)[1]を示しており，これに基づいて実施されている．

2 精子提供者の条件

①window期間: HIV-1/2をはじめとする感染症にwindow期間が存在し，実際に新鮮精液使用によるこの期間の感染が報告されていることを考慮し，少なくとも180日凍結保存してその後提供者の感染症検査を行って陰性であった凍結保存精液のみを使用する．

②同一の精子提供者からの出生児数は10人を越えないこととし（近親カップル発生の可能性を抑えかつ治療に利用可能な精子確保のため），実施施設では授精の記録および妊娠の把握をするよう努力する．

③提供者の年齢は満55歳未満の成人で精液所見が正常の精液を用いている．（京野アートクリニック倫理委員会規定）

④遺伝性疾患を認めないことを確認する．

⑤夫血液型と同型の精液を用いるため精子提供者の血液型を確認する．（京野アートクリニック倫理委員会規定）

⑥提供された精子の保存期間は5年間とし，提供者の死亡が確認された時には精子は廃棄する．（京野アートクリニック倫理委員会規定）

⑦精子提供者は同意書に署名して登録される．

⑧営利目的による精子提供は禁止する．

3 適応

a）男性側要件

①精巣組織から精子が回収できない無精子症

②顕微授精を行っても受精せず妊娠不可能と考えられる症例

b）女性側要件

基礎体温，子宮卵管造影，感染症などの検査で異常がない．

c）夫婦要件

①法的に婚姻している夫婦である．

②双方が書面で AID の治療に同意している．

挙児の断念，養子縁組などのオプションを提示し説明することが望ましい．

4 禁忌

1）両側卵管閉塞，2）女性側の性感染症である．

5 実施に必要な手続き

1）夫婦の確認のための戸籍謄本提出，2）夫婦の血液型の確認，3）同意書の提出，AID の登録である．

6 方法

排卵のタイミング，実施方法は AIH に準じて行う．ただし，AID の場合は凍結・融解の技術が必要である．

7 妊娠率[5-7]

一度凍結融解した精子を用いるので，新鮮精子を用いた場合と比較すると妊娠率は低率である．精液所見の良好な提供者の確保と凍結・融解・精子処理の改善が望まれる．2015 年日産婦誌による 2013 年の AID の治療成績は患者総数 1169，周期総数 3876，妊娠数 184（4.7%），流産数 28（15.2%），生産分娩数 107，出生児数 109，妊娠後経過不明数は 48 であった．ここ 3 年間をみると 1 年間に 92〜120 名の児が出生し，約 27%は妊娠後経過不明となっている（表 2-32）．

表 2-32 非配偶者間人工授精（AID）3 年間の治療成績

	2011 年	2012 年	2013 年
登録施設数	15	15	15
患者総数	892	1090	1169
AID 周期総数	3082	3700	3876
妊娠数	165（5.4%）	226（6.1%）	184（4.7%）
流産数	30（18.1%）	39（17.3%）	28（15.2%）
異所性妊娠数	0	2	0
生産分娩数	91	120	107
死産分娩数	1	1	1
出生児数	92	120	109
妊娠後経過不明数	43	64	48

8 同意書

当院の AID 実施を希望した夫婦に対する同意書と精子提供者の同意書を図 2-49，2-50 に示した．

9 インフォームドコンセント，カウンセリング

精子提供者・AID 治療カップル・治療歴の記録をより長期間保存し下記のような問題に対応する公的管理運営機関の設置が切望されている．

a）子供の出自を知る権利

提供者の開示について検討されているが，相談があった場合，公的管理運営機関が対応する．

b）近親婚とならないための確認

将来，結婚前に公的管理運営機関で近親婚とならないことの確認をできる．

c）親から子供への告知

親が子供に告知する場合，小学校低学年までが望ましいとされている．

10 課題と今後の展望

現状では提供者の多くは提供者の開示を認めておらず，現実的に開示を全面的に認めた場合は，治療困難になるであろう．AID で生まれた子供が必ずしも，提供者を特定できることまでを望んでいない事実も報告されている．

提供者を特定できない程度の身体の特徴，人柄，職業など一部開示する方法で進み，今後，AIDで生まれてきた子供のフォローアップを地道に行うことで，次の段階にステップアップしていくのが望ましいと考える．

■文献

1）日本産科婦人科学会 会告「提供精子を用いた人工授精に関する見解」. 日産婦誌. 2015; 67: 1646-48.
2）Duran HE, Morshedi M, Kruger T, et al. Intrauterine insemination: a systemic review on determinants of success. Hum Reprod Update. 2002; 8: 373-84.
3）Guzick DS, Sullivan MS, Adamson D, et al. Efficacy of treatment for unexplained infertility. Fertil Steril. 1998; 70: 207-13.
4）丸山哲夫, 吉村泰典. I. 配偶者間人工授精（AIH), II. 非配偶者間人工授精（AID). 日本不妊学会, 編. 新しい生殖医療技術のガイドライン. 改訂第2版. 東京: 金原出版; 2003. p.17-38.
5）平成24年度倫理委員会. 登録・調査小委員会報告（2011年分の体外受精・胚移植等の臨床実施成績および2013年7月における登録施設名). 日産婦誌. 2013; 65: 2083-115.
6）平成25年度倫理委員会. 登録・調査小委員会報告（2012年分の体外受精・胚移植等の臨床実施成績および2014年7月における登録施設名). 日産婦誌. 2014; 66: 2445-81.
7）平成26年度倫理委員会. 登録・調査小委員会報告（2013年分の体外受精・胚移植等の臨床実施成績および2015年7月における登録施設名). 日産婦誌. 2015; 67: 2077-121.

【戸屋真由美・中條友紀子・京野廣一】

10

体外受精への移行タイミング

1978年にEdwardsとSteptoeが体外受精-胚移植（IVF-ET）により世界で初めて体外受精児の誕生に成功して以来，約35年の間に生殖補助医療（ART）は，その技術の進歩とともに急速な発展を遂げ，日本においてもIVF-ETによる出生児数は年々増加の一途を辿り，2012年には全出生児数1,037,231人に対してIVF-ETによる出生児数が37,953人（3.7%）に達した．すなわち27人に1人は体外受精児ということになってきた．

IVF-ETは本来両側卵管が閉塞した卵管性不妊に対して適応されたものであるが，その後の卵細胞質内精子注入（ICSI）や胚の凍結保存といった新技術の開発によりその適応範囲は拡大の一途を辿っている．その一方でできるだけ自然の状態で妊娠の成立を望む患者の要望も強く，安易なIVF-ETの適応は避け，厳重な適応の下に施行されるべきであるという意見も強く残っている．

1983年，日本産科婦人科学会は会告により，表2-33に示すような適応基準を設け，学会員にその遵守を求めてきた．すなわち，その適応を大きく4つに分け①卵管性不妊，②乏精子症，③免疫性不妊症，④原因不明不妊症とし，前二者についてはその診断基準と治療指針についても述べている．原因不明不妊症の中には一般不妊検査では原因の究明が困難な卵管采での卵子の捕捉障害，卵管の機能異常，配偶子（精子・卵子）の成熟不全による受精障害などの原因が含まれるものと考えられている．

表 2-33 「体外受精-胚移植」に関する日本産科婦人科学会の見解（昭和 58 年 10 月）の抜粋

1．本法は，これ以外の医療行為によっては妊娠成立の見込みがないと判断されるものを対象とする．

（解説）
体外受精・胚移植の対象となる疾患は，卵管性不妊症，乏精子症，免疫性不妊症，原因不明不妊症などである．「これ以外の医療行為によっては妊娠成立の見込みがないと判断されるもの」が対象となっているが，このことを疾患別に検討しておく必要がある．

「卵管性不妊症」で本法の対象となるものは，薬物療法並びに卵管形成術によっても治癒不可能と思われる症例である．これらの症例の中には，実際に卵管形成術をやっても，妊娠に成功しなかった場合と，臨床検査により卵管形成術では妊娠が成立する可能性がないと診断された場合の二種類を含む．後者の診断では，各種臨床検査の中に必ず腹腔鏡診と子宮卵管造影法とが含まれることが望ましい．

乏精子症に対しては，まず乏精子症に対する一般的な治療を行う．この一般的な治療法とは，夫に対するホルモン療法・薬物療法・精索静脈瘤手術・配偶者間人工授精などを含む，これらの方法によっても妊娠しなかった場合，あるいは臨床検査により妊娠する可能性がないと診断された場合には，優良精子選別濃縮 AIH 法等を反復して行なう．それでも妊娠しないときに，はじめて体外受精の適応となる．

免疫性不妊症並びに原因不明不妊症も体外受精の対象となる．

以上，本法以外の医療行為によっては妊娠成立の見込みがないと判断される場合を示したが，以上のごとく慎重な配慮なしに，他の治療法で妊娠可能な症例に体外受精を安易に行なうことは，厳に慎まなければならないと考えられる．

以下，各 IVF-ET 適応不妊因子について，その検査法の概略と治療法ならびにその限界と IVF-ET への移行時期について述べる．

A 卵管性不妊症

卵管は単に精子の保存，卵の捕捉，受精卵の輸送といった物理的な機能だけでなく，精子の受精能獲得（capacitation），受精ならびに受精卵分割への最適環境の提供など生物学的に大変重要な機能を担っている．先端的な不妊検査においても卵管の生物学的機能についての検索は困難であるが，その原因は何であれ少なくとも図 2-52 に示すような卵管の癒着・狭窄・閉塞などの器質的異常については検出可能である．一般不妊検査として卵管の通気・通水検査と子宮卵管造影検査（HSG）はどこの施設でも行われているが，卵管

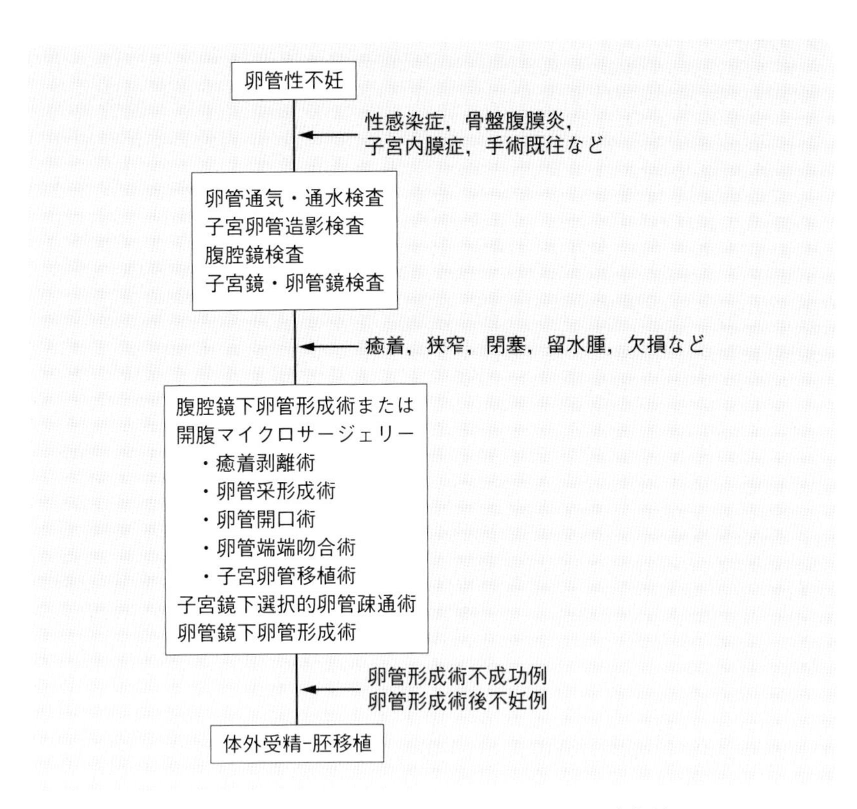

図 2-52 卵管性不妊の原因・検査・治療指針

不妊因子が疑われる症例では IVF-ET に移行する前にぜひ子宮鏡や腹腔鏡検査を行う必要がある.

1 Q&A

Q 近医で HSG を受け，卵管に異常があるので体外受精が必要であるといわれたのですが，他に妊娠する方法はないのでしょうか？

A 卵管の異常にも色々な種類と程度があり，HSG だけでは検出されないような異常もあるので，ぜひ体外受精に踏み切る前に腹腔鏡検査を受けることをお勧めします．場合によっては腹腔鏡下手術で卵管の異常を是正し，自然妊娠が期待できる場合もありますので．

2　解説

HSG で異常が認められない場合にも，腹腔鏡検査により卵管周囲や卵管采に軽度の癒着を認める頻度は高く（20〜30%），しかも検査時に比較的低侵襲で癒着剥離や卵管采形成術が可能である．子宮鏡による選択的卵管疎通術や卵管鏡（FT カテーテル）による卵管内の異物除去，癒着・狭窄（結節性峡部卵管炎）の是正は専門的技術を要するがその成功率（卵管疎通率）は高く（60〜90%），高い妊娠成功率（30〜60%）が報告されているので，専門医に紹介することも必要となる．開腹マイクロサージェリーによる卵管形成術はその専門性と手術侵襲性の両面からあまり行われなくなったが，症例により特に卵管結紮避妊手術後患者では術後妊娠率も高く（60〜80%），腹腔鏡下手術が困難な場合も適応となる．

著明な卵管留水腫では卵管粘膜の損傷も強度で，たとえ卵管開口術を行っても卵管機能の回復は困難であるが，卵管貯留液の子宮への流入が胚の着床に不利益となるという観点から，卵管開口術あるいは卵管摘出術が行われる場合がある．

強度の器質的障害，形成術不成功例，術後不妊例〔タイミング法: 6〜12 カ月→配偶者間人工授精（AIH）: 5〜6 回後〕では時期を逸することなく IVF-ET に踏み切ることも大切である．

B　乏精子症　oligozoospermia

男性不妊の原因として最も重要なのは造精障害で，その原因は内分泌因子，免疫因子，精索静脈留など多岐にわたるが，頻度的には原因のわからない特発性のものが最も多い．精液検査で世界保健機構（WHO）の基準値（表 2-34）を満たさない場合（乏精子症: 精子濃度 $20 \times 10^6/ml$ 以下，精子無力症: 精子運動率 50%以下，高速運動率 25%以下，奇形精子症: 正常形態精子 15%未満）には造精障害の原因を探り，さらに精子自身の受精能を調べる検査として精子膨化試験（HOST），ハムスター試験，hemizona assay，acridine orange 核染色試験などが行われる．精索静脈瘤患者では手術療法によりよい治療成績（精液所見改善率 50〜70%，妊娠率 20〜40%）が得られており専門医による診断・治療が重要である．低ゴナドトロピン血症患者では hCG＋hMG 療法，クロミフェン投与などにより，また高プロラクチン血症患者には

表 2-34 精液性状の基準値とその表現法（WHO 1999）

基準値	精液量	volume	2.0 m*l* 以上
	pH		7.2 以上
	精子濃度	sperm concentration	20×10^6/m*l* 以上
	総精子数	total sperm count	40×10^6/m*l* 以上
	精子運動率	motility	運動精子が 50%以上，もしくは高速運動精子が 25%以上（射精後 60 分以内）
	正常形態精子率	morphology	14%以上*
	精子生存率	viability	75%以上
	白血球数	white blood cells	1×10^6/m*l* 未満
表現法	正常精液	normozoospermia	全ての基準を満たす精液
	乏精子症	oligozoospermia	精子濃度 20×10^6/m*l* 未満
	精子無力症	asthenozoospermia	運動率が基準を満たさないもの
	奇形精子症	teratozoospermia	形態正常精子が 14%未満
	乏精子-精子無力-奇形精子症	oligoasthenoterato-zoospermia	精子濃度，運動率奇形率の全てが基準を満たさないもの
	潜伏精子症	cryptzoospermia	遠心すると精液中に精子がわずかに存在するもの
	無精子症	azoospermia	遠心後も精液中に精子が存在しないもの
	無精液症	aspermia	精液が射精されない

*Kruger's Strict Criteria, World Health Organization, 1999

ブロモクリプチン投与により比較的よい治療成績が報告されている．しかし，特発性造精障害に対する経験的なホルモン療法，非ホルモン療法（VB_{12}，カリクレイン，漢方薬投与など）ではその有効性は低い．

1 Q&A

Q 子供ができないので調べてもらったところ，夫の精子が弱いということで薬を飲んでいるのですが，なかなか妊娠しません．人工授精も何度か受け，だめなので専門医にみてもらい，体外受精をしてもらいなさいといわれて来院しました．どうしても体外受精が必要でしょうか？

A 精子が弱いといっても，その程度は色々ありますので，もう少し詳しく検査をして，本当に体外受精が必要かどうか調べてみましょう．また一言に体外受精といってもその方法には色々ありますので，体外受精をするとしてもどの方法があなた方夫婦に最も適しているか検討してみましょう.

2 解説

薬物療法・手術療法が不成功に終わった場合には原因のいかんを問わず対症療法として AIH → IVF-ET → ICSI-ET へと step up した治療が行われるが, その適応基準は必ずしも明確でない. 図 2-53 に示すごとく, 乏精子症でも軽度〜中等度 (5〜20×10^6/ml) で精子無力症や奇形精子症がない場合にはまず AIH を 5〜6 回繰り返し, それでも妊娠しない場合は IVF → ICSI へと step up する. AIH の方法として排卵日を狙って液化精液 (0.5 ml) を子宮腔内に注入する通常の AIH に加えて, 運動精子を濃縮して注入する濃縮

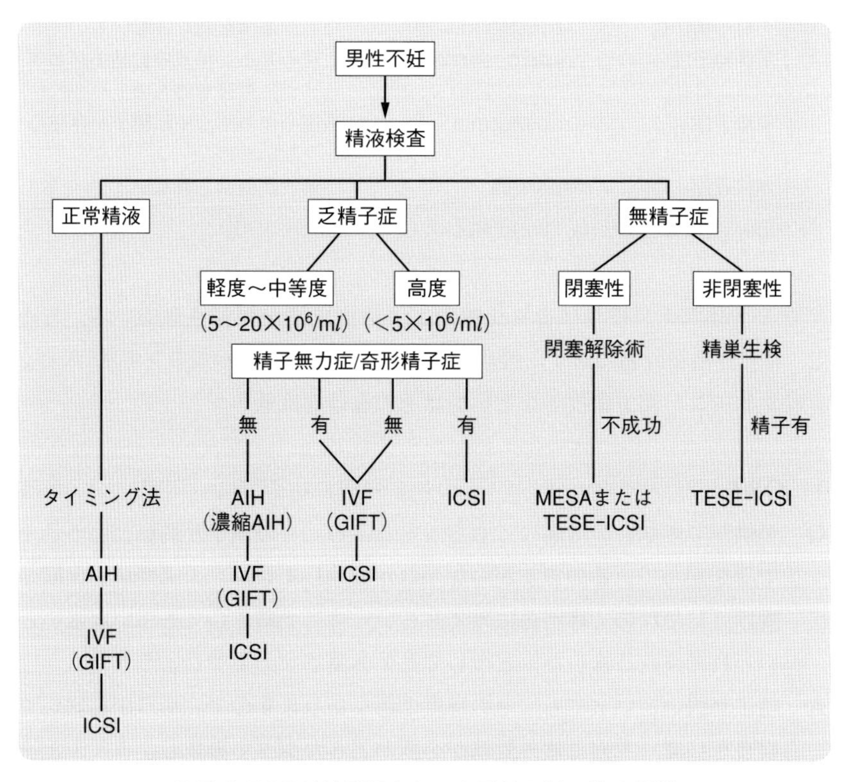

●図 2-53●精液所見からみた男性不妊の治療指針

AIH，排卵誘発剤を併用する方法などがある．重症乏精子症（5×10^6/ml 以下）で精子無力症，奇形精子症を伴っていれば無精子症の場合と同様に初めから ICSI の適応としてもよい．中等度～重症乏精子症（$5 \sim 10 \times 10^6$/ml）であっても swim-up 法によりある程度運動精子が選別できる場合には ICSI の前に 1～2 回 IVF または配偶子卵管内移植（GIFT）を試みるのもよい．精液所見が正常であっても特殊検査で強く男性不妊が疑われ，タイミング法や AIH の反復によっても妊娠に至らない場合には ART の適応となる．

C 免疫性不妊症

不妊の原因となる免疫因子には自己免疫性精巣炎や自己免疫性卵巣炎による造精障害，早発卵巣不全，あるいは自己免疫性甲状腺炎や副腎炎などによる内分泌異常も含まれるが，日常の診療で遭遇する最も頻度の高い免疫因子は精子免疫による抗精子抗体である．抗精子抗体は男女両者に検出され，男性では射出精子にすでに抗体が結合しており頸管粘液内での精子通過性や受精障害の原因となり，また女性では性器器官内に抗体が移行して，頸管→子宮→卵管への精子輸送と卵管膨大部での受精が障害され不妊の原因になる．最近，難治性不妊女性患者のなかに卵透明帯に対する自己抗体（抗透明帯抗体）の存在が報告され注目されている．

1 Q&A

Q　主治医から抗精子抗体が陽性とわかったので体外受精を行ったほうがよいと言われたのですが，どうしても体外受精が必要でしょうか？

A　一概に抗精子抗体といっても，抗体の種類や抗体の強さの程度によって精子に対する障害作用は違うので，どうしても体外受精が必要かどうかはもう少し調べてから決めましょう．

2 解説

抗精子抗体の検出法には色々な検査法があるが，日本でよく用いられているものに，血中抗体については精子不動化試験，射出精子に結合した抗体の検出には MAR テスト（または immuno-bead テスト）がある．前者には半定量試験（SIV 値）と定量試験（SI_{50}値）があり，IVF の適応を決めるために

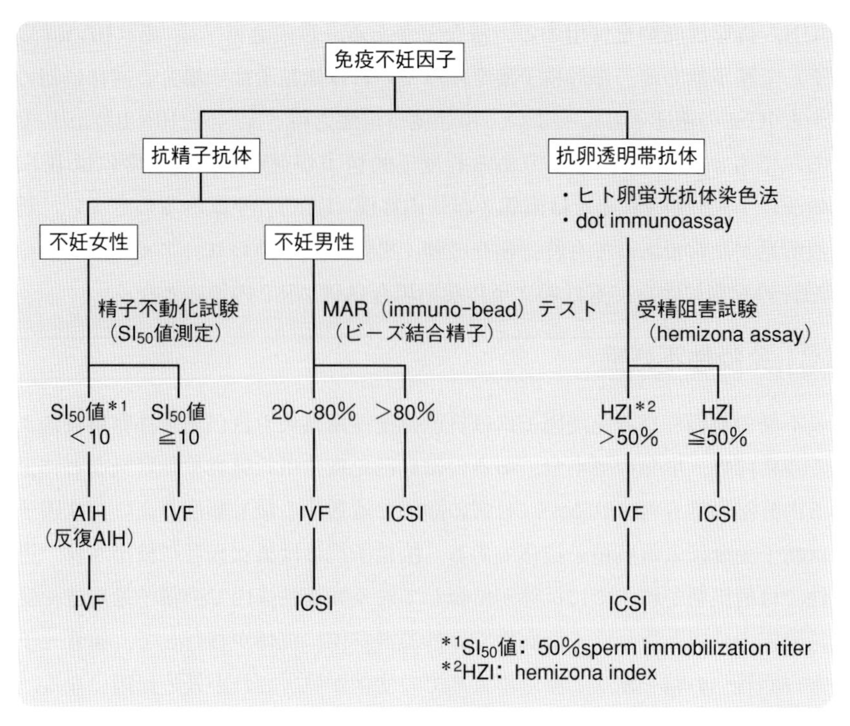

●図 2-54●免疫因子（抗精子抗体・抗透明帯抗体）陽性不妊患者の治療指針

は SI_{50}値を求め，その値が常に 10 以上を示す症例には初めから IVF を適応とした方がよい（図 2-54）．そのような高 SI_{50}値を示す症例では自然妊娠はもちろん AIH を反復しても妊娠する可能性はほとんどないからである．しかし，血中の抗体価は常に一定ではなく数カ月単位で変動しているので，抗体価を定期的にフォローし，SI_{50}値が低い場合には反復 AIH（抗体の中和をも期待して数時間おきに 2〜3 回液化精液を子宮腔内に注入する）によっても妊娠の可能性が期待できる．MAR（immuno-bead）テストで射出運動精子の 80%以上に抗体の結合が認められる症例では AIH でも，また IVF でも受精率は悪く，ICSI のよい適応となる．

抗透明帯抗体の検出には従来ブタ卵がよく用いられていたが，ヒト透明帯に特異的な抗体の検出にはヒト卵を用いるべきであることがわかり，IVF または ICSI 時の不受精卵の提供を受け，ヒト卵を用いた間接蛍光抗体法あるいは可溶化透明帯蛋白を用いたmicro-dot immunoassayにより抗体の検出が行われている．抗透明帯抗体が存在するとその抗体は卵胞液中にも移行し排卵卵の透明帯に抗体が結合しており精子の透明帯への結合が障害され先体反応が起こらず，受精が阻害される．*in vitro*で透明帯への精子結合をみる半切透明帯（hemizona）を用いたhemizona assayが開発されており，この試験で抗透明帯抗体陽性患者血清の添加により，対照に比べて精子の結合率が半分以下（HZI: hemizona index＝患者血清処理半透明帯結合精子数/対照血清処理半透明帯結合精子数），すなわちHZIが50%以下となるような症例ではIVFよりもむしろICSIがより適応となる．

D 原因不明不妊症

機能性不妊症ともよばれ一連の不妊検査で不妊原因が明らかでないものとされ，その頻度は全不妊夫婦の約20%を占める．一連の不妊検査といってもその内容は各施設で異なっており高度の不妊検査を取り入れている施設程その頻度は少なくなる．たとえば不妊検査に子宮鏡(子宮ファイバースコープ)や腹腔鏡検査を取り入れることにより，内膜ポリープ，粘膜下筋腫，卵管癒着，子宮内膜症などが新たに検出されることがしばしばある．

1 Q&A

Q 生理も順調にあり基礎体温も2相性で，ホルモン検査，性交後試験，HSG，精液検査で異常がないと言われています．しかし，何回AIHを行っても妊娠しないので，体外受精を受けるようにと勧められています．他に妊娠する方法はないのでしょうか？

A もし，まだ子宮鏡や腹腔鏡検査をされていないのであればぜひ行ってみましょう．何か不妊原因がみつかるかもしれません．また念のため抗精子抗体の検査もしておきましょう．

2 解説

子宮ファイバースコープで内膜ポリープ，粘膜下筋腫，子宮腔内癒着などが検出された場合は子宮鏡下で経頸管的切除術（TCR）や癒着剥離術が行われる．腹腔鏡検査で卵管や卵管采部の癒着がわかればその場で剥離術を行うことができる．子宮内膜症病変があれば病巣より産生される各種の炎症性サイトカイン（TNFα，IL-6，IL-10，IL-18 など）が配偶子や受精卵に障害を及ぼす可能性があるので病変部をレーザーなどでよく焼灼し，腹腔内を生理食塩水でよく洗浄するだけで妊娠に結びつくことがある．子宮内膜症性癒着は卵の捕捉障害になるので癒着剥離を行い，チョコレート囊胞があれば穿刺→内容吸引，焼灼あるいは囊胞核出を行い排卵・採卵の妨げにならないように形成する．

免疫因子として少なくとも血中精子不動化抗体，できれば MAR テストによる射出精子結合抗精子抗体を調べる．また通常の精液検査で WHO の基準を満たしていても，精子自身の受精能に異常がある場合があり，精子膨化試験（HOST），ハムスター試験，hemizona assay などの特殊精子機能検査や実際に IVF-ET が試みられる．

治療指針は図 2-55 に示すごとく，原因不明であっても排卵と卵の成熟を促し妊孕性を高めるためにタイミング法にクロミフェンや FSH/hMG＋hCG による排卵誘発を加えることも行われる．次に AIH へと進む場合も自然周

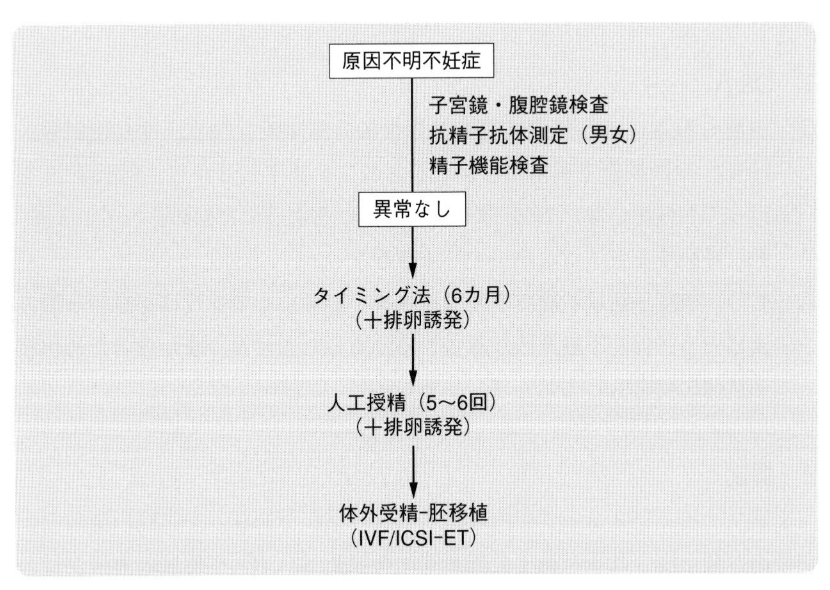

図 2-55 原因不明不妊患者の治療指針

期に加えて排卵誘発周期での AIH を試みる．それでもなお妊娠の成立をみない場合は IVF/ICSI-ET へと step up する．

一般に不妊治療に当たっては不妊原因の有無にかかわらず女性患者の年齢を充分に考慮し，特に 35 歳を過ぎた女性患者にあっては各治療ステップで妊娠が成立しない場合には同じ治療を何回も繰り返すことなく順次高度な治療法へと step up させていくことも肝要である．

■文献

1）平成 25 年度倫理委員会. 登録・調査小委員会報告. 日産婦誌. 2014; 66: 2445-55.
2）日本不妊学会, 編. 新しい生殖医療技術のガイドライン. 改訂第 2 版. 東京: 金原出版; 2003.
3）男性不妊―基礎から臨床へ. Pharma Media. 2000; 18（3）.
4）生殖補助医療の適応及びそのあり方に関する研究. 平成 13 年度厚生科学研究報告書（主任研究者 矢内原巧）. 2002.

【香山浩二】

不妊の予防

A 不妊の社会学

近年，晩婚・晩産化傾向に伴い，カップルは生殖年齢の上限（35～37 歳）付近になってから，挙児を得るために家族計画を実行しようとして，初めて自分たちの生殖能力に疑問をもつ場合が多くなっている．このような加齢による不妊（社会性不妊）のため，婦人科医はしばしば加齢カップルの妊孕性の低下の原因や，診断・治療法に関する質問を受けて，カップルが理解できるように説明する必要性が生じる．この際に，加齢による不妊症は治療が困難であり，生殖補助医療（ART）をもってしても妊娠率が低いことを告げな

表 2-35 不妊治療の有効性の比較

不妊症の 85%は治療可能.

治療法		妊娠率/周期（%）
排卵誘発	clomid 周期	2. 6
	hMG-hCG 周期	5. 6
卵管癒着剥離術		33. 8
AIH（IUI）		6～10
ART	IVF-ET	29
	ICSI	26
自然の妊孕率		25～33

 JCOPY 498-07682

ければならない．それ以外の不妊のほとんどは生活習慣や性感染症（STD）が原因となって，その合併症ないし後遺症として発生する場合が多く，思春期から生殖年齢における生殖機能と性に関するケアが重要である．通常の軽症不妊症であれば，その85％は一般的不妊治療で挙児を得ることが可能であるが（表2-35），難治性不妊症になればARTなどの先進医療が必要となり，カップルにとって社会的・心理的・経済的負担が重くのしかかることになる[1]．このため，不妊症は予防対策，早期受診，早期治療を行うことが不妊カップルのQOLにとって重要である．

B 不妊になる可能性

通常の性生活を営んで，挙児を希望する場合，生殖機能が正常な夫婦であれば1回の排卵周期あたりの生殖効率は平均25〜33％と考えられている．これとは別にわが国の統計では，挙児希望カップルのうち，3カ月以内に50％，6カ月以内に70％，1年で約85％の夫婦が，また2年で90％のカップルが妊娠成立する．したがって，このような状態で満2年以上が経過したカップルが不妊の範疇に入る．しかし，これはわが国における統計的推計による基準であり，不妊頻度はカップルの年齢や生活環境によって大きく異なる．晩婚・晩産，生活習慣などの不妊要因の増加傾向を考え合わせれば，10組の男女に1組（約10％）と考えられているが，実情はもっと高頻度（10〜15％）であろう．

C 不妊人口と不妊症予防

不妊とはヒトの最も基本的な機能である生殖機能が障害される疾患である．わが国でも約140万人の不妊人口がいると考えられ，米国でも610万人

表2-36 不妊患者推計（JMHLW. CDCP report. 2002）

	日本	米国
総人口	130,000,000	290,000,000
15〜44歳女性	24,700,000	60,200,000
15〜44歳既婚女性	13,700,000	—
推計不妊数	1,400,000	6,100,000
不妊治療中	467,000（33％）	930,000（15％）

の不妊人口がいると言われている（表 2-36）．こんなに多くの人が不妊症予備軍となっているにもかかわらず，肺癌や AIDS などの個人の生命リスクを脅かす疾患と異なり，いまだわが国では社会も個人も不妊予防には無関心である．しかし世界の趨勢として，不妊予防キャンペーンなどはかなり以前から実施され，特に欧米では最近不妊予防運動が顕著になっているのが現状である（図 2-56）．予防が可能と考えられる不妊要因には加齢，体重異常（肥満，やせ），喫煙，常用薬剤，嗜好品，精神的ストレスなどの環境要因，ライ

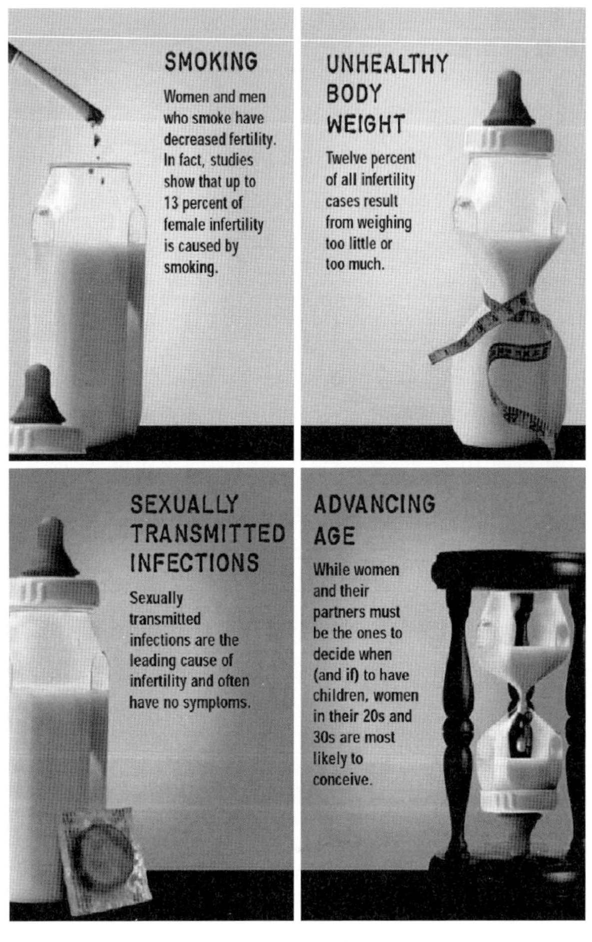

●図 2-56●米国生殖医学会（ASRM）の不妊予防キャンペーンポスター

表 2-37 予防可能な不妊要因

• ライフスタイル要因 不規則生活習慣 生活環境，ストレス 喫煙・飲酒習慣 肥満，やせ，ダイエット 若年妊娠・中絶 嗜好品，常用薬剤 職業病，環境ホルモン • 生活習慣病 メタボリックシンドローム ED，FSD（女性性機能障害） • 内分泌・消耗性疾患 多嚢胞卵巣（インスリン抵抗性） 子宮内膜症 月経関連症候群 間脳・下垂体・卵巣系機能障害 自己免疫疾患 貧血	• 感染症 STD（*Chlamydia trachomatis*，淋菌，他） 骨盤内感染症（PID） 結核 ウイルス性疾患，熱性疾患 • 医原性不妊 骨盤外科手術 悪性腫瘍による放射線治療・化学療法 Ashermann 症候群 卵管・精管結紮術 円錐切除術 • 社会性不妊 加齢，晩婚，晩産 非婚，非産 セックスレスカップル ホモセクシャル

フスタイル要因，多嚢胞卵巣，子宮内膜症などの生活習慣病によるもの，不健全な性行為による STD などがあげられる（表 2-37）．

これからは，不妊予防の観点から，一次予防ではどうすれば不妊に罹らないようにできるか，二次予防では不妊症になってしまったら，どうすれば副作用や合併症がない安全な治療が早期に受けられ，不妊症が難治性（重症）にならないようにするか，三次予防では不妊症体験カップルの場合に，どうすれば不妊の再発を防止し，その後の人生の QOL を高めていくことができるかなど，ハーバード方式に則った 3 段階の不妊予防法が重要となる（表 2-38）．

D 予防できる不妊要因

1 精神的ストレスと不妊

ストレスは人を脅かしたり，障害と感じるようなすべての出来事として認知されるものと定義される．そしてストレスは初期段階で身体器官のあらゆる活動性を高める．この活動性の高揚は副腎，交感神経系から過剰に分泌さ

表 2-38 わが国の不妊予防法（ハーバード大学予防医学基準より改変）

不妊予防を 3 段階に分けて考える.

1．一次予防

不妊を未然に防ぐための教育・啓蒙，生活習慣，生活環境の改善，感染症防止対策など.

2．二次予防

難治性不妊になると治療が困難になるため，早期に発見・処置する行為．健診・保健指導などで重症化を予防する.

3．三次予防

難治性不妊から社会復帰するための行為．合併症，再発防止，心身のリハビリテーションがこれに含まれる．これは一般的な「予防」の認識とは一致しない概念である.

れるアドレナリンによってさらに増強する．したがって急性ストレスは心拍数・血圧・呼吸数の増加や発汗，皮膚冷感などとなって現れる．しかしストレスが長引けば，逆に慢性ストレスは抑うつ，免疫機能の抑制などを引き起こす．不妊症で治療中のカップルは非常に大きい環境的ストレスや不妊という罪悪感から自己批判や自己否定を慢性的に感じている．ストレスそのものによって不妊が引き起こされる場合は非常に少ないが，不妊症カップルでは環境要因による高度のストレスによって，活性酸素の増加，末梢循環障害，免疫力の低下が起こり，ホルモンバランスや生殖機能が障害され，排卵が抑

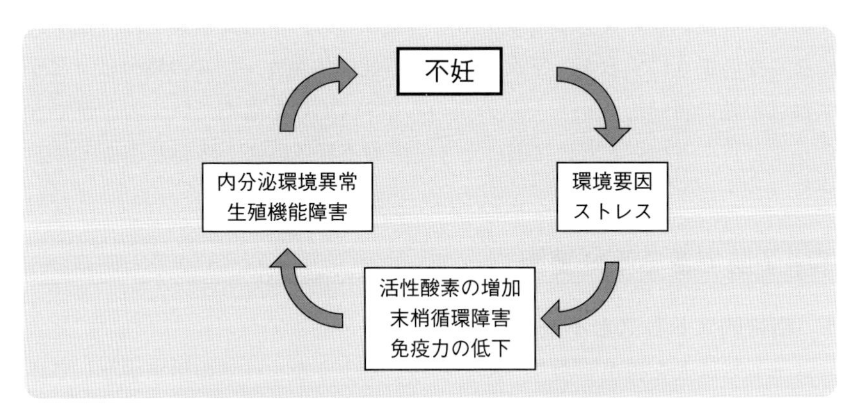

図 2-57 ストレスと不妊循環（久保春海，編．不妊カウンセリングマニュアル．東京：メジカルビュー社；2001.）

制されたり，卵管攣縮が報告されている．この不妊サイクルによって，不妊症はさらに増悪することが懸念される（図 2-57）．ストレスの予防にはさまざまな手段があり，それぞれ個人の社会環境によって異なる．しかし，一般的にはカフェインなどの刺激物をできるだけ控えて，気分的に自分の世界に閉じこもることなく，気持ちを外部に開放するようにする．ストレスを軽減するエクササイズ（不妊ビクス）[2]，ヨーガ，その他の趣味などを取り入れる，心の安寧を保つために心理カウンセラーに相談したり，信仰心をもつなども大切であろう．

2　喫煙習慣による不妊

喫煙習慣は呼吸器系や消化器系と同様に生殖機能を脅かす可能性があることはあまり知られていない（表 2-39）．喫煙が卵巣や精巣機能にとって有害であることは研究結果から明らかであり，障害の程度は喫煙量と喫煙期間に依存すると考えられている．それにもかかわらず，若年女性の喫煙者は増加傾向にある（図 2-58）．煙草に含まれるニコチンや他の化学物質が排卵に関係するエストロゲンや他の卵巣ホルモンの産生を抑制し，また卵子の遺伝子異常を引き起こす．このため卵胞閉鎖過程が加速し，早発閉経に陥ることもある（図 2-59）．また精子 DNA にニコチン濃度に応じてベンツピレンなどの環境変異原物質が付着し，DNA を断片化することが知られている．このような障害は不可逆的な部分もあるが，禁煙することでさらなる障害の増加

表 2-39　喫煙リスクの認知度（388 名のコネチカット病院職員の女性を対象とした調査）
〔ASRM Practice Committee. Smoking and infertility. Fertil Steril. 2006; 86（5 Suppl）: S172-7.〕

肺癌	99%
呼吸器障害	99%
心臓疾患	96%
流産	39%
骨粗鬆症	30%
子宮外妊娠	27%
不妊症	22%
早発閉経症	17%

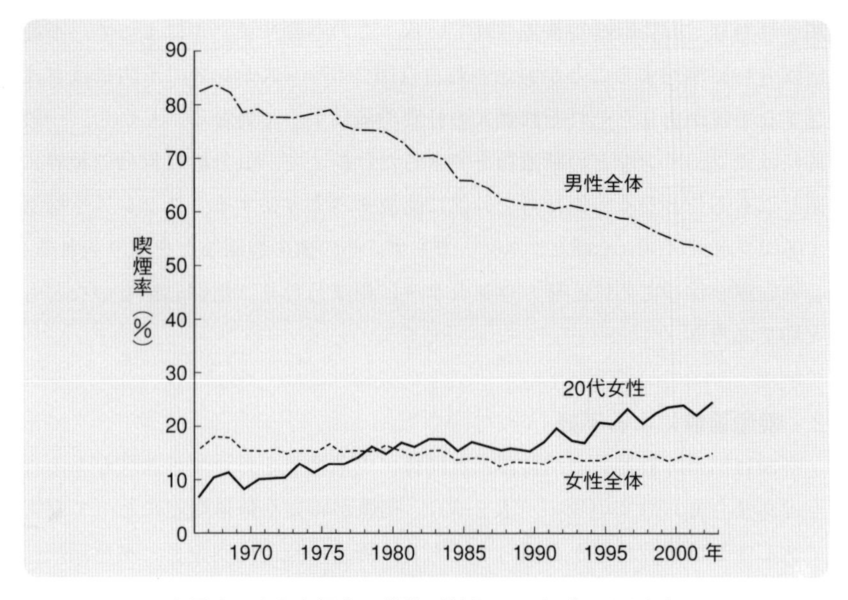

●図 2-58●喫煙率の推移（禁煙データブックより）
20 代女性の 4 人に 1 人が喫煙している.

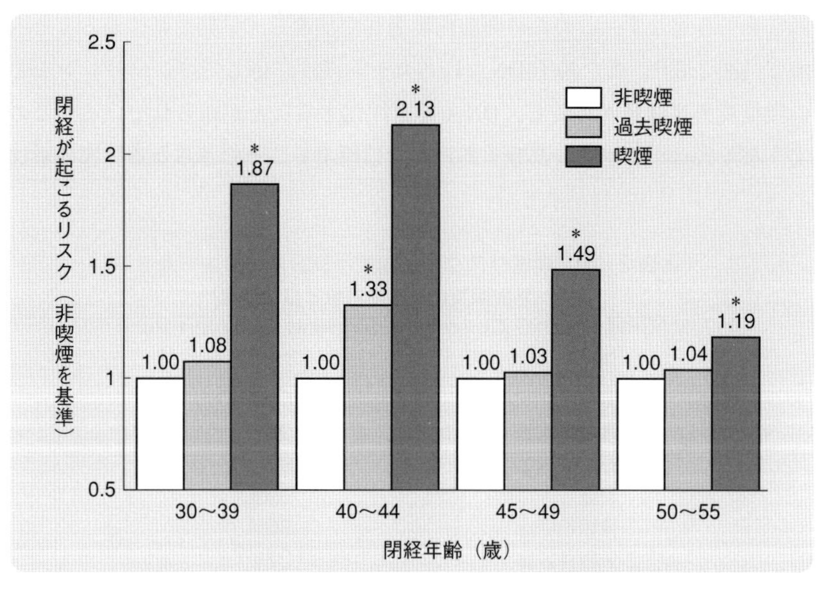

●図 2-59●喫煙による閉経年齢オッズ比（Willett, 1983）
*非喫煙群に比較して有意に閉経が起こるリスクが各年齢群で高い.

を抑えることができるであろう.

3　体重因子と不妊

すべての女性因子不妊の約12%は肥満またはやせによることが指摘されている. 体重と妊孕性の相関は主に脂肪細胞で産生されるエストロゲン過剰が卵巣性ステロイドの産生を抑制することによる. すなわち肥満女性の場合, 過剰エストロゲンがあたかも避妊ピルのように妊娠の確率を低下させることによる. 逆にやせの場合には, 充分量のエストロゲン産生が脂肪細胞から得られず, 性周期は不規則になり, 早期閉経になる可能性がある. いずれにしても不適切な体重では排卵が障害され, 性周期は不規則になる. これらのことから体格指数（BMI）の変化と不妊率との関係は男女ともに明らかである（図2-60）.

4　性行為感染症による不妊

性産業が氾濫しているわが国の社会では, 誰もがSTDに感染する可能性を秘めている. だれでも避妊をしなければ妊娠する可能性があることを知っ

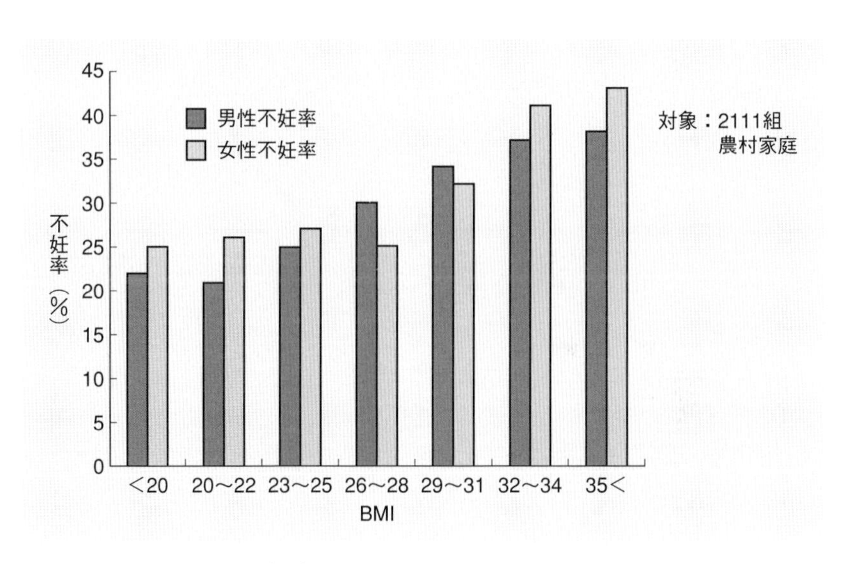

図2-60 BMIと不妊率（Agricultural Health Study, USA, 1993-1997）
（Sallmen M, et al. Epidemiology. 2006; 17: 520-3.）

ているが，コンドーム以外の避妊法を用いれば，STD に感染する恐れが大きいことを認識している若者は少ない．STD に感染すれば，将来妊孕性が損なわれる可能性が高い．無防備な性行為によって STD は次々に感染するが，性的に活発な若者の場合，24 歳までに 3 人に 1 人は何らかの STD に感染するチャンスがあると疫学的に考えられている．もっとも一般的な STD はクラミジア，淋病，梅毒，性器ヘルペス，疥癬，毛じらみ，そして HIV である．これらの STD 感染では特徴的な症状が少ないので，感染していることがわからずに，適切な治療を受けることなく難治化して不妊症などの後遺症を残すし，他人に再感染させる恐れがある．クラミジア感染症は卵管炎や骨盤腹膜炎（PID）の主要原因であり，これらの患者の 29%（25～50%）に頸管粘液からクラミジアが検出されている[3]．わが国でも近年 STD 感染は増加傾向にあり，クラミジアは 2～3%，淋病で 0.5～1.5% STD サーベイランスでみつかっている（図 2-61）．しかしこのクラミジア感染率は自己申告の病院受診者を対象としたものであり，無作為に高校生 3190 人を対象とした調査（日本性感染症学会, 2004 年度）では 11.4%（男子 7.3%, 女子 13.9%）

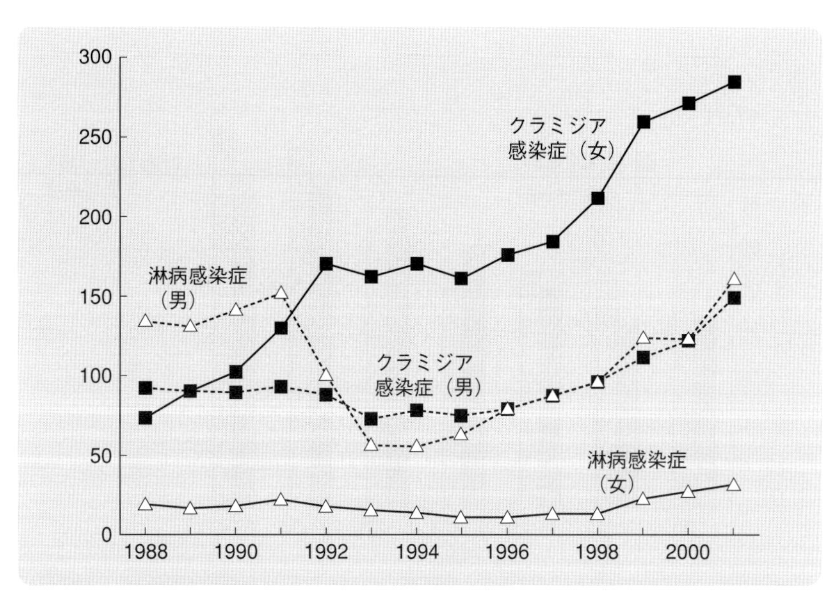

●図 2-61●クラミジア・淋菌感染の推移（10 万人・年対罹患率）（厚生労働省 2000 年度 STD・センチネル・サーベイランス報告資料）

であり，年齢別では16歳で男子8.6%，女子23.5%と最も高い感染率を示した[4]．STDによる不妊を予防するためには生殖年齢の男女は年1回の検診で尿・頸管粘液・尿道粘液のどれかを検体として*C. trachomatis*抗原の検出が最も正確であるが，期間やコストの関係からスクリーニング検査としては血清抗体価の測定を実施することも有用である．

5　加齢と不妊

近年，わが国でも晩婚・晩産傾向による高齢者不妊が増加している．2005年度では30歳未満までに第1子を儲ける割合は約46%，30歳代前半では38%である．ほぼ16%のカップルでは35歳を過ぎるまで第1子を儲けようとしない．これは1975年のそれぞれ2.3倍，4.4倍に相当する（図2-62）．生物学的に加齢とともに生殖能力が衰えていくことは明らかであり，これにともない妊娠の確率が低下するのは加齢に基づく生理的変化である．この生

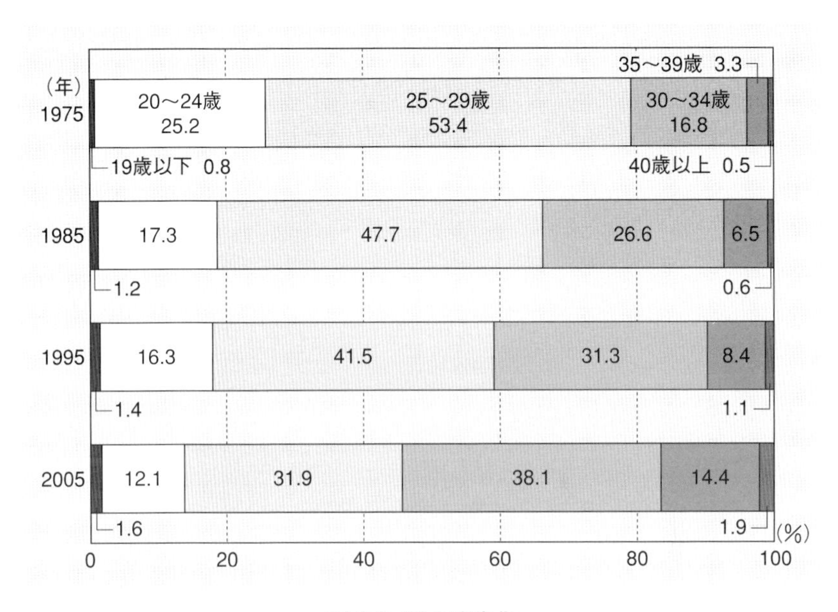

図2-62　晩産化

2005年の30〜34歳および35〜39歳の出産は，1975年に比してそれぞれ2.3倍，4.4倍に増加している．
資料：厚生労働省「人口動態統計」
注：年齢不詳を除く出生数に対する百分率である．

理的変化は20代後半から30代前半頃から始まるということをほとんどの女性は認知していない．女性は約100万個の卵子を持って生まれてくるが，徐々に閉鎖卵胞となり思春期には30万個ほどになる．それ以降も女性の生涯の間に卵子は決して新生されることはない．このため卵子数は加齢とともに着実に減少する．また加齢卵子は染色体異常の頻度が増加し，その結果，流産率が加齢とともに上昇する．不妊の割合も20歳代前半までは5%以下であるが，20歳代後半より9%前後の不妊率となり，30歳代前半で15%，30歳代後半で，30%に妊孕能力に問題が生じ，40歳以降では約64%が自然妊娠の望みがなくなると推定されている（図2-63）．したがって女性の生殖能力は20歳代後半より徐々に低下し始め，30歳代後半より加速度的に低下すると考えられている．しかし，生殖機能の加齢速度は個人差があり，個々の女性の妊孕能力を正確に判定する基準はまだない．しかし性周期3日目におけるFSH・LH・E_2・インヒビンB・AMH（抗Müller管ホルモン）を測定することにより，加齢による卵巣予備能低下をある程度検査することが可能である．その他の加齢に関係する不妊原因として，子宮筋腫，子宮内膜症なども重要である．加齢による社会性不妊は近代社会における男女共同参画時代の副産物であり，リプロダクティブヘルスライツに関する思考改革をすること

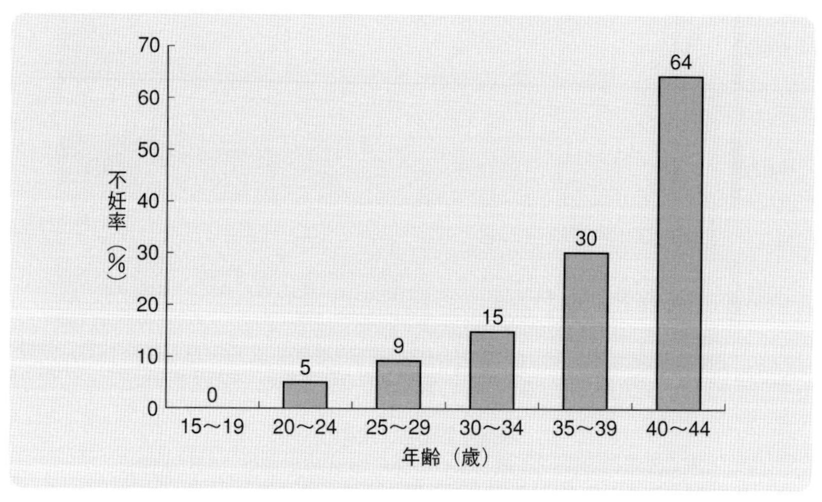

●図2-63●年齢別既婚女性の不妊率（Menken J, et al. Age and infertility. Science. 1986; 234: 413.）

が重要である.

男性の加齢の場合, 30歳代後半から精巣は縮小し軟化して, 造精機能がやや衰え, 精子運動機能が減弱し, 形態異常精子数が増加し始める. しかし男性の場合このような生殖機能の変化は女性の閉経のような急激な変化は起きずに, 健康であれば70歳代でも妊娠させる能力は保有している. 男性因子不妊は近年ストレス・肥満・STDの増加や環境ホルモンの暴露による造精機能障害, 精路通過障害, 性機能障害が増加傾向にある. 最も多いのは造精機能障害で90%以上である.

E これからの不妊予防医学

これからの不妊予防医学は, 生殖医学, 保健学, 栄養学, 看護学, 教育学さらには心理学, 環境医学, 性科学等多くの分野との連携の下に確立され実践すべきものであると思われる (図2-64). 特に, 現代社会の様々な環境要因や精神的ストレスなどの健康問題に対応して, 充実した不妊予防医学を展開するためには, 各分野の連携の重要性が必要である. 特に, 生殖機能が目覚める時期である思春期から不妊予防に関心をもたせるべきであり, 思春期医学との連携を高めるべきである. しかし, 医療の現場では, 治療医学主義が優先され, 不妊になったら治療する, あるいは挙児を得ることだけが目的化し, 予防医学を軽んじる傾向にある.

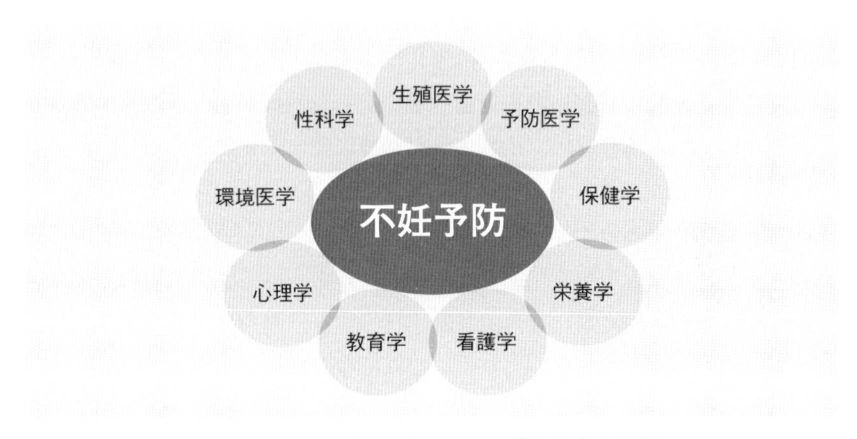

図2-64 不妊予防のための学際的協力体制

表 2-40 不妊予防のための 10 カ条

1. 生殖機能は生殖のためにあることを再認識する
2. 規則的な生活習慣を心がける
3. メンタルヘルスの自己管理に努める
4. 安全で健康的な性生活を送ろう
5. 喫煙・飲酒習慣，嗜好品，常用薬の制限
6. 加齢は生殖の大敵（安全生殖年齢）と知るべし
7. 人生設計・家族計画（避妊，妊娠中絶の害）が大事
8. 炎症性・熱性疾患の予防を心がける
9. 公害・環境ホルモン暴露に注意しよう
10. 生殖年齢に達したら，年 1 回婦人科健診を受けよう

男女機会均等，食生活の欧米化，少子高齢化社会の到来，薬物依存の社会，環境汚染の拡大，若年者における STD の急増など，現代社会では国民の生殖機能を蝕む事態が水面下で進行し，ますます社会不安を増幅させている．不妊になる以前，なった後の不妊予防医学の実践は，生殖医療現場でも真剣に取り組む問題であろう[5]．

名実共に少子高齢化社会に突入したわが国では，高齢者の増加と若年層の減少に伴い，2 割から 3 割に増えた健康保険の自己負担も，さらに増えると言われている．これは健康保険そのものが将来，国家財政の破綻や TPP による外国資本の圧力によってどうなるか，予断を許さぬ状況になりつつあることを示している．これから，ますます不妊予防医学がわが国にとって重要になってくるであろう．

現実にはわが国でも生活様式の欧米化によって，生活習慣病や過度なダイエットによるやせ，栄養過多や運動不足による肥満は増加の一途を辿るばかりである．生活習慣を改め，正しい生殖機能に関する知識をもっていれば，不妊は防ぐことができるものである．このため不妊予防 10 カ条の実践こそ徹底させるべきである（表 2-40）．個人にとっても「不妊予防」という自己防衛の時代と言えるであろう．不妊予防は，これからは，ますます個人の自己責任での対応が求められ，自らの健康は自ら守る「セルフケアライフ」を実行していく必要にせまられ，それぞれが健康な生活を生きぬく，予防医学の智慧を持たなければならない．

■文献

1) 久保春海. 生殖補助医療（ART）. 神崎秀陽, 編. 看護のための最新医学講座 16　婦人科疾患. 東京: 中山書店; 2001. p.337-46.
2) 吉村慎一, 村上里香, 久保春海. 不妊ビクス. 東京: サンパル; 1999.
3) Hull MG, Evers JL. Population study of causes, treatment, and outcome of infertility. Br Med J. 1985; 1693: 291-302.
4) 今井博久. 高校生の無症候クラミジア感染の大規模スクリーニング調査—高い感染率だったため緊急に経過報告する（抄録）. 日本性感染症学会誌. 2004; 15: 55.
5) 久保春海, 足立知子, 齋藤益子, 他. 不妊相談のためのマニュアル. 財団法人家庭保健生活指導センター, 編. 2006.

【久保春海】

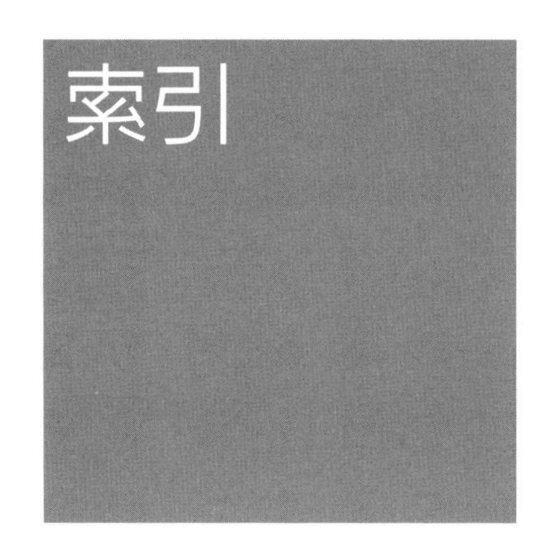

あ行

か行

さ行

た行

な行

は行

ま行

や行

ら行

A

B

C

D

E

F

G

T

U

W

X

Y

図説 よくわかる臨床不妊症学
一般不妊治療編 ©

発　行　2007年10月25日　1版1刷
　　　　2012年 6 月20日　2版1刷
　　　　2016年 4 月25日　3版1刷

編著者　柴　原　浩　章
　　　　森　本　義　晴
　　　　京　野　廣　一

発行者　株式会社　中外医学社
　　　　代表取締役　青 木　　滋
　　　　〒162-0805　東京都新宿区矢来町62
　　　　電　　話　03-3268-2701(代)
　　　　振替口座　00190-1-98814番

印刷・製本/三報社印刷（株）　<MS・YI>
ISBN 978-4-498-07682-2　Printed in Japan